乳房知识一本通

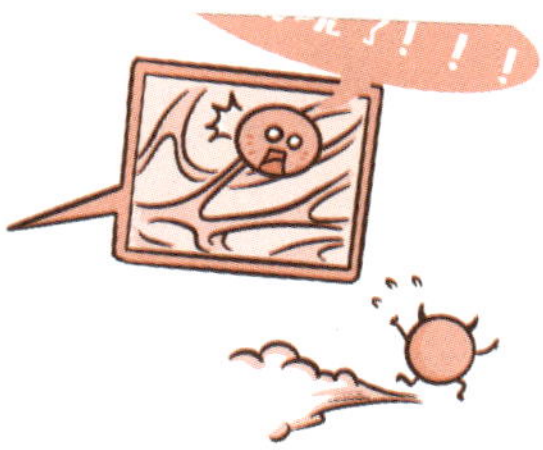

盛佳钰　廖明娟　吴晶晶　主编

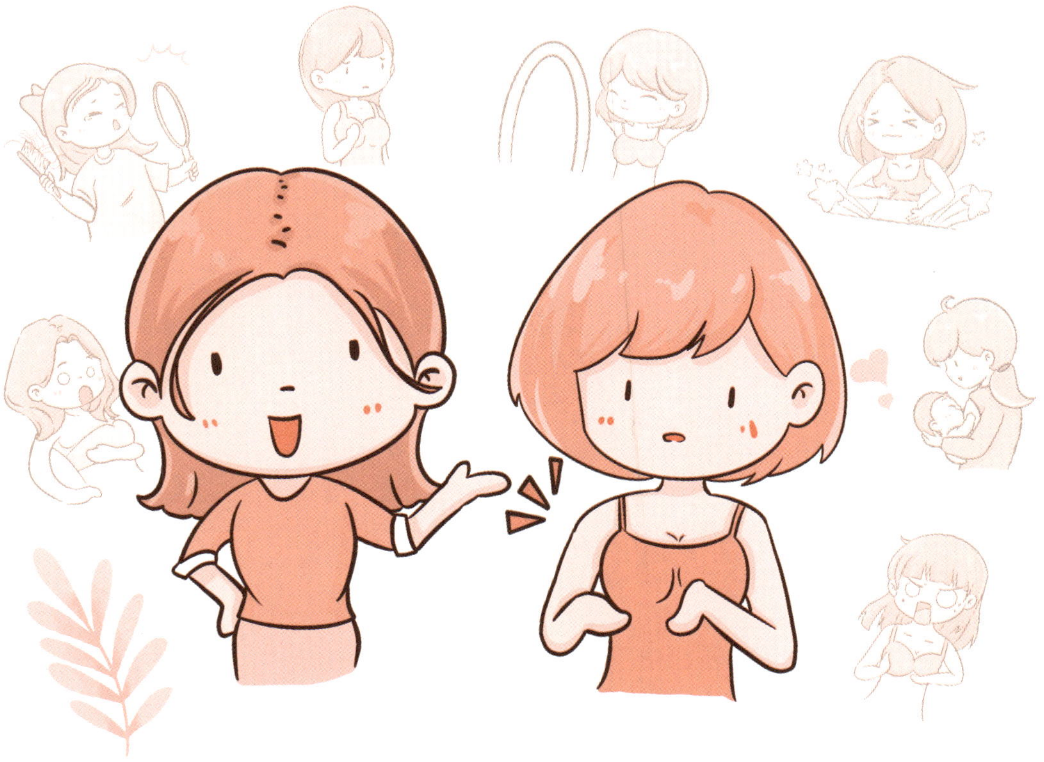

中国出版集团有限公司
世界图书出版公司
上海　西安　北京　广州

图书在版编目（CIP）数据

乳房知识一本通 / 盛佳钰, 廖明娟, 吴晶晶主编. 上海 : 上海世界图书出版公司, 2025. 8. -- ISBN 978-7-5232-2530-1

Ⅰ. R655.8-44

中国国家版本馆CIP数据核字第20250N2Q03号

本书受以下课题资助
上海交通大学“医工交叉项目”（编号：YG2021ZD15）
上海市卫生健康委员会医学新技术研究与转化种子计划（编号：2024ZZ2062）
上海中医药大学”访名校·拜名师“人才项目（编号：人事078）

书　　名	乳房知识一本通 Rufang Zhishi Yibentong
主　　编	盛佳钰　廖明娟　吴晶晶
出 版 人	唐丽芳
责任编辑	陈寅莹
装帧设计	南京展望文化发展有限公司
出版发行	上海世界图书出版公司
地　　址	上海市广中路88号9-10楼
邮　　编	200083
网　　址	http://www.wpcsh.com
经　　销	新华书店
印　　刷	江阴金马印刷有限公司
开　　本	787mm × 1092mm　1/16
印　　张	18.75
字　　数	350千字
版　　次	2025年8月第1版　2025年8月第1次印刷
书　　号	ISBN 978-7-5232-2530-1/R · 775
定　　价	98.00元

编委名单

主　编

盛佳钰　廖明娟　吴晶晶

审　阅

陈红风

编　者

（按姓氏笔画排名）

马丽娜　王　冰　邓　樱　代秋颖　朱晨芳

仲芫沅　江　科　沈梦菲　张玉柱　陈珺怡

周　悦　周鑫玥　孟　畑　夏亚茹　殷玉莲

董梦婷

绘　图

庞　宓　江明忆

前 言

乳房是人体重要器官，其健康状态对整体身体健康具有重要意义。而女性乳房除具有哺乳的生理功能外，更是女性形体美的标志。乳房健康是女性健康重要的组成部分，是女性最关心的健康问题之一。在繁忙的临床工作和日常生活中，我们有时并不能十分详尽地解答患者和亲朋好友关于乳房健康的所有疑问，而网上的各种知识、相关信息却铺天盖地，让大众无所适从。

因此，我们搜集了经常被提问的问题，编写了《乳房知识问答》一书，于2018年出版。这本书包括了乳房的生理常识、检查方法，乳房疾病知识、中医药防治优势、日常调摄注意事项等，结构清晰且逻辑合理，内容全面且通俗易懂，是一本十分专业的科普著作，被患者和女性读者称为乳房知识“小红书”，也被业界高度认可：荣获第十四届上海市中医药科技奖·科学技术普及奖。“善作不如善改”，考虑到乳房疾病诊治理念和技术的不断进步，尤其是乳腺癌治疗指南的更新，我们重新查阅文献，修订和补充《乳房知识问答》，编著成《乳房知识一本通》一书，希望此书成为乳房知识的贴心指南，能真正地帮助到女性朋友们。

本书依然采用问答形式，例如，乳房结节会癌变吗？散结茶能消结节吗？产后乳汁出不来怎么办？乳腺炎患者用了抗生素后要断奶吗？乳腺癌有哪些症状？如何进行乳房自我检查？乳腺癌手术后，哪些不能吃？浆细胞性乳腺炎是什么？一定要手术治疗吗？手术后会复发吗？为什么推介中医药治疗？……本书作者们基于临床实践和日常中遇到的具体问题，一一给出翔实的解答，为大众提供可靠而实用的医疗信息。我们有幸邀请到中医乳腺专业方向的著名专家——上海中医药大学陈红风教授、程亦勤教授、叶媚娜教授，以及北京中医药大学张董晓教授等，撰写乳腺癌、非哺乳期乳腺炎、急性乳腺炎、乳腺增生病等治疗心得，加深了本书的专业“厚度”。

本书是上海市名中医陈红风工作室全体同仁的心血之作，编写人员均为从事乳腺疾病防治工作的临床一线医生，在编写过程中得到陈红风教授的亲自指点，得到上海交通大学医学院附属第九人民医院整形外科专家的大力支持，在此表示衷心的感谢。同时，书中参考和借鉴了许多文献资料，谨在此一并向作者表示深深的谢意。还要感谢部分热心患者，他们也对本书的出版给予了无私的帮助，在此也向他们致以诚挚的谢意。

这是一本专业的、有趣的、有温度的科普著作，适合健康女性、乳腺疾病患者、从事乳腺疾病专业的医生，以及所有关心乳腺疾病的读者阅读参考。由于我们水平有限，本书还存在这样那样的问题和遗漏，尚祈同行和广大读者指正，以便再版时修正和补充。

本书主编

2025年5月25日

目录

第一章　乳房的常识

第二章　乳房发育异常

第五章　乳房炎性疾病

第六章 乳房良性肿瘤

附录　中医专家有话说

第一章

乳房的常识

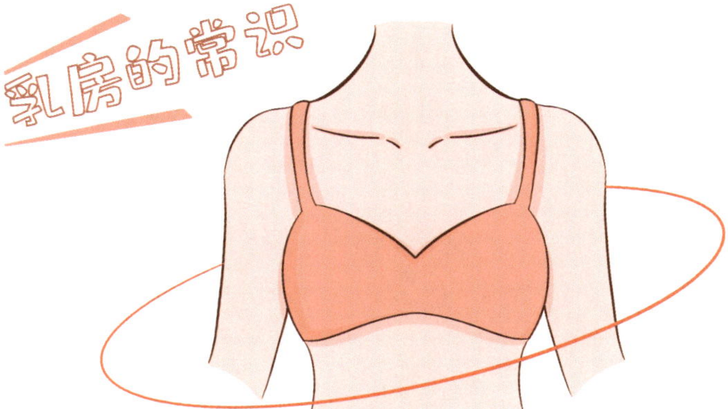

第一节 乳房的结构

1 乳房的位置在哪里

我们常用胸部来代表乳房，这与乳房的位置有关。成年女性的乳房一般位于胸前第2～6肋骨之间，内缘近胸骨旁，外缘达腋前线，乳房肥大时可达腋中线。乳房外上极狭长的部分形成乳房腋尾部伸向腋窝。青年女性乳头一般位于第4肋间或第5肋间水平、锁骨中线外1 cm；部分哺乳后女性乳头位于第6肋间水平、锁骨中线外1～2 cm。

2 乳房的外部形态是怎样的

乳房，为哺乳动物特有的结构，世界上最古老的语言拉丁语称“mamma”，与中文中的“妈妈”一词同音，这与女性哺育后代的光辉形象相符合。根据人类学博物馆的记载，乳房的形态能够透露出人类的种族信息。黑种人女性的乳房可用“庞然大物”来形容；法国女性的乳房，差不多是半球形的，上面有点凹，下面有点凸；完全的半球形乳房，除了在希腊雕塑中可见外，在现实生活中比较少见；亚洲女性的乳房多为水滴型，上极较薄，下极较厚，犹如一滴垂直下落的水滴。可见乳房的形态因人种、年龄、发育、营养、体型、胖瘦等因素各有不同。

3 乳房的外部结构及功能有哪些

乳头乳晕：乳房的中央为乳头和乳晕，其大小、色泽因人而异。乳头由结缔组织构成，表面凹凸不平，呈裂隙状陷窝，其内有输乳管开口，每个乳头上有15～30个。皮内还有大量的皮脂腺开口于输乳管口周围，但无毛囊及汗腺。乳头周围的环形区，皮色较深称为乳晕。乳晕表面有许多散在的小结节，这是乳晕腺所在地，一般人的乳晕腺有5～12个，它是汗腺与乳腺的中间过渡型，妊娠及哺乳期妇女的乳晕腺特别发达，分泌物具有保护皮肤、润滑乳头及婴儿口唇的作用。

皮肤：乳房部的皮肤大多娇嫩，覆盖在体表起到缓冲外来的机械性冲击力、阻止细菌向体内侵入的作用。乳晕部皮肤有毛发和腺体，腺体有汗腺、皮脂腺。乳头和乳晕的皮肤较薄弱，在哺乳期特别容易损伤。

4 乳腺的作用是什么

腺体是乳房生理功能——泌乳的主要部分，由15～20个腺叶组成，叶间被致密的结缔组织和脂肪组织填充，每一腺叶分成若干个腺小叶，每一腺小叶又由10～100个腺泡组成，腺泡紧密地排列在小乳管周围，它的开口与小乳管相连。

许多小乳管汇集成小叶间乳管，多个小叶间乳管汇集成一根整个腺叶的主导管，又名输乳管。输乳管共15～20根，以乳头为中心呈放射状排列，汇集于乳晕，开口处在乳头，称为输乳孔。输乳管在乳头处较狭窄，后膨大为囊状，称为输乳管窦，能储存乳汁。乳汁由乳腺的腺泡细胞所分泌。乳汁的分泌和排出过程，由催乳素、催产素以及雌激素、孕激素、生长激素、甲状腺素、肾上腺皮质激素、胰岛素等诸多激素协同调控。

5 乳房的内部结构与功能有哪些

（1）腺体：乳腺位于皮下浅筋膜的浅层和深层之间。浅筋膜伸向乳腺组织内形成小叶间隔，一端连于胸肌筋膜。另一端连于皮肤，将乳腺腺体固定在胸部的皮下组织之中。乳腺基底面稍凹陷，与胸肌筋膜间有疏松的结缔组织间隙，叫乳腺后间隙。它可使乳房既相对固定，又能在胸壁上有一定的移动性。

（2）纤维结缔组织：乳腺纤维结缔组织分布在乳房表面皮肤下，分隔、支撑并连接各个腺体组织，最后连接到胸部的肌肉上。这些起支持作用和固定乳房位置的纤维结缔组织，称为乳房悬韧带或Cooper韧带，可以保持乳房外形坚挺，如果多次怀孕、太过肥胖或老化松弛，乳房Cooper韧带日渐松弛，乳房就失去支撑力而发生下垂。乳腺癌患者因肿瘤侵犯纤维束，使其缩短，牵引皮肤向内凹陷，使皮肤表面呈现出橘皮样改变。

（3）脂肪：乳房脂肪组织呈囊状包裹于腺体周围，形成一个半球形的整体，负责填满乳房其他的空间，使乳房呈现出向外凸的外形，它占有乳房体积的很大比例，使整个乳房保持一定的外形与柔软性。脂肪组织的多少是决定乳房大小的重要因素之一，它因年龄、生育等原因个体差异很大。乳房的丰满与否，取决于乳腺组织的数目和脂肪组织量的多少，增加脂肪含量，乳房就相对丰满些。如果在青春期缺少营养或者盲目的减肥，就会使乳房内的脂肪积聚减少，乳房就会相对小些。

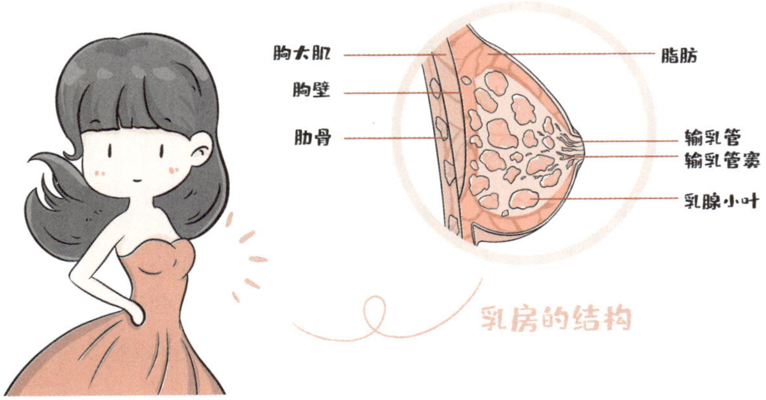

6 乳腺的淋巴是怎样引流的

淋巴系统作为人体的一大防卫系统，就像是为人体“站岗”的哨兵。淋巴管内有淋巴液循环流动，参与人体的代谢过程，淋巴液里有大量的淋巴细胞，将侵入身体的细菌、异物、癌变的细胞加以吞噬、消灭或集中到淋巴结内。乳房向外的淋巴引流共有以下5条途径：

（1）腋窝淋巴结：这是乳房淋巴引流中最主要的部分，占乳房淋巴引流量的75%。作为乳腺癌转移的第一站，若发生转移，往往提示预后较差。

（2）内乳淋巴结：这是乳腺淋巴引流的第二条通道。乳腺淋巴液通过穿通肋间的淋巴管，流向乳房内动脉旁排列的淋巴结，这里3～7枚淋巴结，位于第2、3、4肋软骨后的胸膜表面，随后淋巴液可流向胸导管、锁骨上及胸内纵隔淋巴结。最后可经胸导管或右侧淋巴管直接流入静脉系统。乳房中央部或内侧的肿瘤容易沿这条通道转移。

（3）锁骨下、上淋巴结：乳房大部分淋巴液经胸大肌外侧缘淋巴管流至腋窝淋巴结，再流向锁骨下淋巴结，通过锁骨下淋巴结后，淋巴液继续流向锁骨上淋巴结。

（4）腹壁淋巴管：这是一条乳房深处的淋巴通道，可由此进入膈下、腹内淋巴结及肝脏。同时也是乳腺癌最隐秘的转移通道。乳房下部深淋巴管丛收集的淋巴液可引流到腹壁浅丛淋巴管，并由此达到腹股沟淋巴结。但是乳腺癌转移到腹股沟淋巴结，临床很少见。

（5）两侧乳房皮下淋巴网的交通：若是腋淋巴结的通路受阻，则会出现淋巴的逆向引流，淋巴液会流入对侧的淋巴管，再进入到对侧的腋淋巴结。

7 乳房的大小和胖瘦有关吗

前面已讲过，乳房主要由皮肤、腺体、导管、脂肪组织、纤维组织和血管神经等组成。乳房内的脂肪组织呈囊状包于乳腺周围，形成一个半球形的整体，这层囊状的脂肪组织称为脂肪囊。脂肪囊的厚薄可因年龄、生育等原因个体差异很大。当体内脂肪组织增加或减少到一定程度时，胸部大小也会产生相应的变化。

脂肪组织的多少确实是乳房大小的一个重要影响因素，但乳房的大小很大程度是由基因决定的，而在孩童及发育时期摄取的营养及日常的运动，也会影响成年时乳房的形态。

8 女性乳房的大小是由什么决定的

为什么身材差不多的人，有些胸大，有些却很平呢？乳腺组织的发育和分布主要与遗传和激素水平有关：如果你的母亲、外祖母拥有丰满的乳房，那么你很大可能拥有类似的乳房大小；雌激素是促进乳腺组织生长和发育的关键激素。在青春期、孕期和哺乳期，雌激素水平升高，乳腺组织增生，乳房就会变大；而在更年期后，雌激素水平下降，乳腺组织逐渐退化，乳房也可能会变小。脂肪组织在成年后的脂肪细胞数量是恒定的，但是它的体积可大可小，所以青春期营养以及体重的多少也会影响乳房的大小。

第二节

乳房的变化

1 乳头、乳晕的颜色为什么会有变化

婴儿及儿童时期，乳头乳晕呈粉色，随着年龄增长，性发育成熟，颜色加深。

妊娠期的女性，从怀孕伊始，乳头、乳晕的颜色会进一步加深呈深褐色，这是因为妊娠后母体内的雌激素和孕激素增加所致，是正常的生理变化。

有些女性，在没有妊娠的情况下，也可能出现乳头、乳晕部颜色的加深，此时可先至乳腺专科门诊进行相关检查，排除器质性疾病引发的颜色变化后，也不必太紧张，这是由于体内雌激素“一过性”升高所导致，属于正常的生理现象。通过调节作息、调畅情志等，使体内的雌激素水平稳定下来，这种颜色变化就可能恢复。

2 乳房是如何长大的

胚胎时期，在人胚发育到第六周末时，于胚腹面从腋下至腹股沟，由外胚层上皮增厚左右对称地各形成一条嵴，称为乳嵴（mammary ridge），或称为“乳线”（milk line）。外胚层细胞局部增殖形成6～8对的乳腺始基。在胚胎第九周时，两乳线上乳腺始基保留胸前一对继续发育，其余部位的乳腺始基逐渐消退。保留的这一对乳腺始基的外胚叶细胞增殖成团，形成乳头芽。胚胎第十二周时，乳头芽增大形成乳腺芽，日后演变成永久性的乳腺管，这就像一颗洒下的种子开始发芽生长，最终成长为一棵完整的苗。

胎儿第六个月，乳腺管进一步增殖、分支，乳腺管末端有小团的基底细胞，日后形成乳腺小叶。乳头下结缔组织不断增殖，致使乳头逐渐外突。周围的间充质发育成疏松结缔组织及脂肪组织。至此，胚胎期乳腺基本发育，乳腺

小叶芽在出生后青春期始逐步形成末端乳管和腺泡。

出生后乳腺的发育尚不完善，对于女性来说，随着年龄的增长和性成熟，雌激素的分泌量逐渐增多，乳腺相应也逐渐发育完善；至青春期，月经来潮后，卵巢周期性分泌卵泡素和孕酮，可刺激乳腺腺体增殖，导管增多，叶间结缔组织和脂肪也明显增多，使乳房增大，部分女性还会因为充血、水肿而产生周期性乳房肿胀或胀痛感，月经后即可恢复正常。但是，只有在妊娠及哺乳期内，乳腺才达到充分的发育，使得小导管末端有腺泡形成。

3 幼儿期乳房有哪些变化

幼儿期乳腺的发育，男女并无多大的差别，基本处于静止状态。儿童期乳腺的改变与幼儿静止期的乳腺基本相同，10岁以前，乳房处于静止期，这时候只有小乳头隆起。

4 青春期乳房有哪些变化

青春期对于乳房的生长发育尤为重要。一般持续3～5年时间，可因种族不同有所差别。白种人较早（9～12岁），我国为12～15岁，黑种人更晚些。

进入青春期，乳房就像种下的小树，开始开枝散叶，乳导管分叶形成成熟的乳腺小叶，9～11岁，乳房和乳头开始隆起，形似小丘，并出现乳晕。12～13岁，整个乳房的腺体、乳晕进一步发育，乳晕颜色加深，乳房开始隆起，逐渐丰满。14～15岁，乳晕区的腺体进一步发育，在隆起的乳房上突出，乳房明显高出胸部。16～17岁，乳头大而突出，乳房成熟，乳晕略陷，内部结构亦发育成熟。这时候的乳房腺体已经成长为一棵枝繁叶茂的树，这使得乳房的外观坚挺、丰满，充满了女性的韵味。

5 月经期乳房有什么变化

随着月经的变化，很多女性乳房也会出现周期性胀痛等症状。比如，月经来潮前几天尤其是前1～2天，可能出现乳房胀痛、刺痛，有时还能摸到痛感的小结节，此时千万不要紧张，这大多是生理性的改变，是由于体内激素水平的变化所致。随着月经慢慢干净，胀痛的感觉也会随之消失。就如同子宫内膜的增厚、脱落，乳房也会随着月经周期性的变化而出现经前增生期和经后复原期的变化。

6 妊娠期乳房有什么变化

女性乳房发育成熟后，具体大小因人而异。一般来说，未怀孕时候单侧乳房质量平均约为200 g，怀孕后增长为400～600 g，哺乳期为600～800 g。也就是说，哺乳期的乳房要比正常时重3～4倍。据报道，哺乳至6～9个月乳房开始变小，但这并不影响乳房制造母乳的能力。

（一）妊娠早期

妊娠早期是指妊娠最初的3个月。怀孕5周左右，孕妇通常会出现各种各样的“害喜”症状。此时乳房也开始改变，例如，乳头颜色变深、乳房正下方的血管越来越明显。

（二）妊娠中期

妊娠中期即妊娠的4～6个月。这期间孕妇的体重已经增加5～6 kg。不仅肚子有明显突起，胸部也会明显变大许多，外表一窥便知怀孕了。

（三）妊娠末期

妊娠末期即妊娠的7～9个月。乳房进一步增大，肿胀感更为明显。在这个时期乳腺发育几乎到达顶峰，轻轻按压乳头就可使乳汁泌出。在这3个月中，由于脑垂体分泌的激素的作用，使得乳腺结构已经产生变化。

7 哺乳期乳房有什么变化

（1）哺乳期：乳房开始不断地分泌乳汁，以提供给婴儿最佳的养分。在产后的2～3天内，产妇的乳房在垂体分泌的大量催乳素的作用下，迅速胀大而坚实，产妇会感觉胀痛难耐。轻轻用手按摩或经过婴儿的吸吮后，可分泌出“初乳”。此后，随着规律哺乳的建立，“初乳”变成“成乳”，产妇的乳房会规律地充盈、排空，再充盈、再排空。停止哺乳后，需历时3～6个月，乳腺方可恢复至非妊娠时的状态。

（2）哺乳期后乳腺、中止哺乳（断乳）后的乳腺：约历时数月，乳腺方可恢复至非妊娠时乳腺状态，但有时残余的乳汁分泌可持续数年之久。部分女性因不规律持续授乳，整个乳腺松弛下垂，这可能是由于结缔组织增生量不足，不能完全补充哺乳期失去的或被吸收的间质的量，从而使哺乳后乳腺松软、变扁、下垂。如果哺乳后乳腺复旧不全，可引起扩张导管持续存在等变化。此外，妊娠或哺乳期，原有的良、恶性乳腺肿瘤都有可能加速发展。

8 绝经后乳房有什么变化

如果把乳房比做一棵树，那么雌激素、孕激素等多种激素则是这棵树的养料。女性一般在45岁左右卵巢功能开始退化，各种激素分泌减少，腺体开始退化萎缩。绝经后的乳房会出现生理性的老化和萎缩，这是人体正常的盛衰变化。这个时期体内的雌激素、孕激素都明显减少，乳腺内的导管扩张或呈囊性变，上皮高度萎缩，脂肪结缔组织增生。就好像失去了养分的滋养，乳房往往变得松弛下垂，皮肤出现褶皱。

9 影响乳房发育的因素有哪些

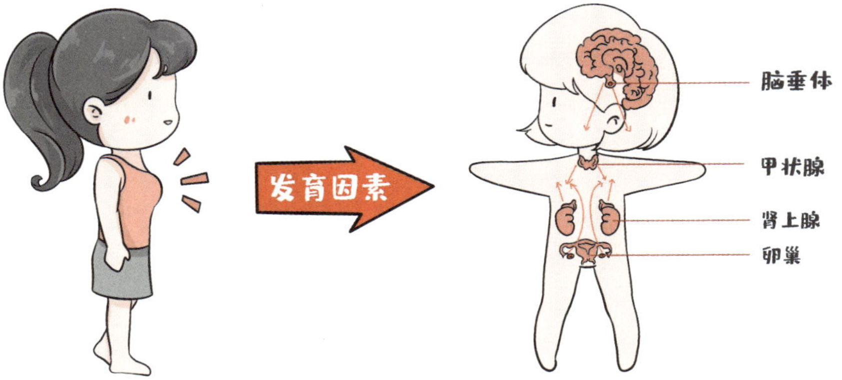

（1）先天遗传因素：先天遗传因素对乳房发育的影响最大，胚胎时乳房组织发育不良影响了日后乳腺的生长发育。

（2）内分泌相关的因素：乳房的生长发育主要受生殖-内分泌轴系的多种激素的影响，如脑垂体分泌的促性腺激素、泌乳素，卵巢分泌的雌激素和孕激素。此外，肾上腺和甲状腺分泌的激素、生长激素等均影响到乳房的正常发育。

（3）后天因素：许多后天的因素亦会影响到乳房的发育，如饮食上，如果多进食蛋白质含量高的饮食可能会一定范围内促进乳房发育。长期错误的站立姿势等会影响到乳房的发育。还有，穿戴不合适的束胸、胸罩、不恰当的运动锻炼等也会对乳房的发育产生影响。

10 影响乳房发育的内分泌激素有哪些

乳房的发育离不开内分泌激素，这就像是促使树苗生长的养料。

（1）雌激素：在青春期，卵巢的卵泡成熟，开始分泌大量的雌激素，从而促进乳腺导管的上皮增生，乳管及小叶周围结缔组织发育，使乳管延长并分支。但要想乳腺发育成熟，还需要依靠完整的垂体功能系统的调控。

（2）孕激素：在刺激乳腺导管发育的基础上，孕激素继续添砖加瓦，一方面促进腺泡及乳腺小叶发育，另一方面促进脂肪在乳房内沉积，使得乳房更加饱满丰盈。孕激素要在乳腺发育的过程中发挥应有的作用，也需要依赖完整的垂体功能系统的调控。

（3）催乳素：青春期，催乳素在雌激素、孕激素及其他激素的协同作用下，能促使乳腺发育。妊娠期则为接下来的哺乳作准备工作，可以使乳腺再次得到充分的发育，使乳腺小叶终末导管发展为小腺泡。

（4）其他：对乳腺起间接作用的激素还有很多，比如：① 卵泡刺激素，由垂体前叶分泌，其主要是刺激卵巢分泌雌激素，从而间接对乳腺的发育产生作用；② 促黄体生成素，也是由垂体前叶分泌的一种激素，通过刺激产生黄体素，从而间接影响了乳房的发育；③ 雄激素，小剂量的雄激素可以促进乳腺的发育，而大剂量则表现为抑制。另外，肾上腺皮质激素、甲状腺素、胰岛素等，均对乳房的发育均有一定的调节作用。

第二章

乳房发育异常

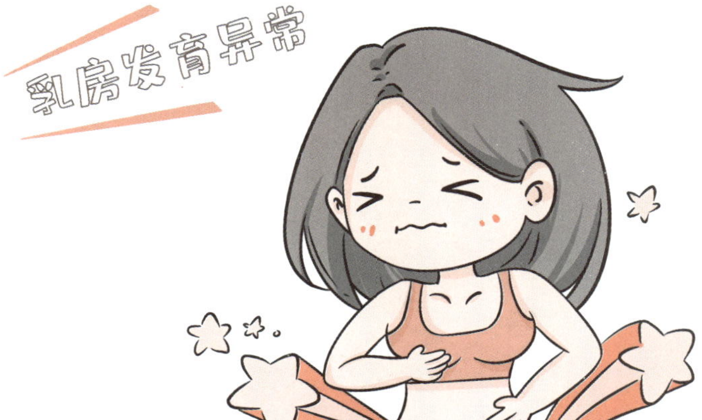

乳房作为女性身体的一个重要器官，具有分泌乳汁的作用，更是一个重要的形体器官，是女性形体美最显著的标志。然而，由于种种原因导致女性乳房的形态千差万别，这不仅严重影响了女性的形体美，而且会造成各种轻重程度不等的身体不适，甚至会对女性的心理健康造成极大的影响。

第一节

先天性乳房缺失

1 先天性乳房缺失是一种什么病

先天性乳房缺失是一种少见的先天畸形，特征为一侧或双侧乳房、乳头缺失。其临床表现具有多样性，常伴有一种或多种其他部位畸形，如先天性外胚层缺陷、颅颌面及四肢畸形等。这种生理缺陷会给患者造成很大的心理压力。如同时伴有胸大肌缺损、短指并指畸形，又称Poland综合征（波兰综合征）。

2 先天性乳房缺失的原因是什么

本病是由于胚胎发育6周时乳嵴的发育停滞所导致的。某些药物可能影响胚胎发育，导致先天性乳房缺失。

3 先天性乳房缺失怎么治疗

乳房再造术或乳房成形术是乳房缺失患者唯一的治疗方法（但无法恢复哺乳功能）。乳头缺如的患者可通过手术方法行乳头乳晕再造，以达到外形美观和与对侧乳房基本对称的效果。Poland综合征的患者可能需要同时进行胸部骨骼的矫正，如肋骨移植等。建议女性患者在青春期后健侧乳房发育完成后再进行手术，以重建胸部的对称性；男性患者可在青春期或稍前时间进行手术治疗，以尽早消除心理负担。

4 先天性乳房缺失的人可以正常结婚生子吗

可以，只要其他生殖器官发育正常，不影响结婚生育。

5 如何预防先天性乳房缺失

建议孕妇在孕早期戒烟酒，避免长时间待在拥挤、嘈杂、空气污浊的地方，预防感染发烧，慎重用药，避免有毒有害的工作环境，特别注意保护好“成形期”胎儿的正常发育，对无诱因的自然流产应顺其自然，切勿盲目保胎，为生一个健康聪明的宝宝做好准备。

第二节

小乳房

1 为什么我的乳房特别小

乳房的大小因人而异，小乳房可能与以下几方面有关：

（1）卵巢分泌的雌激素量少或乳房对雌激素不敏感，可能是引起乳房小的主要原因。

（2）与种族、遗传和体质等因素相关。

（3）儿童期营养不良，消耗性疾病，人体瘦小等使乳房内缺乏足够量的脂肪组织，从而表现为小乳症。

（4）出生后外伤、炎症或放射线照射等，使乳房发育停滞在幼儿状态。

（5）某些疾病也会影响乳房发育，如少女得了垂体前叶功能减退症、垂体性侏儒症和原发性卵巢发育不全等病症。

2 什么样的乳房可称作小乳房

小乳房指乳房的体积小于正常，胸部平坦，失去正常的轮廓。小乳房并非缺陷，小乳房在腺体结构、神经分布上与正常乳房并没有区别，在分娩后同样会泌乳。多小的乳房才能叫做小乳房呢？有研究根据乳房体积的不同给乳房作了分类：250 ～ 350 mL 为正常乳房，低于200 mL 为小乳房。老年人经过多次妊娠、哺乳，乳房萎缩、松弛，应叫萎缩型乳腺，不能称为小乳房。

3 A罩杯算是小乳房吗

罩杯的尺寸由其深度决定，由乳房最高点的乳围（三围之一）减去乳房下围一圈的长度决定，是描述女性胸衣大小的用词，AA号和A号是2个最小的型号（表2-1）。

表2-1　罩杯型号与胸围

罩 杯 型 号	胸围与下胸围的差距（cm）
AA	7.5
A	10
B	12
C	15
D	17.5
E	20
F	22.5
G	25
H	27.5
I	30

注：罩杯尺寸=胸围−下胸围

A罩杯−Airport Bra：机场的罩杯，即所说的飞机场。通俗指女性胸部比较平，但是胸大胸小一定要与自己的腰、臀比较，跟别人比没意义。一个乳房体积小的女性只要努力瘦腰、臀部，使身材比较健美，也可以跟乳房部形成鲜明的反差造成胸部挺拔的效果。只要乳房的腺体结构、神经分布是正常的、健康的，那么大家无需焦虑乳房的大小，无论胸大胸小都可以有自己的美。若特别追求大胸，那么也可以选择正确的隆胸手段进行丰乳。

4 小乳房还有自然增大的可能吗

小乳房在妊娠及哺乳期有再次发育变大的可能性。但哺乳结束后增大的乳房也有萎缩的可能，所以小乳房自然增大到令人满意的程度的可能性比较小。

5 小乳房影响生育哺乳及婚后性生活吗

小乳房并非缺陷。在分娩后同样会泌乳，而且有一些小乳房的泌乳量丝毫不亚于大乳房。不必担心乳房小可能会影响到婚后性生活，因为在性生活和性感受过程中起作用的不仅仅是乳房，还有其他器官，即使是乳房，起决定性作用的也主要是乳头、乳晕及分布在该处的神经末梢，而乳头、乳晕的大小并不会随着乳房的大小而相应增大或缩小，其神经末梢的多少也与乳房大小无关。因此，乳房的大小不会绝对影响到泌乳的多少及婚后的性生活。

6 目前常见丰乳方法可靠吗

（1）隆胸手术：丰胸唯一可靠的方法。

（2）丰乳保健品、乳液等：丰胸保健品、乳液中可能滥用激素，激素经口服或外用后吸收到乳腺组织，使血液内雌激素浓度增加，刺激乳腺细胞生长，从而促进乳房增大，但效果并不持久，停药后容易反弹。而且大量滥用雌激素可引起女性内分泌失调，这些激素用来丰胸弊大于利，不推荐使用。

（3）针灸丰乳：针灸丰乳是通过穴位刺激逐步促进乳房增大，疗程较长，不能在短期内见效；而且针刺会产生疼痛，惧怕针刺常常会使患者无法坚持，中途放弃；另外，单纯针灸治疗也难以达到丰乳者追求的理想效果，且长时间针刺是否会造成乳腺组织的损伤及感染尚不清楚。针灸丰乳，尚需进一步研究与探讨。

（4）中药丰乳：中药内服或外用丰乳，其临床疗效机制尚在探索中，故市面上的中药丰乳产品需谨慎选用。

（5）按摩丰乳：按摩可以舒缓疼痛，放松肌肉，但目前没有任何科学文献报道按摩具有可预测的让人体组织增大或变小的功能。

（6）锻炼胸肌丰胸：有些人说锻炼胸大肌也可以增大乳房，其实不是。首先，女性并不容易锻炼出发达的胸大肌。其次，胸肌不是乳房的组成部分，它位于乳腺的后边，锻炼胸大肌可以在视觉上增加乳房基底的厚度，但实际上并没有增大乳房的体积。而且锻炼减脂可能导致乳房罩杯下降，可能表现为发达的胸大肌上仍然是小（甚至更小）的乳房，达不到视觉上的满意效果。

（7）其他：食疗丰乳、物理仪丰乳等方法的丰乳效果目前尚无临床观察及实验数据支持，效果不确切。

总之，手术隆胸，塑型效果显著，但是有手术隆胸需求的女性一定要选择正规医院乳腺科或者整形科就诊。而除了隆胸手术以外的其他方法，如针灸丰乳、中药丰乳等，疗效的可靠性、稳定性、显著性尚需进一步论证与探讨，而一些丰乳保健品、乳液等对身体健康来说可能弊大于利，需谨慎选择。

7 女性的胸部到底有多重

电影《失恋33天》里有句台词：情谊千金不如胸脯四两。大多数人会想到“罩杯”来形容女性的胸部，但是乳房的重量是多少呢？相信这个问题就没多少人知道了。表2-2是女性胸部重量的粗略估计。

表2-2　女性的胸部重量估计

	A	B	C	D	E	F	G
≈326 g 2个小苹果	75A	70B	65C				
≈447 g 2个水蜜桃	80A	75B	70C	65D			
≈531 g 2个火龙果	85A	80B	75C	70D	65E		
≈758 g 2个小木瓜	90A	85B	80C	75D	70E	65F	
≈1 006 g 1个菠萝	95A	90B	95C	80D	75E	70F	65G
≈1 180 g 1个哈密瓜	100A	95B	90C	85D	80E	75F	70G

第三节 巨乳症

1 巨乳症是一种什么病

巨乳症又称乳房肥大症，是临床上常见的乳房异常发育疾病之一，其典型症状是乳房过度发育，体积超常，与躯体明显失调。此病症多见于妊娠期后或青春期女性，常表现为双侧乳房同时增大，也偶见单侧体积增大导致不对称，且常伴发有不同程度的乳房下垂。有些患者乳房可下垂至脐部，严重者可达膝部。除乳房过分增大外，一般无其他性器官肥大及内分泌紊乱现象，也不影响生育。

2 多大的乳房称为巨乳

目前尚无统一的诊断标准。由于各种客观因素的存在，例如，身高、体质量、种族、年龄以及乳房组织的位置、密度、突出度、成分、比例等，研究者很难找出一种适用于所有女性的乳房体积测量方法。目前通用的亚洲女性肥大乳房量化的标准为：当乳房体积大于“正常或理想”乳房体积的50%时，称之为一定程度的乳房肥大。按乳房体积将乳房分为5种类型：250 ～ 350 mL的称为正常乳房，400 ～ 600 mL的称为中度肥大，600 ～ 800 mL的称为明显肥大，800 ～ 1 000 mL的称为重度肥大，大于1 500 mL的称为巨乳症。也有根据切除的乳房组织量将乳房肥大分类：200 g为轻度肥大；200 ～ 500 g为中度；500 ～ 1 500 g为重度；大于1 500 g为巨乳症。

3 巨乳症的发病原因是什么

尚不明确，就研究现状来看，巨乳症的病因大致可分为无明显病因的自发起病、内分泌激素刺激和药物诱发3种。另外，还有一些较少见的因素，如高钙血症、免疫因素等。

无明显诱因自发起病的女性乳房肥大症患者体内激素水平在正常范围内。但如果患者存在体质量过重的情况，不排除超重是这类乳房肥大症发病的原因之一。

目前学者对内分泌激素刺激引起的巨乳症的发生原因主要有2种观点：一是与乳腺组织雌激素增多有关；二是与乳腺组织局部雌激素受体（ER）含量增高有关。这2种原因可同时存在。也有一些学者认为巨乳症的发生与孕激素和催乳素相关，尤其是妊娠相关的巨乳症。

服用或接触某些药物，也可能造成乳房肥大，但具体机制尚不明确。

4 巨乳症对身体健康有什么危害

乳房的过度增大不仅会有损外观形态，同时也会造成患者身心痛苦，导致患者体态臃肿、行动不便，乳房过重对胸部、颈部及肩部都会造成很大负担，严重者甚至可造成颈椎关节炎甚至驼背和胸廓畸形，患者平卧时胸部有压迫感，无法俯卧，活动后或天气炎热时，汗渍使乳房间和乳房下皱襞区常处于潮湿状态，汗液积聚，细菌繁殖，易导致湿疹等皮肤病的发生。

巨乳症患者，不能忽视乳房内存在肿瘤造成乳房外形较大的可能，必要时查乳房彩超或钼靶可帮助鉴别及诊断。

5 巨乳症怎么治疗

目前本病主要采取外科手术治疗，主要的手术方法有以下2种：

（1）单纯抽吸法：适用于乳房形态良好，脂肪增生为主、乳房皮肤质地良好的轻度增大患者，且抽吸法更适用于单侧乳房肥大和绝经前乳房肥大的患者。

随着医疗设备的发展，超声波吸脂被应用于巨乳缩小，优点是能够对脂肪组织进行选择性的破坏，保证患者的血管、乳腺组织以及神经组织等不受损伤，适用于乳房脂肪组织堆积较为明显而乳腺腺体增多不明显的患者，尤其是中年偏胖的女性患者。临床上对女性乳腺腺体增生及脂肪增多的混合型巨乳症，可采用单纯抽吸与手术切除相结合的方法治疗。

（2）手术切除法：目前临床上有许多乳房缩小的术式，但尚无系统分类，大体可有下述几种:① 按术后瘢痕形态分类；② 在带蒂移植的术式中根据真皮腺体蒂的来源分类；③ 按术式首创者名分类等。这些术式分类的方法并非绝对，临床中应用的术式多数是结合多种方法的优点后改良形成的。

巨乳症的外科治疗术式虽多，但需遵循以下基本原则：① 术后乳房大小适中，形态良好，双侧对称，质感好，具有正常乳房组织的弹性和良好的皮肤张力；② 术后乳头、乳晕位置佳，感觉良好，最大程度保留泌乳功能；③ 术后瘢痕短小且隐蔽；④ 术后效果持久且并发症少。

6 巨乳症可以通过减肥或运动恢复正常吗

巨乳是乳房的发育过度，包括腺体及脂肪结缔组织的过度增生，减肥或运动只能起到减脂的效果。因此，巨乳一般不会因为减肥或运动而明显变小。有效的解决方法就是手术治疗。

第四节 大小乳

1 为什么我的两个乳房不是一样大

在医学的观点上，两侧乳房细微的差异是正常的。两侧乳房的血管、神经、激素受体都可能分布不一样，乳房大小不同可能导致不对称。因个人活动习惯的不同，往往左右肢体会产生不对称性活动，如长期进行羽毛球、网球、铅球等体育锻炼，运动一侧上肢或胸肌偏大而造成双乳的不对称。同样，个人习惯性姿势的不同亦会对乳房产生影响，如长期偏于一侧俯卧的睡眠姿势、走路时脊柱侧弯或肩膀一边高、一边低的姿势都会有影响。在青春发育期的小姑娘们如果选择了不合适的文胸，对乳房的发育也可能会产生影响。

也有乳房发育异常所致的大小形态上的差异。这主要分为先天性和后天性2种。[前者由于先天发育异常所致，乳腺的发育是受垂体前叶、卵巢和肾上腺皮质内分泌的影响。上述某环节异常、出现疾患时，均可能导致激素紊乱，引起乳腺发育异常，使得乳房在形态上不对称。后者可因外伤、手术、肿瘤以及炎性疾病和内分泌异常等引起。]

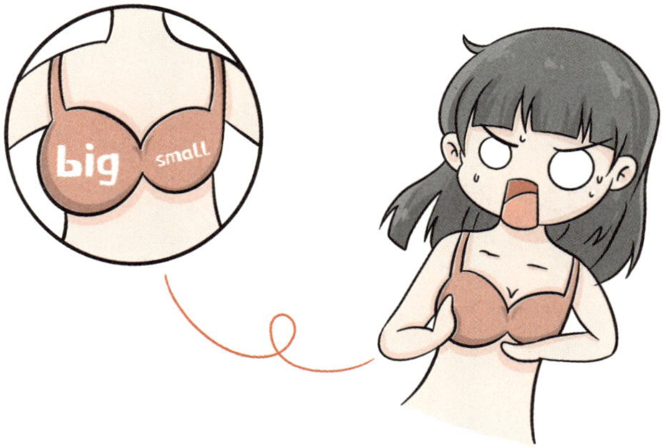

2 乳房不对称是否需要手术治疗

轻度不对称不能算是病态，无需手术，选择合适的内衣进行修饰即可。但若双侧乳房相差悬殊，一个很小，另一个很大；或一个一般型，另一个下垂过脐时，这种情况只能通过手术方法使双侧乳房大小趋于对称。如果在短期内一侧乳房突然增大、发沉，同时伴有乳头倾斜、局部隆起或凹陷等外形改变，应当及时就医。

3 按摩可以让偏小的一侧乳房增大吗

不能。按摩可以舒缓疼痛，放松肌肉，但目前没有任何文献报道按摩具有可预测的让人体组织增大或变小的功能，因此，按摩不能使偏小的一侧乳房增大。

4 乳房不对称影响生育哺乳吗

只要乳腺组织正常，导管系统健全，不会影响女性的生育、性生活及身体健康，也不会影响到哺乳。

第五节 副乳

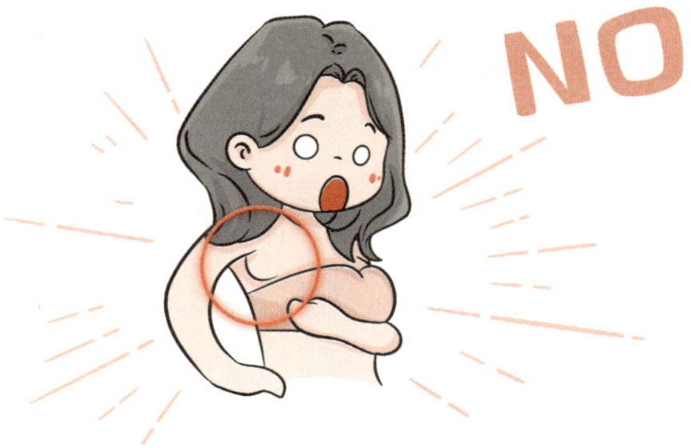

1 副乳是怎么产生的

副乳，又称多乳房症，指人体除了正常的一对乳房之外出现的多余乳房。副乳是先天形成的。胚胎发育期间，人在胸腹侧两旁相当于腋下至腹股沟的“乳线”上有6～8对乳腺始基。由于人类每次生育一般只产一胎或双胎，不需要很多乳腺完成哺乳功能，所以仅胸前的一对乳腺始基保留，其余的乳腺始基在胚胎第9周以后逐渐退化消失。若退化不全，则会在出生以后形成多余的乳房，医学上称为副乳腺或多乳房症。副乳不是藏在“犄角旮旯”的地方，就是“东躲西藏”，以腋窝区最常见，也有发生在胸部、正常乳房的上下，腹部、腹股沟等部位的。同时，伴有乳头形成及其下方有腺体组织的，称为完全性副乳；仅有乳头而无乳腺实质者，称为副乳头；有的并无乳头突起，仅有两侧对称的局限性凹陷或细小区域的皮肤色素沉着。

胎儿出生以后，残留的副乳可隐匿起来。到青春期后，特别是妊娠和哺乳时，体内激素水平上升，残留的乳房始基就会长大形成包块。另外，内分泌紊乱、营养、饮食结构改变等也可能是导致副乳腺再发育的原因。

2 副乳与文胸穿着不当有关吗

副乳是由穿着不当的文胸挤出来的？经常在网上或内衣店里听到营业员说“塑形内衣可以消除副乳”，穿对了文胸可以把副乳“挤”回去吗？

首先，既然副乳是先天性的发育异常，就与我们穿戴文胸的方式、年龄、身材等都无关，因此它也不可能因为穿任何形式的文胸而彻底消失。但是，建议佩戴大小、松紧合适的文胸，增加舒适度。其次，塑形内衣过紧，长时间挤压乳房及副乳，可能会造成乳房及副乳部血运不畅，对健康不利。

3 腋下有“副乳”，是因为平时吃的太多引起的吗

首先，要明确腋下多出来的团块是不是副乳。一般来说，腋下凸起的包块有以下3种情况，一是脂肪团块，特别是在肥胖人群中，出现这种情况的比例更高，与饮食有一定关系，调整饮食结构加适量运动减脂可以使腋下脂肪团块变小；二是副乳腺，这是先天形成的，与本身的胖瘦甚至性别都无关；第三，腋下凸出的包块还有可能是皮脂腺囊肿、肿大淋巴结等，与饮食多少、体型胖瘦没有关系。怎样鉴别呢？去正规医院行超声检查即可。

4 副乳有自然消除的可能性吗

第一，育龄期女性，产妇停止哺乳后，有一定的概率使得副乳减小，但不能根治，而且这种概率很小。第二，减体脂只能减掉脂肪，对腺体无作用。因此，减脂后副乳可能在视觉上变小，但皮下腺体依然存在。第三，按摩基本不可能达到减小副乳的效果。综上所述，副乳不会自然消除，手术切除是根治的唯一方法。

5 长了副乳必须要手术切除吗

一般来说，副乳对人体健康没有影响。对于无临床不适症状、体积较小的副乳可以不予处理；胀痛不适者可以在医生指导下进行适当的药物治疗。但是，有以下情况者可以考虑手术切除副乳：① 腺体逐渐增大，胀痛不适者；② 副乳内有异常肿块或可疑肿瘤者；③ 副乳体积大，影响美观，强烈要求手术者。建议有疑问者可至正规医院就诊。副乳切除后一般不会复发。

6 副乳会癌变吗

副乳的腺体同样是雌、孕激素的靶器官，所以正常乳房可能发生的疾患，如乳腺炎、乳腺增生病、乳腺纤维腺瘤、乳腺癌等，也可发生于副乳内。但只有乳头、乳晕而没有腺体者，对健康无明显影响，没有癌变的风险。

第六节 乳头内陷

1 什么是乳头内陷

乳头不能凸出而是向内凹陷，称为乳头凹陷，又称乳头内陷。乳头内陷按其严重程度可分为三度：Ⅰ度凹陷，乳头部分凹陷，乳头颈存在，用手轻挤，可将乳头挤出，乳头大小与正常相似；Ⅱ度凹陷，乳头全部凹陷在乳晕之中，但仍可用手挤出乳头，乳头大多缺乏颈部，并较正常的小；Ⅲ度凹陷，乳头完全埋于乳晕下方，挤压后乳头不能复出。简单的形容就是：Ⅰ度半“露头”，Ⅱ度勉强可“露头”，Ⅲ度完全不“露头”。

2 乳头内陷的原因是什么

乳头内陷大多数为先天性畸形，以双侧为多见，也有少数为单侧发生。其主要原因是乳头和乳晕的平滑肌发育不良，肌纤维束极短缩的乳腺导管向内牵拉，发育不全的导管周围组织不能形成对乳头的支撑所致。后天性者多继发于外伤、炎症、肿瘤及手术后乳头和乳晕下方组织瘢痕挛缩等，如反复乳腺炎症可造成乳头内陷，巨乳缩小整形术后易有乳头内陷并发症。另外，青春发育期长期过紧压迫乳头也可导致乳头内陷。

3 乳头内陷是因为出生时没有挤过吗

首先，乳头内陷大多数为先天性畸形，主要是由于乳头胚胎发育期中胚胎增殖障碍所致，因此乳头内陷与婴儿期有没有挤乳头并没有什么联系。

其次，过分挤压宝宝乳头是件很危险的事。新生儿皮肤很娇嫩，抵抗力较弱，局部的挤压容易引起皮肤的破损，除了给新生儿带来不必要的痛苦外，还很容易使乳头受伤，细菌侵入，造成新生儿乳房红、肿、疼痛，发生乳腺炎。因此，不建议在宝宝出生时为预防乳头凹陷而挤乳头。给宝宝洗澡时可帮助清洁凹陷乳头内的异物，预防异物引发乳腺感染。

4 乳头内陷对身体健康和日常生活有影响吗

乳头具有哺乳、感觉和保持乳房整体形态美的功能。因此，乳头内陷可能引起的影响主要有：

（1）影响母乳喂养，婴儿难以吸吮乳汁，同时乳汁不能排出也增大了母亲患哺乳期乳腺炎的风险。

（2）影响乳房外形美观，可能也会影响性生活的体验。

（3）由于凹陷的乳头可能积存污垢或油脂，容易引起乳头乳晕炎症和乳腺炎症等疾病，炎症长期刺激，致使乳腺导管因慢性炎症而收缩，乳头内陷则可能更加严重，形成恶性循环。

（4）影响乳房的健康和美观，使患病女性特别是少女缺乏自信心，甚至影响其社交、爱情和生活。

5 乳头内陷有办法纠正吗

Ⅰ型乳头内陷多保守治疗，而Ⅱ、Ⅲ型乳头内陷多手术矫正。对于Ⅰ度（轻度）乳头凹陷，可采用保守治疗，如负压吸引，手法牵引，器械牵引、钢丝持续牵引等，这类方法简单易行，但需长期坚持，且未必能解决乳头基底组织支撑不足的问题。手术整形内容请参见本书乳房整形常见问题章节。

第七节 乳房早发育

1 什么是乳房早发育

女孩8岁以前开始出现单侧或双侧乳房发育，不伴有子宫和卵巢的变化，没有其他性征（如阴毛、腋毛）的出现，也没有骨龄的提前和身高迅速增长的现象叫做乳房早发育。乳房早发育大多数为良性自限性疾病，也称为假性性早熟。如果儿童在乳房发育的同时，还伴有其他第二性征的出现，称为真性性早熟。

目前认为单纯乳房早发育的发生机制可能与以下因素有关：① 长期高蛋白质、高热量饮食；② 环境中类雌激素污染物的影响；③ 摄入含有性激素的补品、保健品、食物；④ 经常接触与性有关的传媒等；⑤ 少部分乳房早发育由卵巢、垂体肿瘤、肾上腺皮质增生等潜在病因引起。

2 乳房早发育该怎么办呢

首先，调整孩子饮食，让孩子远离不健康食品，如：① 油炸类食品；② 禽颈，市场上出售的家禽，绝大部分由拌有快速生长剂的饲料喂养，“促熟剂”残留主要集中在家禽头颈部位的腺体内；③ 反季节蔬菜和水果；④ 儿童保健品；⑤ 可入药的大补类食品，包括人参、黄芪、桂圆干、荔枝干、冬虫夏草等，建议在医生指导下应用，不要盲目食用。其次，让孩子远离避孕药、成年人化妆品、避免过早接触超越其心理年龄的影视作品。第三，少部分乳房早发育也可能有潜在的病因，故应定期检查，如复查骨龄、子宫和卵巢B超等，必要时查性激素及促性腺激素释放激素等。

如果乳房早发育仅由外源性雌激素刺激引起，生活上注意隔离外源性雌激素对乳房的刺激，孩子早发育的乳房也有减小的可能性；如果依然不注意，孩子乳房有进一步增大甚至发展成真性性早熟的可能。

3 儿童乳房早发育需要手术治疗吗

儿童乳房早发育应定期随访，不要误认为是乳房肿块而进行活检或切除，因为所切除的是提早发育的乳腺组织，将导致儿童乳房终身不再发育。如出现发病年龄小、有月经症状，应进一步检查，排除卵巢、垂体肿瘤、肾上腺皮质增生等疾病。

第八节

老年女性乳房发育

1 什么是老年女性乳房发育

大多数女性在45 ～ 50岁，雌激素水降低，乳房内腺体日益萎缩，韧带松弛，乳房逐渐松弛下垂，外形变小，功能丧失。但有少数更年期后女性，乳房反而增大、饱满、发胀，胜似年轻时代，称为老年女性乳房发育。

2 老年女性乳房发育的原因是什么

这可能是脂肪沉积的结果，也可能是由于雌激素水平还相当高，卵巢功能虽然丧失，但肾上腺皮质，腹膜后脂肪组织产生了相当多的雌激素，还足以刺激乳腺组织保持增生状态。所以，更年期以后的妇女还能有腺体退化不全，不过发病率比中年女性低。

第三章

乳房的检查

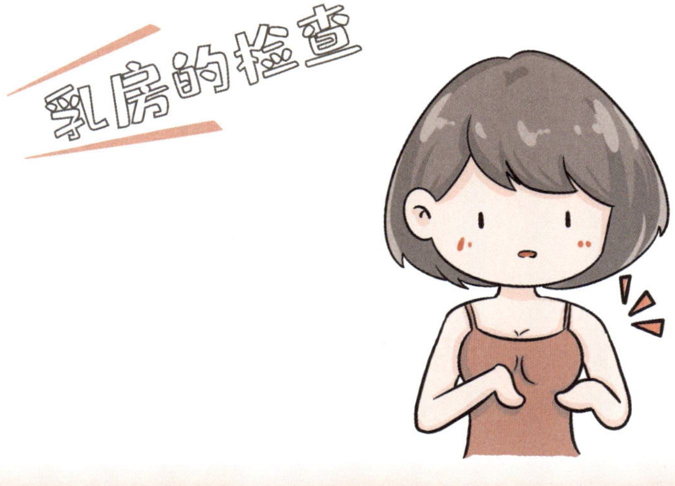

第一节 乳房的自我检查

我国每年新增乳腺癌患者约42万人，占女性新发癌症总数的20%。近年来，虽然乳腺癌的治疗取得了很大进展，但防治乳腺癌仍要坚持早诊早治原则。如果错失早期诊断的机会，治疗效果和预后也可能不尽如人意。定期的乳腺自我检查，可以增强自我保健意识，提高乳腺癌的早诊率。

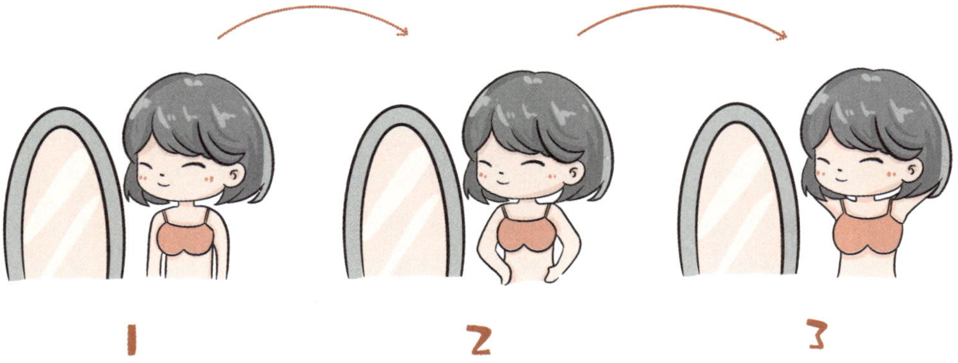

1 为什么要进行乳房的自我检查

提起乳腺癌，大家并不陌生，乳腺癌是女性最常见的恶性肿瘤，是女性疾病中的“头号杀手”，大众熟知的歌手姚贝娜和《红楼梦》中的“林妹妹”扮演者陈晓旭都是因为乳腺癌去世。名人的患病，让很多女性朋友们都警惕起来，近乎谈“乳”色变。很多女性摸到自己的乳房有硬块时，会吓得惊慌失措：“我不会得了癌吧？”

在临床工作中，我们发现多数乳腺癌患者因自己无意中触摸到乳房肿块而来医院就诊，我们甚至碰到有部分患者的肿块，“逃过”了超声检查，也“逃过”了钼靶检查，而由于病人自检发现肿块后再次进行影像学检查才发现问题。因此，养成自我检查的好习惯非常重要。定期自我检查有助于及早发现乳腺的病变，同时，熟悉自己乳房的正常形态后，也会让您容易察觉到异常的改变，能及时告诉医生。事实上，乳腺肿瘤恶性概率只有10%～20%，尽管如此，女性还是不能疏忽大意，如触及乳房肿块应立刻找医生做进一步检查。

2 什么时间最适合进行乳房的自我检查

建议任何年龄段的女性甚至男性每月进行1次乳房的自我检查。

（1）未绝经的成年女性：乳腺自我检查的时间推荐在月经来潮的第7～11天进行。在月经周期中，乳腺腺体会随月经周期出现生理性变化，如充血、腺泡增生和腺管扩张等。因此，一些女性可能在月经前1周感到乳房胀痛等不适，甚至可能感觉到乳房中有肿块。然而，一旦月经来潮，这些症状会逐渐缓解，这种周期性的乳腺变化被称为乳腺小叶生理性增生。如果在月经来潮后，乳房胀痛等不适症状仍然存在，此时就需要警惕乳房内是否有病理性病变存在，建议尽快进行自我检查或是进一步前往正规医院的乳腺科就诊。

（2）处于孕期及哺乳期的女性：选择每个月固定一天作自我检查。

（3）已绝经或月经不规则的女性：仍然需要作不间断的乳房自我检查，为方便记忆，可定每个月份的第一天做自我检查。

曾接受乳房切除手术的女性，也需要每月检查另一侧未切除的乳房，根据不同的生理情况，请参照上述三条。

3 乳房的自我检查有哪些步骤

乳房的自我检查，主要包括外观观察和自我触摸两大方面，简而言之就是“看”和“摸”。

（1）外观观察——看

1）怎么看：为了进行更细致的观察，建议站在镜子前，采取双手下垂、双手叉腰、高举双臂和镜前弯腰等不同体位，仔细观察乳房的外观。

2）看什么：① 形态：一般来说，两侧乳房的大小可能不完全一样，但一侧乳房突然性的增大是需要引起重视。皮肤：有无皮疹、发红、脱屑、皮肤皱缩、酒窝征、橘皮样改变等。② 乳头：有无乳头回缩、乳头溢液。③ 静脉：两侧对比比较，看有无一侧乳房静脉有明显的增粗或增多。

（2）自我检查——“摸”

1）检查体位：一般有3种检查体位便于自我检查：坐立位、站立位和平卧位。坐立位通常是面对着镜子进行检查。而站立位，可以在沐浴时进行，既节省时间，还可用沐浴露作为润滑剂，使乳房触摸更加丝滑。平卧位通常在晚上睡觉前或者就医时采用，待检查侧上肢举过头放于枕上，或用折叠的毛巾或枕头垫于肩下或背部，使乳房尽可能平坦。

2）检查手法：用对侧手三指（示指、中指、环指）指腹缓慢稳定、以小圈状原地触查，然后缓缓逐渐移动。移动时，手指每次只移动一点点，也就是说圈状触查的范围必须是重叠的（请注意是敏感的指腹，而不是指尖）。

3）触摸的范围：上至锁骨下方、中至胸骨中线、下至肋骨下缘，边上至腋下及体侧，每一个地方都要触查到。

4）触摸的方向：检查时可将乳房想象成一面钟，从左乳12点钟方向开始，依次交替按压手指指腹，顺时针方向移动手指轻压乳房，环绕乳房触摸一周。使用这种方法，从乳晕边缘开始逐步向外移动，直至整个乳房都被检查完毕。如果在自我触摸过程中疑似触摸到肿块，可以来回触摸进行确认。然后将左臂放下，继续在触摸到肿块的地方来回触摸，确认肿块的位置。如果身边有笔，可以用笔标记出肿块的位置。逆时针方向用左手以同样方法触摸检查右侧乳房。注意不要遗漏任何部位。同时一并检查腋下淋巴结有无肿大。

5）乳头的自我检查：最后，用拇指和示指，轻轻挤压乳头，注意有无分泌物。如果乳房内没有触摸到明显的肿块，但有乳头溢液（如淡黄色、黄色、褐色、黑色、血色、非哺乳期时的乳汁样、乳白色黏稠状、黄白色黏稠状等），建议尽快到医院完善相关影像学检查，协助评估乳管内的病变情况。

6）触查的力度：可以由轻到稍重，以不出现压痛为准。

4 如果自我检查发现乳房肿块怎么办

首先，发现乳房有肿块，应立即找医生检查，只有医生才能在检查中分辨出肿瘤是良性还是恶性。

其次，不必惊慌，因为大多肿块都是良性病变。您要做的只是联系医生，并在进一步检查中得以确诊。

另外，在经期前很多女性都会感到乳房明显的改变，例如胀痛或是摸到硬块，这是正常的生理反应。当经期结束，胀痛和硬块会自动消失。这也是我们要把乳房自检的时间选择在月经来潮的第7～11天进行的原因。

第二节 乳房的辅助检查

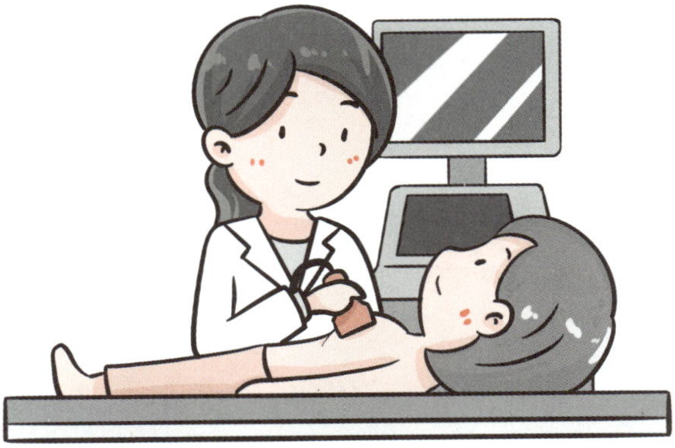

1 常用的乳房辅助检查方法有哪些

虽然自我检查和医生触诊是最方便、最直接的检查方法，但有些肿块较小、位置较深，靠手很难触及，一些早期乳腺癌尚未形成肿块，也无法通过双手进行判断。因此，还需要结合乳房的辅助检查方法。但是医院的哪些检查项目才是合适的？是否做得越多越好？有没有能“一锤定音”的检查呢？目前，乳腺的辅助检查手段包括影像学检查及组织病理学检查，其中影像学检查又包括乳腺超声、乳腺钼靶X线检查、乳腺磁共振以及乳管镜检查等。

每一种检查都各有其特点，有其适应证，医生会根据患者的症状表现等综合情况做出适当的选择。概括而言，乳腺钼靶X线摄片的优点是擅长发现乳房内的钙化影。超声检查的优点是无创、便捷和廉价、适用人群广泛。磁共振检查是软组织分辨率最高的影像学检查手段，一般适合乳腺癌高危患者或腺体致密者。乳管镜则是一种微小的内镜，能直接观察病变的乳管，更加方便发现乳管内的微小病变，乳头溢液患者常常选择该检查。PET-CT将PET的功能代谢显像与螺旋CT的结构显像融于一体，对病灶进行定性的同时还能准确定位，主要用于探测淋巴结转移灶，以及远处转移情况。各种检查种类虽多，却各有其优点及不足。另外，乳腺肿物在不同的年龄段恶性的可能性不同，通常以40岁为界限。40岁以前首选B超检查，当怀疑恶性时，可用X线进一步证实或进行穿刺诊断。而40岁以后建议每2年乳腺钼靶X线摄片检查一次，1年1次B超检查。高危人群每年进行1次乳腺钼靶X线摄片检查。发现可疑病变推荐穿刺活检。所以临床中需要专科医生结合患者的病情、基础情况等合理选择使用。

2 什么是BI-RADS分类

如果您实在不想深究医生的秘密语言，但又想知道自己的诊断是什么意思，还有简便的一招贡献给你们，那就是看BI-RADS分类。

［其实几年前医生们也在纠结于各类放射科医生用的各种术语，连医生也苦恼于别的医生给出的影像学描述，BI-RADS就是这个乳腺影像学报告中的官方语言。］因此，这也是大家了解乳腺影像报告的一个捷径，掌握一条，心中明了。

BI-RADS是英文缩写，全拼是Breast Imaging Reporting and Data System（乳腺影像报告和数据系统），由美国放射学会（American College of Radiology，ACR）制定，为了使乳腺病灶特征术语和报告术语标准化，降低乳腺影像解读中出现的混淆（表3-1），用于描述超声、钼靶、磁共振的诊断类别。

表3-1 BI-RADS分类的意义

BI-RADS分类	意义	您要做的是
0	评估不完全（不明确到底是什么）	进一步影像学检查，寻求医生帮助，等待确诊
1	阴性结果	1年内定期检查
2	良性发现	1年内定期检查
3	可能良性发现，有极低恶性可能（恶性的概率小于2%）	6个月回医院复查1次；后续处理遵医嘱

（续　表）

BI-RADS分类	意　义	您要做的是
4	可疑恶性病变（恶性的可能性为2%～95%）。可再继续分成4A、4B、4C。	
	① 4A：其恶性的可能性为2%～10%。	活检
	② 4B：其恶性的可能性为10%～50%。	活检（空芯针穿刺或者开放手术或者微创旋切术）。根据病理结果进一步治疗
	③ 4C：更进一步怀疑为恶性，但还未达到5类那样典型的一组病变。其恶性的可能性为50%～95%。	活检
5	高度怀疑恶性病变，恶性可能性大于等于95%。	活检
6	明确恶性病变（已经有活检结果）	联系医生，等待治疗

3 什么是乳腺钼靶X线摄片，检查时有什么注意事项

这是一种利用X线来检查乳腺组织的方法。它通常有2个视角：一个是把单个乳房上下挤压拍摄一个头脚位（也就是俯视照），还有一个则是将乳房内外挤压拍摄一个侧位。一般摄影过程会让被检查者站在乳腺机前。技术员会将乳房放置在托板上。压迫板缓慢压迫、展平乳房，最后曝光。由于需要挤压乳房，操作过程疼痛，还有辐射，许多女性朋友可能因此望而却步，但是钼靶检查发现恶性肿瘤的优势不容小觑。

乳腺钼靶摄片的优点是擅长发现乳房内的钙化影，主要用于筛查发现乳腺异常改变、良性病变的随诊和恶性病变的诊断等。是欧美女性的首选检查方法，但对于亚洲女性而言，尤其是年轻女性，乳房的腺体成分多，脂肪成分少，也就是密度较大，X线不易穿透，检查效果可能不好。任何检查都不是无限精确的，对于致密型乳腺、隆胸、肿瘤位于乳房边缘，此项检查有可能出现漏诊。

检查时的注意事项：

（1）穿着合适的衣裤。

（2）检查时必须完全脱去上衣及装饰物。

（3）优质的摄片效果离不开良好的乳腺组织压迫。为了能清楚呈现深部组织的影像，减少辐射剂量，技术人员会尽量压扁乳房。压迫会导致压力感或疼痛，但每次压迫时间一般不超过1分钟（绝大多数人都可忍受），但这段时间的压迫可能帮助您及早地发现病灶，甚至可能挽救您的生命。因此，请消除紧张情绪。

（4）完全放松的身体可以缓解压迫带来的不适感觉。

（5）摄片时请保持身体静止，直至压迫解除。

（6）请尽量避开月经前3～5天。

4 乳腺钼靶X线摄片有辐射危害吗

有患者担心钼靶摄片会造成辐射危害，实际上，一次检查的射线剂量小于0.01戈瑞（Gy），其致癌危险性接近于自然发病率。也就是说，这点辐射不增加致癌风险。因此完全不必担心辐射的致癌问题。加拿大的一项研究显示，一次数字化乳腺X线摄影检查平均每侧乳腺组织吸收剂量为3.7毫戈瑞（mGy），我国妇女相对于西方女性乳房小，检查所接受的辐射剂量也较小，平均每侧乳腺组织吸收剂量约为2.5 mGy。

而事实上，我们一直生活在天然辐射环境中，如宇宙射线、室内外地表层的γ贯穿辐射等。据联合国原子辐射效应科学委员会估计并推算，一次数字化乳腺X线摄影检查的辐射剂量，仅相当于一个半月我国人均天然辐射剂量。

5 什么是乳腺超声检查

乳腺超声检查是利用超声仪将超声波发射到乳腺获得声像图，超声医生根据声像图显示的病灶大小、形态、轮廓边界、回声类型、内部情况及后方衰减情况等判断病变的性质。患者取仰卧位，探头涂耦合剂后，放在乳房表面，对乳头及乳房的外上、外下、内上、内下4个象限以及腋窝进行全面扫描。

单枪匹马的钼靶无法高效狙击乳腺癌的诊断，往往需要乳腺超声的帮助。超声检查的优点是无创、便捷和廉价，可同时进行乳腺和腋窝淋巴结的检查，对于年轻、孕期或哺乳期女性非常友好，成为这几类人群的首选筛查项目。同时，由于亚洲女性多为致密型乳腺，钼靶的病灶检出率降低，更适合应用超声进行乳腺筛查。超声的软组织分辨率高，能清晰地显示乳腺内部层次，观察肿瘤病灶大小、形态及边缘情况，与周围组织的关系、肿瘤血管及血流的分布情况，是目前检查乳腺疾病的一种非常重要而方便的手段。在我国被越来越多地用于疑诊乳腺病的人群及乳房普查或常规体检。

乳腺超声可分为B型（灰阶超声）、D型（多普勒血流成像）以及E型（弹性成像）。B型超声分辨率高，能检查出大量临床触诊阴性的乳腺病变。D型超声可显示肿块内部及周边的血流信号，对肿块的良、恶性判断提供更多的信息。E型超声可提供肿块及组织硬度信息的成像模式，为医生提供更多的诊断信息，帮助病变定性的诊断以及早期诊断。

6 B超和彩超有什么区别

日常工作中经常被问到，我不是做彩超吗？怎么是黑白的？彩超好还是B超好？哪个看得准？

B超是亮度（Brightness）型超声检查的简称，它能反映人体内某一位置横截面结构的超声影像。之所以叫亮度型超声检查，是因为在这种检查中，人体结构信息是通过不同位置处亮度不同的亮斑显示的。

彩超即彩色多普勒血流显像，英文缩写CDFI，是随着技术进步最新出现的。在B超的基础上，它可以进一步判断这一区域是否存在运动的人体组织，以及运动的方向。例如某一区域是否存在血液流动，血液向什么方向流动。

但是，彩超不一定是彩色的，很多彩超依然是黑白的。这是因为，彩超中的彩色，主要是为了显示人体组织运动的方向，而在很多的彩超应用场景下（比如检查某个区域中的血流运动是否顺畅等），我们只需要知道是否存在组织运动，对组织运动的方向信息并没有需求。这时候我们拿到的彩超图片，就是黑白的。

也就是说，比起普通B超，彩超的区别并不是有没有增加显示的颜色，而是能不能从图像中获得人体组织的运动信息。

现在大多数医院的超声设备同时具备B超和彩超的功能。于是检查单或者收据将B超写为彩超，这只是混淆了这2个概念。

7 乳腺超声报告里常用到的词汇有哪些

很多朋友可能都有这样的经历：拿着做好的乳腺超声诊断报告一筹莫展，回声是什么？有肿块？囊肿是个什么？结构紊乱又是个什么意思？钙化又是啥？一张报告单就是一堆的问号。首先我们先来熟悉一下乳腺超声报告里的主题词汇：回声（表3–2）。

表3–2　超声报告中回声的意义

不同灰阶的回声	图像的表现	表达的意思
无回声	图像呈黑色	代表液性区域，为囊肿或囊性增生
低回声	呈灰暗水平的回声	可为增生结节、纤维腺瘤、癌性病灶
强弱相间的回声	灰阶强度呈中等水平	正常乳腺组织
强回声	图像明亮	脂肪瘤病灶，钙化灶

（1）结节、团块："结节"几乎是超声报告中出现频率最高的术语了，用来形容所发现的"小肿块"，它不涉及肿物的良、恶性，也不是疾病的名称。而"团块"则与"结节"相对，用来形容"大肿块"。

（2）边界清楚、边界不清："边界清楚"或"边界不清"则是形容这些"肿块"在图像上是否清晰可辨。一般恶性肿瘤边界不清的可能性较大，但是，不能说"边界不清"就一定是恶性的，或者"边界清楚"就是良性的，这还需要医师结合患者的具体症状、体征和检查来分析。

（3）腺体结构紊乱：多数是由于腺体增生（微观上就是细胞数量、排列及组织结构的改变）所致，就是常说的"乳腺增生"，当然也不能排除极少数"结构紊乱"是因为局部细胞的恶变所致。

（4）囊肿：所谓囊肿，可以理解为薄薄的皮包着水，这在乳腺囊性增生病里较为常见，可以单发，也可以多发。而多数的囊肿是良性、无害的。

（5）钙化：B超所见钙化大多是粗大的钙化，多为良性，可能是乳汁、血管、良性肿瘤内部分物质坏死所形成，在B超上的描述多是散在点状的、孤立的、大的、圆圆的钙化，其实都是良性的钙化，一般不会恶变，也不需治疗。恶性“钙化”则主要表现为细点状沙砾样，呈簇状分布，数目较多，一般B超上不能发现细小的恶性的钙化灶，但是如果肿块内有钙化时需要引起重视，哪怕小于35岁的年龄，必要时也可以选择钼靶检查。

（6）乳腺导管扩张：乳腺导管从乳晕呈放射状进入腺体层，宽度一般＜3 mm，哺乳期增宽。超声检查中常常出现乳腺导管扩张的诊断。单纯性导管扩张、乳管炎或导管内肿瘤，均可通过超声检查出乳腺导管扩张。

（7）囊实性肿块：乳腺囊实性肿块是同时含有囊性成分和实性成分的病变，具有潜在恶性。常规高频超声检查可以方便、快捷、安全地发现乳腺的囊实混合性包块，可以清晰地观察包块的大小、形态、边界、包膜、内部回声、后方回声、彩色血流信号检出率等。

8 哪些情况需要进行乳腺磁共振检查

磁共振检查（magnetic resonance imaging，MRI）是软组织分辨率最高的影像检查手段，它的优点是敏感性较高，但同时这也是把双刃剑，有时会因为过于敏感，把良性肿块错判为恶性肿瘤。同时对设备要求高，价格昂贵。检查时，需静脉注射造影剂，属于有创操作。并非每位患者都适合进行该项检查，比如，体内有金属植入物或肾功能明显异常的人群，可能无法行MRI检查。另外，没有危险因素的人群，一般也不建议做这项检查，而主要作为临床体检、乳腺钼靶检查或超声检查发现的疑似病例的补充检查措施。对于有乳腺癌家族史等高危因素的女性，可与乳腺钼靶联合进行筛查。适用情况如下：

（1）医师通过体检、钼靶和B超检查都无法确诊的病变。使用MRI可以提供更多的信息，为鉴别诊断提供有力的证据。

（2）致密型乳腺，尤其是年轻女性。

（3）隐匿性乳腺癌。

（4）对特殊部位，如高位、深位病灶的显示要优于钼靶及超声，比如，深部的乳腺肿瘤，病位较深的脓腔，以及浆细胞性乳腺炎引起的多个脓腔。

（5）对乳腺癌多中心、多灶性病变的检出、对邻近组织侵犯及腋窝淋巴结转移的观察要优于其他检查方法。

（6）做过隆胸术，需观察有无假体渗漏破裂的患者。

（7）乳腺癌保乳手术前，浆细胞性乳腺炎患者术前，乳腺癌治疗后疗效的观察，以及新辅助化疗疗效的判定。

9 哪些情况不能做乳腺磁共振检查

一般来说，对于带有心脏起搏器和体内金属的患者不适用于这项检查，但目前有些新型的心脏起搏器及所有心脏支架都能与磁共振兼容，不受影响，可以进行检查，但最好和相关科室医生确认。同时，不属于扫描区域内的植入金属（比如节育环）仅作为相对禁忌证，也就是可以检查，但要注意不适反应。最后，过敏体质，尤其是碘过敏者、肾功能明显异常、幽闭恐惧症患者等也只能无缘此精密检查。

10 什么是乳管镜检查

这是一种微小的内镜，能直接观察病变乳管，更加方便发现乳管内微小病变，并且安全、操作简单、准确率高、并发症少。适用于乳头溢液或溢血的患者，医生通过一系列检查，若怀疑导管内肿瘤，就适合乳管镜检查。医生需在检查前确定溢液乳孔位置，因此检查前不要频繁挤乳头部溢液，入镜后可在电脑屏幕看到乳管清晰图像，可以观察到管壁是否毛糙，有无隆起，管腔有无分泌物和狭窄。观察隆起病变的性状、大小、形态、颜色、数量、活动度，然后进行定位、拍照、记录、存档。检查过程一般无明显疼痛，治疗后也无明显疼痛。一般来说，检查结束后次日可以淋浴，但不要重度挤压清洗乳头。并且检查后3天避免乳腺刺激。

11 什么是PET-CT检查

PET-CT（positron emission tomography, PET）的全称叫正电子发射断层显

像/X线计算机体层成像，是目前影像诊断技术中理想的结合，一次扫描检查可获得全身PET图像，又可获得相应部位的CT图像，并可将2种信息进行融合，对病灶进行定性的同时还能准确定位。

举个例子可能更好理解：现在有两颗黄豆，一颗是炒熟的，另一颗没炒，两颗颜色一样，你有什么方法把它们鉴别开吗？显然，从颜色、形状、大小、质地、轻重等方面无法将它们区分开，但它们是有本质区别的：炒过的黄豆是没有活性的，而没炒的黄豆是有生物活性的，当给予适当的温度和水，它会长成豆芽。因此，它们的区别在于是否有活性。

简单来说，PET-CT可以检查出不同病灶的代谢活性，从而为鉴别诊断提供重要信息。它的优势主要体现在：

（1）无症状性乳腺癌患者的早期诊断。

（2）对远处转移探测有优势，可精确、灵敏地探测淋巴结转移灶，以及远处转移情况。

（3）预测乳腺癌预后及治疗疗效观察，监测化疗反应。

（4）对于转移到乳腺的恶性肿瘤的原发灶探查。

12 什么是乳腺细针穿刺检查和空芯针穿刺活检

前面介绍的检查都只是发现病变的辅助手段，而确诊乳腺癌需要依靠病理学检查，这才是“金标准”。医生通过对可疑病灶进行穿刺活检或整块切除活检，通过显微镜观察获取的组织，如果发现乳腺癌细胞，就可以确诊为“乳腺癌”。然后，进一步进行免疫组织化学等实验室检查，就可以分析出乳腺癌的具体亚型，指导后续肿瘤治疗。

乳腺穿刺活检有2种类型：细针穿刺活检（FNA）和空芯针穿刺活检（CNB）。FNA获取的是细胞，CNB获取的是组织样本，内部包含大量组织细胞，精确诊断的可能性比前者更高，同时还能为鉴别浸润性与非浸润性癌以及分析免疫组化情况提供充足的样本。因此，临床上首选CNB。具体而言，乳腺细针穿刺检查属乳腺细胞学检查，其对深部病变的诊断价值较大。用5～10 mL的普通注射器，接上6～8号针头，对临床诊断不明的乳腺肿块或肿大的淋巴结进行穿刺，然后用负压吸取细胞，将细胞涂于载玻片上，请细胞病理学家进行诊断。上述的这样一个过程我们称为乳腺细针穿刺细胞学检查。

乳腺细针穿刺得到的组织量较少，适用于细胞学检查。粗针穿刺检查借助于空芯针对乳腺的病灶进行穿刺取出部分组织进行检查。粗针穿刺是相对于细针而言，两者的主要区别就在于针头的直径不一样，粗针直径较大，可以得到圆柱状的组织，用于组织学检查，可以区分原位癌和浸润癌，提供很多预后指标的检测，如雌、孕激素受体含量、BRCA1/2的表达、P53含量、Her-2表达等，从而有利于术前全面评估，制定最合理的治疗方案；减少不必要的手术活检，降低手术相关并发症的发生率，降低医疗成本。

13 乳腺针吸穿刺检查会引起肿瘤播散吗

许多患者担心穿刺活检会引起肿瘤播散，严格来讲，这样的担心也并非完全草木皆兵。当医生将穿刺针从肿物中取出时，很可能将内部的细胞带至肿块以外的区域。如果病理检查结果为良性，则不必担心肿瘤细胞扩散，因为良性肿瘤没有侵袭性及较强的增殖性。但如果病理检查结果是恶性的，癌细胞能否形成转移灶和扩散要取决于癌细胞本身的活力、人体自身的抵抗力以及癌细胞所到之处的组织状况等。大部分癌细胞在从肿瘤组织上脱落后不久就死亡了，仅有少数幸存。幸存的癌细胞还必须逃脱人体免疫系统的“搜捕”，再遇上适合生存的“土壤”才可能生长。同时，在后续手术中，医生会将穿刺针道及穿刺点皮肤等一并切除，术后通过放、化疗消灭肿瘤细胞，极力避免了穿刺轨迹种植和复发的可能。许多研究得出的结论是，活检时所带出的癌细胞很少会种植扩散成为新的恶性肿瘤。因此，对于针道残留的少量细胞，完全不用过度担心。

14 什么是乳腺微创旋切活检手术

美国强生公司于1999年研制成功并推出了Mammotone真空辅助乳腺微创旋切系统，该系统包括真空抽吸泵和旋切刀，刀头由套管构成，辅以特殊的传送装置，固定外套，通过内套针的进退将切取标本抽吸出体外，可进行重复切割，获得满意的组织样本，进行病理学诊断。在超声成像下完成，手术医生能实时了解病灶是否被完全切除，也不受患者乳房大小或乳腺病灶紧贴胸壁等特殊条件的限制。

这一检查优点主要体现在：① 精确定位，准确切除病灶；② 切口微小，美容效果好；③ 独特的空心穿刺针设计，手术全程只穿刺1次，避免重复多次穿刺导致的肿瘤细胞脱落的针道转移；④ 对可疑恶性的微小病灶的活检可取得大而连续的标本，取材准确性高，病理确诊率高，超声引导下乳腺微创旋切活检更可以快速地确诊NPBL（nonplapable bereast lesion，乳腺不可触及病灶），降低乳腺癌漏诊率；⑤ 感染率低、更经济；⑥ 对于术中出血可以进行负压吸出，减少了血肿的发生。

15 什么是切除活检手术

切除活检术，是传统的开放式手术，该活检操作简单，且可以获取全部病变组织进行病理学检查，遗漏的可能性进一步降低。对于良性肿块，切除活检在明确诊断的同时还起到了治疗的作用。但是病理诊断是术中冰冻病理学检查，需要等待，且部分肿块冰冻切片并不能明确，需要进一步石蜡病理的结果，患者有二次手术可能。

第四章

孕产期乳房常见问题

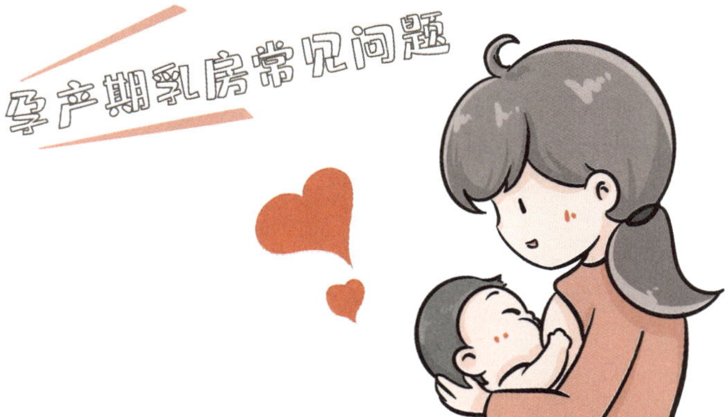

第一节

孕期乳房常见问题

1 孕期乳房胀痛、乳晕颜色加深是怎么回事

孕期受激素水平变化影响，乳腺组织会进一步生长发育，局部血液供应增加，所以乳房会增大、疼痛。乳头、乳晕颜色加深也是由激素水平增高所引起，属生理变化，这也恰恰是造物主的神奇之处。因为乳头颜色的加深有利于只有黑白视力的新生儿找到专属于宝宝的“粮仓”——妈妈的乳房。对于增大、疼痛的乳房，建议及时更换文胸尺寸，选择有一定支撑作用、透气性好、尺寸合适的文胸，文胸大小应该是：穿好后与乳房皮肤间剩余一指宽的空间。

2 按摩能缓解孕期乳房胀痛吗

科学、适当的按摩乳房，可以促进局部血液循环，减轻疼痛不适感。

具体为：温热的毛巾（40 ～ 50℃）热敷乳房3 ～ 5 min后，手涂润滑剂（橄榄油、宝宝润肤露等无害无刺激物质）减少摩擦，双手放于同侧乳房外侧，拇指与四指分开，拇指放于乳房外上，四指并拢放于乳房下方，向内上稍用力挤压数次；以乳房外侧——下方——内侧的顺序轻柔地摩擦，使局部稍稍发热，增加血液循环；一手托起乳房，另一手三指（示指、中指、环指）指腹顺或逆时针打圈圈按摩胀痛明显的局部，3 min左右，力量以舒适为宜；最后由乳根部向乳头部轻推，放射状聚拢完成一圈。任何一步力量都不可太大，请温柔地对待乳房，如果引起宫缩请立即停止按摩（图4-1）。

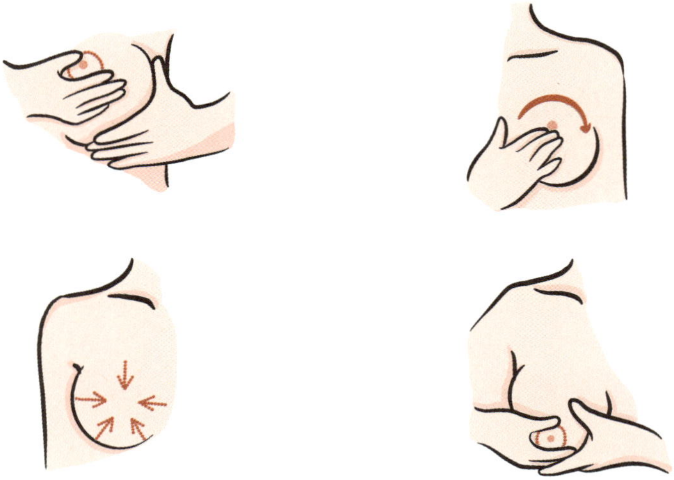

图4-1　乳房按摩

孕、中晚期，妈妈们可能还会自觉背部不适，牵扯至乳房，采取放松性的肩、背部按摩，可缓解脊柱压力，改善乳房不适。

3 加深的乳头、乳晕颜色还能恢复吗

生产后，随着激素水平的恢复，加深的乳头、乳晕颜色会逐步恢复。

4 孕期乳头上很“脏”怎么办

乳晕区突起的颗粒是蒙哥马利腺，它会分泌油脂性物质覆盖在乳头、乳晕表面，使得乳头看上去很“脏”。实际上，这些看着脏脏的油脂大有用处，可润滑和保护乳头，且与羊水味道相同，使尚未睁眼的新生儿凭着这熟悉的味道能找到妈妈的乳房，顺利实现母乳喂养。

这些分泌物如在乳头处形成结痂，会堵塞乳管开口，可用软毛巾蘸温水拭除，忌用肥皂或乙醇清洗乳头，以免除去正常分泌的油脂使乳头乳晕过于干燥，甚至发生皲裂，不利于产后母乳喂养。若分泌物量多且结成硬痂，建议涂些植物油（比如橄榄油）软化后再用温水清洗。

5 孕期乳头挤出淡黄色的液体要收集吗

怀孕18周左右开始，部分孕妈妈的乳头可挤出淡黄色的黏液，有些孕产机构也称这个为“初乳”，有些妈妈就会产生这样的疑惑：既然是黄金般珍贵的初乳，那要不要收集起来？答案是不需要收集，也没办法收集。因为这样的分泌物量非常非常少，也不是真正的初乳，真正的初乳是产后几天内产生的较少的、富含胡萝卜素的略黄、较稠厚的乳汁。

6 怀孕后，腋下为什么会胀、硬、痛

怀孕后腋下胀、硬、痛，多由副乳发育所导致。副乳是先天发育异常，刚出生或青春期可能不明显，怀孕后激素水平上升，乳腺腺体再次发育，副乳腺也可趁机发育增大，出现胀、硬、痛等感觉。如果有这样的不适，建议至专科就诊，查看这个胀、硬、痛的“东西”是不是副乳腺，如不是副乳，建议遵循专科医师的建议。

第二节 哺乳期乳房常见问题

1 乳汁是如何产生的

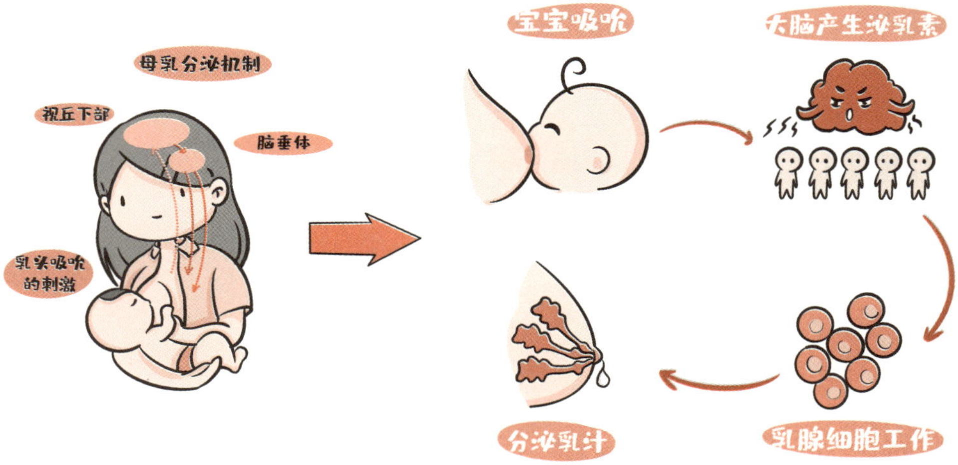

生好宝宝，就能有乳汁出来，这看似天经地义的事情，其实包含着复杂的泌乳机制，需要达到以下几个条件：

（1）发育完善的乳腺

乳汁的分泌首先要具备发育完善的乳腺。发育成熟的乳房包含15～20个腺叶导管系统，每一个腺叶导管系统就像一棵倒置的树（见图序号未标），乳头处有乳管开口，相当于树根，从乳头至乳房边缘有各级乳腺导管，相当于树干及不同分支的树枝，末端的腺泡和末梢导管相当于树叶及叶柄。乳汁由腺泡产生，经末梢导管流出至小导管，不同分枝导管内的乳汁向主乳管汇集并由乳头处的乳管开口处流出，即完成泌乳。发育完善的腺叶导管系统是产生乳汁的构造基础。孕期在雌、孕激素的作用下，腺叶导管系统进一步发育，为泌乳做准备。

（2）激素的调控

虽然孕期乳腺进一步发育为泌乳做好充分准备，但并没有大量乳汁产生，因为直接引起泌乳的主要是催乳素。孕期大量的雌激素及孕酮对催乳素受体有阻抑作用，同时对垂体分泌催乳素也有抑制作用。分娩后雌激素及孕酮在血中浓度骤降，消除了上述对催乳素的压抑，所以一般产后1～3天就可分泌丰富的乳汁。

实际上，虽然乳汁产生很大程度上受催乳素调控，但涉及的激素并不仅限于催乳素。由垂体分泌的有生长激素、催乳素、促甲状腺激素、促肾上腺皮质激素和促性腺激素即促卵泡素（FSH）及促黄体生成素（LH），这些激素对泌乳都起着直接或间接的作用。

（3）婴儿的吮吸刺激

乳头部有着丰富的神经分布，婴儿吮吸刺激神经，神经冲动传入下丘脑，会使催乳素释放促进因子活性增高，抑制因子活性降低，联合作用促使垂体分泌大量催乳素入血，从而促使乳汁的合成与分泌。

另外，婴儿吮吸时，神经冲动传入下丘脑，反射性地引起催产素的分泌和释放。催产素经血液循环迅速到达乳腺，可引起包绕腺泡外壁的肌上皮细胞收缩，从而将腺泡中的乳汁挤入导管，迅速到达乳头而射出。引导催产素分泌的神经反射很容易建立，比如婴儿的哭声都可能引起泌乳反射，但是也容易被抑制，例如焦急、恐惧、悲伤情绪等，所以哺乳过程中，保持情绪稳定很重要。

（4）母亲的营养状况

既往有研究发现，对比营养良好的哺乳母亲，中、重度营养不良的哺乳母亲产奶量下降，极度营养不良者停止分泌乳汁。目前的生活条件下，因物质匮乏导致营养不良者甚少，但部分年轻妈妈产后急于恢复体型，特意减少热量摄入，会导致泌乳减少，当然，营养良好的妈妈正常饮食基础上也不必为哺乳而大补特补。

2 乳房小，产生的乳汁会不会很少

泌乳主要和导管腺叶系统相关，而乳房的大小不但与导管腺叶系统相关，还和脂肪含量有很大关联，所以产乳量并不完全和乳房大小成正比。乳汁量的多少除与先天的导管腺叶系统发达程度相关，还和产后的哺乳习惯相关。人体很奇妙，若宝宝给出的“口粮订单”比较大，她就会产生较多的乳汁，相反则较少，以维持供需平衡。也就是说，乳汁的产量和宝宝的吮吸频次也相关。

3 奶水少这事儿，会遗传吗

很多哺乳妈妈询问，自己的妈妈没有奶水，她是否也会没奶喂宝宝？乳汁的多少和乳腺发育程度、营养、情绪、吮吸刺激等有关。其中仅乳腺发育程度这一点具有一定的遗传相关性，但并不是一定具有遗传相关性，所以奶水少这事不一定会遗传。

4 催乳食材有哪些

中国幅员辽阔，不同地方饮食习惯相差甚远，对于哺乳食材的认知也是千差万别。较为普识性的催乳食材有鲫鱼汤、蹄髈汤、酒酿圆子等。笔者也是妈妈，恰巧也有催奶的经历，这些催乳食材都曾试验过，还真没有效果！哺乳期间曾偶尔吃过金橘，奶量增加。后面重复试验几次，效果可重复。又曾偶尔吃过牛肉煎包，奶量也会增加，并且也是结果可重复。所以，对于需要催奶的妈妈们，食材方面给到的建议就是荤素搭配、营养均衡、以喜为补，多尝试、多观察。

5 喝汤后乳房更胀了，为什么

曾接诊过一位轮椅推进诊室的剖宫产后1周的患者，原因是“乳胀、奶水少、发热、全身酸痛”。医生提拉其乳头后，乳汁立即飙出，自诉乳房一下子“轻松了”，这时新妈“埋怨”旁边的老人：“我说不能喝汤，你们偏不信，偏觉得是乳汁不够要补……”这种“老人觉得你乳汁少就需要补”的情况临床很常见。目前的生活条件下，营养不良致奶水不足的情况很少，往往是因为乳汁排出不畅，才使得能排出的奶量少，此时再进补，乳汁稠厚，导致排出更难，乳汁淤积，从而会乳房胀痛。

6 产后奶水出不来，怎么办

产后4～5天就来医院就诊的妈妈们，很多人的主诉都是“医生，我奶水出不来，乳房胀得像石头一样，太痛苦了！”

孕期开始乳房已经在为哺育宝宝做准备，产后的乳房就像是蓄满水的水库，而打开这个水库阀门的钥匙就是宝宝的吮吸，宝宝是每位妈妈标配的“开奶师”。

产后半小时内就让宝宝和妈妈肌肤接触，妈妈熟悉的心跳声、肌肤温度可以让宝宝找到安全感，当宝宝偎依在妈妈身边时会有吮吸自己嘴唇的动作——吮吸反射，这个时候就让宝宝吮吸乳头。不要通过宝宝有无吞咽声来判断乳汁量是否足量，因为初乳量真的很少，双侧加起来能有3～5 mL就非常棒了。哪怕真的没有乳汁出来，也不要觉得空吮会累到宝宝，因为宝宝的吮吸会刺激新妈妈垂体分泌催乳素和催产素促进乳汁产生、排出，他们是在为自己制造口粮呢。

因为产程中用药、产程长且艰难、产后出血等造成妈妈和（或）宝宝疲惫虚弱；或产后需要母婴隔离不能产后立即哺乳的，建议妈妈们自己会借助工具、其他人来模拟宝宝吮吸的动作排出乳汁，以保持对乳房泌乳的有效刺激。

7 乳头发育不良，会影响哺乳吗

请大家要相信生存的力量，人类有哺育自己后代的能力，新生阶段有非常强的觅乳及吮吸本能。

婴儿吮吸时，不仅含住了乳头，还包括部分乳晕，嘴巴挤压乳头、乳晕刺激了泌乳反射。所以，乳头发育不良确实可能影响哺乳，但往往不是不能哺乳，关键是妈妈们的信心、耐心及技巧。

乳头凹陷者，建议孕6个月开始每天洗澡时提拉乳头7～8次；产后，每次哺乳前适当按揉让乳晕部柔软，哺乳时要帮助宝宝含入更多的乳晕，这样可以帮助宝宝顺利吃到母乳，给他动力。乳头过小或过短者，避免乳房十分充盈紧绷时喂奶，这样会使乳头更难凸出。这样的情形下可按揉乳晕部打开乳窦，排出少量乳汁，让乳晕部柔软后再哺乳。乳头过长者，要让宝宝含住整个乳头及部分乳晕比较困难，但宝宝的嘴巴挤压乳头及少量乳晕时也能激发泌乳反射，喂奶时要让宝宝的嘴巴尽量张大，同时嘴巴紧贴乳房，身体贴近妈妈。

8 为什么我经常奶结

奶结，顾名思义，奶水结在乳房里出不去。奶水，于腺泡处被产生，通过乳腺导管流至乳腺导管开口，在宝宝的吮吸下进入婴儿的口腔。乳腺导管不畅、乳汁本身问题以及开口处的无效吮吸，使得乳汁不能顺利排出乳房，便会形成奶结。

无效吮吸，特别好理解，就像是自来水龙头没打开，乳管里的乳汁出不来，自然会奶结。

乳汁本身问题，也好理解。如果乳汁较稠厚，乳管粗细不变，自然不容易出来。如果哺乳妈妈吃的太过油腻，乳汁中脂肪含量高时，就可能造成乳汁稠厚而不易排出。

乳腺导管不通畅，原因可能是乳管过细，或者扭曲，或曾经有局部手术史等，但不管何种原因所导致的乳腺导管不通畅，都犹如排水管不畅，进而会导致乳汁排出不畅，形成奶结。

常常被忽视的哺乳妈妈的情绪也会影响乳汁的顺利排出。中医理论认为，女子乳房属胃，乳头属肝。肝气郁结，气机不利，则影响体液的输布。乳汁是体液的一种，其输布也受情绪影响。所以，哺乳的过程中，应保持心情舒畅，可有效避免反复奶结的发生。

9 乳房结块，吸奶器吸不出，怎么办

很多职场妈妈产假结束后往往需要一边背奶一边工作，吸奶器帮职场妈妈解决了宝宝不在身边的排乳难题，但吸奶器吸力选择有限，对于大小、形状存有万千差别的乳房，尤其是发生奶结的乳房，不一定能吸走淤积的乳汁使得结块消散。这种情况下，首先建议换宝宝吮吸，如果条件不允许，建议手法排出乳汁。具体见手法操作部分（同“按摩能缓解孕期乳房胀痛吗”）。

10 奶结了，爸爸或者外婆可以帮忙吮吸吗

这个问题，大部分人都会认为再正常不过了，宝宝力量小，他们做不好的事，让大人帮忙，似乎理所当然，但实际上，并非如此。

大人，在吮吸这事上，不一定比小人儿厉害。分析原因可能是随着年龄的增长，成人往往不记得如何吮吸了。婴儿吃奶的时候，不仅仅含住乳头，嘴巴还会包裹住部分乳晕，吮吸动作可以刺激到乳晕处的乳窦，乳窦打开，引起泌乳反射，而成人则一般做不到把部分乳晕也包含在口腔内。也可能是因为成年的我们，有满嘴的牙齿，嘴巴漏风，不能很好地形成一个封闭的负压环境，从而吸不出。

总而言之，爸爸或者外婆帮忙吸奶这事儿，不靠谱！

奶结后不宜手法排乳、宝宝又不吮吸，且乳晕水肿不能吸奶器泵乳时，条件允许的情况下建议找个稍微大点的宝宝来帮忙。

11 要按时哺乳吗

“按时哺乳”听着有道理，实则不科学，哺乳本就不是一件机械的事情。正确的应该是按需哺乳，需，既是妈妈有需求，即乳房有涨奶的感觉了；也是宝宝有需求，即宝宝饿了，如此慢慢建立供需平衡，妈妈和宝宝达到默契，哺乳将是件轻松愉快的事。

12 宝宝不吃乳头怎么办

没有天生不吃乳头的宝宝，一定是事出有因。

部分是由于妈妈乳头凹陷、乳头过小、乳头过大等原因造成；部分是因为乳汁量过少或过多。乳汁过少的妈妈可在哺乳前手法按摩乳房促进乳汁分泌，让宝宝吮吸即能吸到；乳汁过多，宝宝来不及吞咽的妈妈可在哺乳前适当挤掉部分乳汁，或哺乳时用指头轻夹乳头减缓乳汁排出速度；乳头发育不良而导致宝宝不愿吮吸者，请参考相关主题描述。

由于喂养造成宝宝乳头混淆而拒绝乳头的，需要从修复母婴关系开始纠正，妈妈要增加和宝贝的皮肤接触，要有耐心地尝试，不要强迫宝宝吸乳头，还可以配合口腔按压训练（妈妈洗净双手，示指伸入宝宝舌面及两颊分别进行有节奏按压，引导宝宝随着按压进行吮吸，并逐渐放松口腔，使舌头能够伸得更长），切忌在宝宝饥饿状态时纠正乳头。

由于宝宝舌系带过短，不能足够伸长舌头的情况，应至专科医生处纠正。

13 宝宝不吃奶瓶怎么办

妈妈们重返职场前要让宝贝吃奶瓶，部分敏感的宝贝就是拒绝，看着他们绝食饿着自己真是让人心疼。或许这几点建议可以帮到你们：

（1）有的宝贝不喜欢冻奶的味道，妈妈们在准备冻奶前，可以将新挤出的乳汁加热至微沸，迅速冷却后再冷冻，以去掉脂肪酶活性，口感更似鲜奶。

（2）尝试更换更接近妈妈乳头形态的奶嘴。

（3）拟重返职场前2周锻炼适应奶瓶，每天1～2次。

（4）用语言和宝贝商量，其实他们听得懂。

（5）不在宝宝饥饿的时候训练。

（6）奶瓶不是必需品，若宝宝坚决拒绝的话，可以根据宝宝的月龄选择其他哺喂用品，比如鸭嘴杯。

14 宝宝吸力弱怎么办

大多数的宝宝都会使出“吃奶的力气”努力为自己的口粮工作，但也有少部分宝宝确实吸力不足，比如早产儿或体重偏低儿。宝宝吸力不足时，建议改善哺乳技巧，哺乳前、哺乳过程中按揉推捋乳房帮助宝宝吸奶。或用吸奶器、手挤出乳汁喂养宝宝，避免宝宝因吸力不足长期摄入乳汁不够而导致营养不良。

部分宝宝是因为舌系带过短而无法正常吸到足够多的乳汁。如果妈妈持续的哺乳疼痛，且哺乳姿势正确，宝宝体重上升较慢时，要考虑检查舌系带。如果确实过短需要剪开，建议至儿童口腔科就诊，短短几分钟的小手术可以解决他吃饭及日后发声的问题。

15 宝宝喜欢咬乳头怎么办

宝宝咬乳头有可能是因为他费力吮吸后仍得不到自己的“饭”而着急，建议哺乳前可适当提拉乳头，打开乳窦，这样宝宝吮吸就可得到乳汁，自然不会再咬乳头。

宝宝长牙的时候也会咬乳头。他们在长牙的时候牙床痒，让他们不舒服。要让他们有磨牙的东西，比如磨牙饼干、牙胶等。

如果被咬，建议妈妈们要镇定，不要尖叫，因为这样在宝宝看来是一种“游戏”，他甚至乐此不疲。妈妈镇定地把乳头先从宝宝的嘴巴里解放出来，比如，轻按他们的下巴，使嘴巴张大解除负压，告诉宝宝妈妈的感受（宝宝其实是能听懂的）。并清洁乳头，如果损伤较大可以适当涂抹抑菌及帮助溃疡修复且无毒无害的外用药物。

16 为什么乳头上有“白点”

乳头上出现“白点”一般因为：

（1）宝宝衔乳不当，吮吸力在乳头局部造成负压过大，导致损伤，形成白点（白色的水泡）。

（2）白点相对应乳管不通畅，乳汁淤积，哺乳过程中淤积变稠厚甚至如“老酸奶”状的乳汁堵塞于乳管开口处，即形成乳头部白点。建议哺乳妈妈不要吃过于油腻的食物，纠正宝宝的含乳姿势。已经形成的白点，尽量让宝宝吸通，吮吸前可用温水或植物油浸泡软化白点，以帮助他能顺利吸掉白点；或拿软毛巾蘸温水适当力度擦拭；顽固不除的白点可用无菌注射器针头挑开。

17 乳头破裂该如何处理

乳头部末梢神经丰富，乳头皲裂痛彻心扉。乳头皲裂的主要原因是宝宝衔乳不正确，舌头不能很好地裹住更多的乳头，在宝宝吃奶的时候，舌头及上腭会反复摩擦没有到达口腔深部的乳头，这样就容易造成皲裂。正确的哺乳姿势、让宝宝更好地衔住乳头是最好的预防。另外，哺乳结束撤离乳头时不要硬拽，用手轻压宝宝下巴，使嘴巴张开解除负压就可以轻松地撤离乳头，也是很好的预防。

如果已经发生乳头破裂，建议暂停亲喂，可用手或吸奶器按哺乳的频率挤出乳汁，在破裂的乳头表面涂抹羊脂膏、乳头修复霜、青石软膏、蛋黄油、麻油、橄榄油等帮助修复，待乳头恢复正常后再亲喂。

乳头破裂同时还合并感染者，可以在医生指导下涂抹含抗生素的药膏，但是注意排乳时要将乳头局部清洁，内衣要干净、全棉、透气，避免局部破裂后因不洁因素引起感染。

18 乳房一侧大一侧小，是不是要多喂小的一侧

乳汁的量一部分受吮吸刺激调控，即量少时多吮吸刺激乳房乳汁的量会增多，所以哺乳期出现大小乳时，妈妈们想多喂小的一侧让其奶量增多从而使乳房变大是常规逻辑。但是，往往哺乳期乳汁越多，离乳后乳房会缩小的越多。所以，很难通过吮吸刺激的长短、频次来精准调控乳房的大小。

19 妈妈发热了，一定要停止喂奶吗

发热是哺乳期妈妈们常见的问题，大多数情况下发热是机体的自我保护，是要通过发热告诉我们身体出现状况。妈妈如果发热，首先要明白到底是因为什么，仅是由感冒或其他不会通过乳汁传播的疾病，妈妈们在没有吃药的情况下仍是可以哺乳的。

乳汁淤积或乳腺炎引起的发热，乳汁颜色、气味正常的话可以继续哺乳。

如果特殊原因引起的发热，医生建议停止哺乳时，需遵循专科医生的建议。

发热需要药物治疗者，请告诉专科医生你正处于哺乳期，表达是否想要继续哺乳的意愿，由医生选择合适的药物。如因用药需停止哺乳者，请向专科医

生咨询停药后多久可以继续哺乳。

20 哺乳期常见用药误区有哪些

（1）随意停药

曾经碰到一位系统性红斑狼疮患者，病情稳定，以强的松和羟氯喹维持治疗，目前哺乳期间，要不要停药？我们请教正规医院风湿免疫科大夫意见，答复是：这样的剂量，不需要停药，可以妊娠及哺乳。

妈妈们不要认为用了药就一定不能哺乳，或者哺乳就一定要停药。对于基础疾病，比如糖尿病、高血压、哮喘、红斑狼疮、甲状腺切除术后等疾病，需药物维持，随意停药会引起病情反复甚至加重。如果想维持用药同时母乳喂养，请咨询专科医生的意见。

（2）宝宝生病了，妈妈帮宝宝吃药

这个似乎正确，但实际却错了。有些妈妈甚至理直气壮地问，这和“宝宝湿疹了，妈妈少吃海鲜、高蛋白质饮食”不是一个道理吗？虽然几乎所有存在于母亲血液中的药物都可进入乳汁，但是药物到达母体后，受酸碱度、蛋白结合率、分子量等影响其进入母体血浆的浓度已然发生变化，而母体血浆的药物再分泌到乳汁，婴儿吮吸吸收，然后到达婴儿的血浆发挥作用，这一系列复杂的转运过程中每一步都可能影响最终婴儿体内的血药浓度。因此，妈妈帮宝宝吃药的做法是不可取的。

（3）妈妈生病了，因为要喂宝宝，所以药量减半

这也是不可取的。妈妈生病情况下还要哺乳时，可以选择安全的药物，而不应该是随意减量，因为药物的剂量是根据多次实验，权衡作用与不良反应后确定下来的，减量后疗效可能得不到保证，而对于一些抗感染药物，减量的药物甚至可能起到帮助病原体升级的反作用。

（4）中药没有不良反应

中药，在很多老百姓的心目中是纯天然、无毒副作用，而实际上很多中药成分不明，不同个体使用后的反应不一，有的可能有比较严重的不良反应。所以切忌哺乳期生病后随意以中药偏方治疗，中药的使用需在专业医生指导下进行。

（5）坚决不用“激素”

有的妈妈可能是过敏体质，哺乳期间也被过敏烦扰，比如过敏性鼻炎、湿疹等，但是为了正在吃奶的宝宝，坚决不用糖皮质激素类药物，哪怕是外用的。实际上，妈妈使用药物后，从消化吸收、转运、透过血乳屏障、经乳汁被宝宝吸收、到达宝宝血液这一系列过程中，最终在宝宝体内的药物的量可能已经非常微小，所以哺乳妈妈们在病情所需的情况下，应征询专科医生建议是否停用“激素”类药物。

21 哺乳期怀孕了，还可以继续喂奶吗

有少部分的妈妈在哺乳期发现宝宝的弟弟或妹妹悄悄“造访了”，这个时候是继续哺乳还是回奶，其实要听妇产科医生的建议。个人的观点是要回乳的，因为怀孕时体内激素的变化会影响到乳汁的味道和质量，宝宝的吸乳积极性会降低；还有，宝宝的吮吸可能会增加流产或早产的风险。

22 乙肝携带者，可以喂母乳吗

有位患者向我们倾诉了她的苦恼：“我有‘小三阳’，产科医生说可以母乳喂养宝宝，但是家人反对母乳喂养。”

一项Meta分析纳入了32项研究的5 650例HBV（乙肝病毒）携带母亲分娩的婴儿，其中2 717例婴儿采用母乳喂养，2 933例采用配方奶喂养，纳入的研究中所有婴儿均接种了乙型肝炎疫苗和（或）乙型肝炎免疫球蛋白。结果，与配方奶喂养婴儿相比，母乳喂养婴儿感染HBV的风险无差异。另外，这项分析还对16项研究中具有高HBV传染风险的母亲［HBeAg和（或）HBV-DNA阳性］分娩的婴儿母乳喂养与配方奶喂养HBV感染风险进行了亚组分析，结果发现，采用两种喂养方式的婴儿HBV感染率差异无统计学意义。也有研究发现，HBV携带母亲分娩的婴儿在接种疫苗或联合接种疫苗和乙型肝炎免疫球蛋白后，母乳喂养与配方奶喂养比较，婴儿感染HBV的比例无差异。

也就是说婴儿进行免疫预防后，即使是高传染性的母亲进行母乳喂养，也

会大大降低婴儿感染HBV的风险。具体请至产科或传染病科咨询。

23 乳房病后能再次生产吗？还能哺乳吗

不同的乳腺疾病对再次生产及母乳喂养的影响有别。

（1）急性乳腺炎

哺乳期患过急性乳腺炎的人，不影响再次生产。有急性乳腺炎病史不代表每次哺乳期都会得乳腺炎，即便有乳头内陷、乳头颈短等先天不足，也不是哺乳的禁忌。曾经有个患者生老大时急性乳腺炎化脓后行切排手术，生二胎因为有经验了，虽偶尔也会奶结，但处理得当，喂了17个月，没问题！

（2）浆细胞（肉芽肿）性乳腺炎

这个疾病治疗周期长，有一定复发率，对患者的身心影响巨大，多于产后2～5年发病，所以生过这种慢性炎症的患者，常会担忧再次生产会导致疾病复发或再发。我们认为慢性乳腺炎不是怀孕、哺乳的禁忌证，但是要选择合适的时机。一般建议治愈后再观察半年，若没有特殊情况，停药3个月后可考虑怀孕。是否可以哺乳请咨询自己的主管医师，因为这和具体的病灶范围、位置等因素相关。至于会不会孕期、产后复发，目前没有数据。

（3）纤维腺瘤

不是怀孕的禁忌证，一般建议术后3个月可以考虑怀孕。对哺乳有无影响看以往肿块的位置、大小，手术的方式、涉及的范围等。通常肿块越小，离乳头越远，手术后对哺乳的影响越小。

（4）乳腺增生病

临床乳腺增生病不影响怀孕及母乳喂养。

常会有非医的“专业人士”对哺乳妈妈说，“你的乳腺增生影响喂奶了”，这种说法不科学。因为哺乳期的腺体都在“增生”、导管都在“扩张”，这是因哺乳而发生的生理变化。

（5）乳腺癌

考虑怀孕前要咨询乳腺科及妇产科医生的意见，怀孕前要做好常规检查，排除乳癌复发转移。具体请参见本书第六章中“乳腺癌患者的生育问题”。

24 如何回奶

不管怎样，宝贝和妈妈的乳房说“Bye Bye”的日子总要到来。建议妈妈们决定回乳了就要坚决，不要轻易在宝宝的哭闹中妥协，但是也要讲究方式与方法。

首先，要循序渐进。逐渐的适当延长排乳间隔，让乳汁产生逐渐减少至不再产生。

流传的常见回奶食材有：炒麦芽（通常大剂量浓煎方可回奶，如果每日食用量在30 g以下可能有催奶作用），山楂、茴香、薄荷。一般来说，酸涩收敛的食材可能有回奶作用，但并非绝对，在回乳的时候不能过分依赖食材。关键是要减少排乳次数，让大脑接受“不需要产这么多”，的信息。

如果需要紧急回奶，可至专科医生处寻求帮助。一般会给予溴隐亭口服，少部分人会有恶心、头晕等不适，但不会造成下次生产没有乳汁；回奶过程中若乳房胀痛明显，可外敷皮硝，通过渗透性吸出乳汁中的水分，减轻胀痛感；回奶过程中不要再刻意排空乳房，实在胀痛可排出少量乳汁以减轻胀痛感。

回乳的过程中适当减少和宝宝接触。乳头涂抹墨汁、辣椒等“暴力”手段不可取。

25 如何过渡“断奶焦虑症”

我们曾见过一位“倔强的宝宝”，女，11个月，妈妈因为急性乳腺炎且条件不允许继续哺乳需要回奶，虽然她平时已能很好地吃辅食，但晚上仍有“奶瘾”，得不到满足时就哭闹，打、抓自己的小脸，拿自己的头撞大人，虽然父母已经做好通宵抱她散步的准备，还是架不住她“自残”，当晚妈妈就投降继续用没有生病的一侧乳房喂奶。

断奶本身是一个极为正常的过程，妈妈们不必反应过度或紧张，应有计划并循序渐进地进行。宝宝在如此情绪下强行离断是不合适的。医生给这位妈妈开了回奶的中药，希望逐渐减少乳汁的产生但仍可继续哺乳。断奶期间，妈妈要给宝宝更多的关爱，培养宝宝对母乳以外事物的兴趣，合理添加辅食，带宝宝外出或做游戏，调解宝宝的情绪等。

26 如何预防和应对哺乳后乳房下垂

经常有年轻女性咨询，有什么办法能让乳房恢复至哺乳前状态呢？丰胸产品可以用吗？

其实，孕期即要开始预防哺乳后乳房变形。

第一，要选对合适的内衣，既要有一定的力量支撑，减轻乳房悬韧带的负担，又不能太紧，避免造成局部循环障碍而疼痛不适，甚至乳汁淤积、乳腺炎。合适的内衣不仅孕期需要，产后同样需要。

第二，适当的乳房按摩，可有效地改善轻微的乳房下垂。

第三，哺乳期正确喂奶，避免宝宝吃偏奶，不要听任宝宝叼着乳头牵拉玩耍，这样会使一侧乳房腺体萎缩更多或乳房悬韧带被经常牵拉后而松弛。

第四，吃对食物，营养与产后乳房变形也息息相关，尽量多吃富含蛋白质的食物，如豆类、牛奶、精肉、虾仁等。产后不要急于节食减肥，长期处于饥饿状态时机体会动用储备的脂肪和蛋白质来应付，且营养不良会引起腺体组织萎缩，这样乳房体积成分会减少，但骨架成分（结缔组织）并没有减少，乳房自然会下垂。当然，可以通过适当的饮食控制和运动来循序渐进地恢复身材。

第五，哺乳时间不可太长，特别是孕前乳房较小，孕产期乳房增大明显者，悬韧带长期承受地心引力及宝宝或吸奶器的吸力，会失去弹性而松弛。笔者建议哺乳1年即可。

第六，适当的增强胸肌的运动，胸肌是乳房的支撑，胸肌的锻炼可增强对乳房的支撑作用，使得视觉上更为挺拔。具体的如扩胸运动、伏地挺身、贴地飞翔、哑铃运动等，可以网上搜索动作视频，但要提醒的是要量力而行，循序渐进。

第七，丰胸产品，虽然尚无证据一定有害，但仍不推荐。某些涂抹或吞服的药物能丰胸的话，或许会含有激素，谨慎为宜。

27 孕产期该选择什么样的文胸

孕产期乳房增大，加重了悬韧带的负担，需要合适的文胸给予支撑以减少哺乳后乳房下垂的概率。建议轻薄、透气、柔软的纯棉材质；肩带要宽，承重力强且可减少肩部压强；杯罩不要过紧或过松，过紧可能造成乳汁淤积，乳房胀痛，过松则达不到承重的效果；杯底要宽边且有弹性，避免腋下和背部勒出赘肉；授乳口设计合理，可以根据不同的哺乳环境多备几款；学会正确的佩戴方式。

28 什么是“残乳”

顾名思义，残留在乳房内的乳汁称为“残乳”。乳汁是在腺泡产生的，一般离乳头位置较远，它能排出乳房需要通过乳腺导管系统。回乳后，会有一部分乳汁不能完全排出，随着时间的推移会被自身慢慢吸收，这是哺乳动物本身就具备的能力。但是请注意，身体对乳汁的自我吸收需要时间，个体间差异较大，回乳后1～2年内，轻挤乳头仍有较稠厚乳汁的妈妈们，排除器质性疾病以后，无需多虑。很多商家建议排的“残乳”实际上就是残存于乳房内的尚未被完全吸收掉的乳汁。

29 “残乳”要排吗

虽然没有大样本的数据，但是门诊所见浆细胞（肉芽肿）性乳腺炎确有增多之势，这是否和近年来悄然盛行的“排残奶”有关呢？专家一致认为没有必要特意排残乳，相反，排残乳过程中，过度的挤压按摩反而是一种损伤。

（1）“排残乳”可能是浆细胞性乳腺炎的诱因

浆细胞性乳腺炎并非细菌性炎症，而是由于一定的原因引起导管内分泌物的产生过多或排泄不畅，造成堆积过多，在某些诱因下乳腺导管破裂，分泌物外泄至周围乳腺组织而引起的炎性反应。回乳后，尤其是强制性回乳后，乳腺导管内会存积一部分奶水，随着时间的推移，奶水的水分先被吸收，因而所谓的残乳实际上是未被吸收的但是量较少的稠厚的乳汁，若强行按摩挤压，可能导致乳腺导管破裂，从而使得导管内的“残乳”外泄，引起炎性反应，即浆细胞性乳腺炎。

（2）可能的危害

目前，具体操作“排残乳”的人水平良莠不齐，很多人并没有乳房解剖相关知识，只是经过了简单培训。他们操作时往往使蛮力，造成妈妈皮下水肿、血肿等。

（3）可能会产乳

乳汁的产生到排出，包括一系列的神经反馈过程。如果按摩刺激过多，会诱导乳汁产生，反而不利回乳。

另外，如果乳房内存有肿瘤（包括良、恶性），切不可用力按揉，有可能带来肿瘤扩散、肿瘤周围水肿等伤害。

第五章

乳房炎性疾病

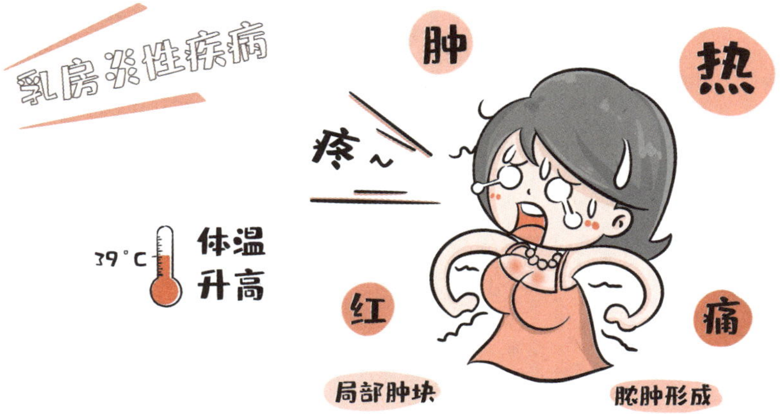

第一节 哺乳期乳腺炎

1 什么叫哺乳期乳腺炎

哺乳期乳腺炎也称急性乳腺炎，是指发生于哺乳期乳房的急性化脓性感染，好发于初产妇。典型的临床表现包括乳房疼痛、结块、红肿、肤温增高等，可伴有发热、肌肉酸痛等全身症状；如果治疗措施不及时或不当，病情可进一步加重，发生局部组织坏死、液化，形成乳腺脓肿。

2 哺乳期乳腺炎什么时候需要使用抗生素治疗

如果患者体温高于39℃，血常规检查白细胞、C反应蛋白明显升高时，建议选择合适的抗生素治疗。首选青霉素，但需要做皮试，无过敏反应才可使用。青霉素过敏的患者可选用第一、二代头孢菌素，对于有青霉素过敏的患者，应用头孢类抗生素前需进行皮试。大环内酯类药物，也可酌情选用。

3 使用了抗生素，还能继续哺乳吗

哺乳期常用的抗生素中，青霉素类抗生素包括青霉素、新霉素、氨苄青霉素等一般很少进入乳汁，对哺乳儿影响极小，但其过敏反应比较常见，应用前要皮试。头孢菌素类抗生素在乳汁内含量也极少，对哺乳儿基本无害，可安全使用。

2006年美国第十二版《药物与母乳喂养》一书中提到只要乳汁中药物浓

度是母体血液中药物浓度的十分之一，即属安全。但因临床中的诸多不可控因素，很难于个体上测量乳汁中的药物浓度。因此，常根据药物血清中的浓度的时限性，来推算乳汁中的药物浓度。一般认为：在最后一次给药的 5 个半衰期后，血药浓度可下降至3%左右，此时血浆中仅有微量药物残留；乳汁中药物浓度也极其微量。故建议最后一次给药5个半衰期后恢复哺乳（半衰期时间可参考药品说明书）。

个体使用药物后哺乳与否建议听从专科医生的建议。

4 哺乳期乳腺炎高热，如何选择退热药

体温39℃以上的妈妈们，可以考虑解热镇痛药物。对乙酰氨基酚（商品名有泰诺、日夜百服宁、扑热息痛、泰诺林等），因极少分泌到乳汁中，常规剂量口服对婴儿没有危害。且该类药物半衰期较短，可于较短的时间内被代谢消除，即便停乳时间也不长，因此哺乳期妈妈们可以放心使用。布洛芬（商品名有美林、芬必得等）属于非甾体抗炎药，目前尚无对哺乳儿造成不利影响的报道。

5 中医如何认识哺乳期乳腺炎

急性乳腺炎的中医病名为“乳痈”。中医认为，人体有十二经络贯穿濡养全身，其中乳头属足厥阴肝经，乳房属足阳明胃经，所以乳房的功能与肝、胃二脉息息相关。肝主疏泄，能调节乳汁的分泌及排出，胃主腐熟水谷，为乳汁的产生提供原料。妈妈们如果精神紧张，或忿怒忧郁，或饮食滋补过甚，可引起肝胃失和，乳络不通，乳头堵塞，排乳不畅，酿成乳痈。

另外，乳头、乳晕处皮肤破损，不能阻挡外来之邪；或婴儿含乳而睡，口气焮热，热气鼻风吹入乳孔；或妈妈产后体虚，感受风邪客热，蕴积肝胃之络，均可致乳汁淤积而为乳痈。

中医药治疗乳痈手段相对较多，如中药口服、外敷，推拿，手法排乳，针灸等。目前已有越来越多的急性乳腺炎患者早期即寻求中医药治疗，疗效好，降低了化脓发生率。

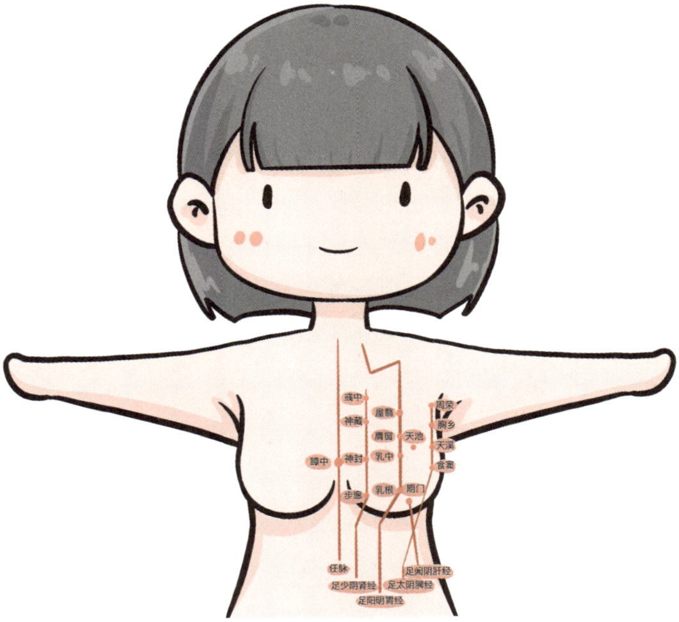

6 哺乳期乳腺炎初期，中医该如何治疗

急性乳腺炎“初期”，即发病早期，常见乳房局部肿胀疼痛，乳汁排出不畅，或有结块，皮肤微红、微热。部分伴恶寒发热，头痛，关节酸痛等症状。以“消、通”为主要治疗原则，简单理解即：通乳汁、消结块。具体如下：

（1）通乳汁：“保持乳汁通畅”是急性乳腺炎初起阶段治疗的关键。乳房结块疼痛，首先让宝宝吮吸，如果宝宝无法有效吮吸，可以考虑手法、吸奶器泵乳等方式将乳汁移除。除了乳房局部的治疗，还可以口服中药以帮助乳络通畅。

（2）消结块：可选择通乳散结的中药口服辅助外用膏药治疗。初期结块疼痛，皮肤不红或微红，伴有乳汁排出不畅，全身症状不明显或仅有发热怕冷、头痛等不适；此期医生用药治疗以疏肝清热，通乳消肿为主。常用药物为柴胡、全瓜蒌、牛蒡子、黄芩、蒲公英、丝瓜络、路路通、王不留行加减；结块偏硬者加丹参、鹿角片；疼痛明显者加延胡索、郁金、合欢皮；产后恶露不尽加当归、益母草；伴有发热者给予石膏、知母；口渴明显者加芦根，天花粉等。外用膏药常用的有金黄膏、冲和膏、青黛膏等。

7 哺乳期乳腺炎“成脓期”，该如何治疗

急性乳腺炎“初期”若没有得到有效治疗，进一步发展可能形成乳腺脓肿，即到达成脓期。这个时期的典型表现为：乳痛加剧，局部出现跳痛（即小鸡啄米样的感觉），皮肤光亮，触摸可有波动感，但脓肿位置较深、乳房比较丰满时波动感往往不明显。所以急性乳腺炎发病7～10天未改善，当行乳房B超检查判断是否有脓肿形成。脓肿期部分患者可伴有腋下淋巴结肿大、发热、关节酸痛等症状。建议根据脓肿的范围和深度，选择行切开引流或穿刺抽吸治疗。

如果脓肿局部皮薄欲破，建议行脓肿切开引流，有疼痛缓解明显、脓液清除彻底、不易复发等优势。通常情况下切开引流需配合回乳，防止乳汁从切排口流出、形成奶漏，从而导致疮口久不愈合。少数患者可保留对侧乳房继续哺乳。

抽吸排脓适用于脓液较稀薄且皮肤尚完好者，抽吸后通常需配合局部适当加压，避免乳汁流入囊腔，反复发作。若反复发作，抽吸不能解决，最终仍需行切开排脓手术。

除了上述治疗外，局部还可予以膏药外敷消散结块，及中药内服散结通络。

8 哺乳期乳腺炎初期手法排乳步骤

手法排乳不能代替宝宝吮吸，客观条件不允许宝宝吮吸时，比如宝宝生病住院、早产儿吮吸无力等，手法排乳这个替补队员才可以上场。

手法排乳在急性乳腺炎早期的正确运用尤为重要，使用得当可使结块消散，乳出通畅，往往能起到立竿见影的效果；若方法不当可加重病情，促使成脓。主要有以下几步操作要点：

（1）操作前选取家用的Baby油或食用橄榄油等润滑双乳及乳房皮肤。

（2）若乳房有明显结块，于结块部位以四指指腹按顺时针方向打圈圈按摩数十下，并逐渐施加压力；没有明显结块的妈妈可选择从乳根部开始。

（3）由结块或乳根部向乳头乳晕部放射状推捋，反复多次，逐渐施加压

力，直至看到乳头有奶水少量溢出。

（4）用单手的拇指和示指提拉（前后方向）、挤压乳头，其余四指不断刺激乳晕后方。

（5）看到奶水顺利流出时，可用另一只手托住乳房下部，使乳房底部抬高至与乳头几乎齐平的位置，便于乳房下部的奶水从乳头孔排出（水往低处流，奶水习惯性存储在低处）。

（6）上述步骤可重复4～5次。

注意，手法操作力量不可过大，一次操作时间不可过长，避免造成损伤。

9 哺乳期乳腺炎一定要停止哺乳吗

一般来说，发生在初期，不需要停止母乳喂养，因为停止哺乳不仅影响婴儿喂养，还增加了乳汁淤积的机会。所以，在乳房感到疼痛、肿胀甚至局部皮肤发红的初期，不但不要停止母乳喂养，反而要多让宝宝吮吸，让宝宝尽量把乳房里的淤积的乳汁吸出，使乳房达到松软状态。必要时可借助手法排乳或吸奶器泵吸，尽量将乳汁排空。

部分妈妈伴发高热，乳房B超提示乳腺炎，建议用药治疗前询问医生是否需要停止哺乳。但一定要注意，停止哺乳不代表停止移除乳汁，在此期间仍要定时进行手法或吸奶器排乳。

如果明确乳房内已有脓肿形成，一般建议患侧乳房停止哺乳，通过手法排乳或吸奶器泵吸的方法将乳汁排出，避免乳汁残存引起新的感染。与此同时，另一侧健康乳房仍可母乳喂养。脓肿切开引流或穿刺抽脓治疗，为促进伤口尽快愈合，多数建议药物回乳，以防止新的奶水不断产生，影响愈合。部分患者脓肿范围较小、脓肿距离乳头较远时，也可根据专科医生的经验，尝试不回乳。

10 哺乳期乳腺炎患者有何饮食宜忌

（1）宜食清淡而富含营养的食物，如西红柿、青菜、黄瓜、鲜藕、荸荠、赤小豆、绿豆等；水果宜食橘子、香蕉、苹果、金橘等。

（2）宜食有通乳作用的食物，如通草、丝瓜、橘络、陈皮等，以促进乳汁排出，防止乳汁淤积。

（3）宜多食清热散结之食物。蔬菜可选择黄花菜、芹菜、丝瓜、苦瓜油菜、西红柿、莲藕、茭白、茼蒿、黑木耳、海带等。

（4）忌燥热、辛辣刺激食物，如韭菜、辣椒、芥末、酒等。食后易生热化火，使本病火热毒邪更炽，病势更甚。

（5）少食热性、油腻食物，如肥肉、海蟹，以及油条、麻花等油炸食品。

（6）忌食发物，如猪头肉、羊肉等。

11 如何预防哺乳期乳腺炎

急性乳腺炎的预防，关键在于保持乳头清洁、避免乳汁淤积、防止乳头损伤。

（1）保持乳头、乳晕清洁，妊娠早期，经常用温水清洁两侧乳头；后期每日清洁一次。

（2）对于乳头内陷者应在产前开始矫正，可通过牵拉乳头，或乳头内陷矫正器等方式予以矫正。

（3）正确哺乳，避免婴儿含乳头睡觉；每次哺乳尽量让婴儿将乳汁吸尽，如有淤积，及时用吸乳器或手法排乳帮助乳汁排出。

（4）防止乳头破损，注意调整宝宝含接角度，避免损伤乳头，乳头如果已有损伤，可用麻油、橄榄油、乳头修复霜等局部涂擦，以保持湿润及帮助修复。注意婴儿口腔卫生，及时治疗口腔炎。胸罩内可垫一柔软、吸水性强的细布，以防乳头擦伤。

第二节

非哺乳期乳腺炎

公司白领朱女士，33岁，产后2年。3个月前感觉左乳内侧疼痛，自行触到鸭蛋大小肿块一枚，1周后肿块处红肿明显。某医院乳房B超提示是乳腺炎可能。乳腺科医生初步诊断为非哺乳期乳腺炎，建议患者进一步检查。朱女士顿时紧张起来：这个病严重吗？会癌变吗？会切掉乳房吗？带着忧虑和疑问，来到沪上一家中医院，听医生耐心解释，才慢慢平复紧张的心情。这是朱女士与非哺乳期乳腺炎的第一次“亲密接触”。

1 什么是非哺乳期乳腺炎

非哺乳期乳腺炎是发生于非哺乳期乳房的炎症性病变，一种以乳腺导管扩张、炎细胞浸润、肉芽肿形成为病变基础的慢性、非细菌感染的化脓性乳腺疾病，占乳腺良性疾病的4.1%～5.5%。近年来，本病发病人数逐年上升。

本病中医病名为“粉刺性乳痈”，但中医典籍中并没有该病名。1985年，海派顾氏外科顾伯华先生主编《实用中医外科学》，首次将本病命名为“粉刺

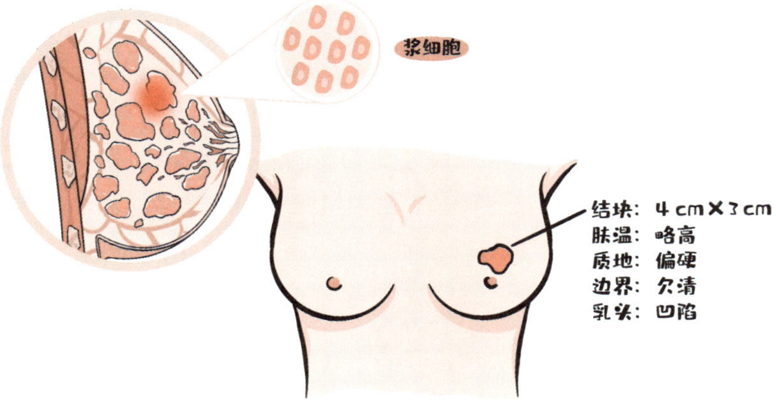

性乳痈”。随着医学技术发展，研究者们逐渐发现本病还有其他众多的特点。因此，本病的名称繁多，包括浆细胞性乳腺炎、肉芽肿性乳腺炎、乳腺导管扩张症、阻塞性乳腺炎、乳管炎等。

2 非哺乳期乳腺炎有哪些临床表现

本病可发生于任何年龄段非哺乳期乳房，以育龄期女性多见，尤以30～40岁、产后2～5年女性多见，偶发于绝经后、育龄前女性，少数男性也可发生。肿块可见于乳房任何象限，红肿疼痛、逐渐化脓。溃破后脓液中常夹有粉刺样物质，久不收口，易反复发作，形成瘘管，残留僵块，全身症状较轻。常有乳头凹陷或溢液，或有外伤、撞击史。本病病程长，易反复。

3 非哺乳期乳腺炎发病原因有哪些

非哺乳期乳腺炎是一种非细菌性炎症，病因至今尚无统一认识，一般认为是各种内源性或外源性因素导致乳腺导管内分泌物增多，或乳腺导管分泌物排泄不畅，乳管内分泌物堆积，长期刺激乳腺导管壁及周围乳腺组织，引起的一种非细菌性的炎性反应。病因包括：

（1）乳头发育不良，乳头凹陷，乳头分裂：凹陷的乳头成为藏污纳垢的场所，常有脂质样物质，有时还会有异味。临床上浆细胞性乳腺炎中的确超过50%患者存在程度不同的乳头畸形，如凹陷、分裂等，乳头多可见白色或黄色较为黏稠的分泌物。

（2）不良哺乳习惯：单侧哺乳，未哺乳一侧长期乳汁淤积，排出不畅，导致乳腺导管内脂质样物质积聚。

（3）高泌乳素血症：如长期服用某些特定药物或伴有脑垂体微腺瘤病史，都可以引起催乳素的升高，乳腺导管扩张，乳腺分泌物增多，易诱发本病。

（4）情绪、饮食不节：导致内分泌失衡，乳腺导管内分泌物产生大于排出，导管压力增大、破损，刺激管壁及管周发生炎症改变。

近年来还有观点认为本病属于免疫系统疾病，其发生与机体免疫失衡相关。

4 哪些辅助检查可以帮助诊断非哺乳期乳腺炎

非哺乳期乳腺炎的诊断须以临床症状和组织病理学相结合，对于有典型临床症状的患者，只要在病理学上没有找到反对依据，就可以确诊。同样，对于没有典型临床表现的患者，若在病理学上找到直接支持本病的依据，即可确诊。辅助检查也可以帮助诊断。

（1）乳腺超声：因无创、简便、重复性好等优点，在非哺乳期乳腺炎的诊断及疗效随访中为首选辅助检查方法。声像图变化多样，早期常为低回声、不均质、边界不清，随着病情进展，可有脓腔形成，多有间隔，溃后可见病灶通向体表，瘘管形成等。需与乳腺癌、乳腺增生病等疾病鉴别。在超声引导下穿刺活检，可以缩短本病的确诊时间。

（2）乳头溢液涂片检查：可见到上皮细胞、炎症细胞等。

（3）乳腺钼靶检查：患者乳房表现为乳房肿块伴有明显胀痛时，此时若行乳房钼靶检查，由于乳房被挤压，可能会导致肿块范围增大，疼痛加剧。因此，对于考虑非哺乳期乳腺炎诊断的患者并不推荐乳腺钼靶检查。

（4）乳腺MRI：MRI检查具有良好的空间分辨力和软组织分辨力，可获得多层面、多参数的图像，对显示病灶的位置、数目、大小和形态明显优于其他检测方法，一般能够较为清晰的显示多灶性病变、提示病灶范围及深度。与乳腺癌鉴别也有明显的优势。

5 我是浆细胞性乳腺炎还是肉芽肿性乳腺炎

非哺乳期乳腺炎包括浆细胞性乳腺炎、肉芽肿性乳腺炎、乳腺导管扩张症等。很多患者看到病理报告的“肉芽肿性乳腺炎”，心生疑问，之前医生告诉我是浆细胞性乳腺炎啊，故追问医生：“我是浆细胞性乳腺炎还是肉芽肿性乳腺炎？”

其实，对于这样的非哺乳期乳腺炎，无论称其为浆细胞性乳腺炎还是肉芽肿性乳腺炎，都不完全准确，两者都是基于病理改变而给出的诊断，很多患者病灶内既有浆细胞浸润，也有肉芽肿形成，且炎症过程中有浆细胞浸润或肉芽肿形成则是没有特殊意义的，并且两者的中医药治疗没有区别，故不管是浆细胞性乳腺炎还是肉芽肿性乳腺炎，病理排除恶性依据，结合临床，诊断为非哺乳期乳腺炎即可。

6 为什么非哺乳期乳腺炎初起阶段会被怀疑乳腺癌可能

近年临床所见非哺乳期乳腺炎病例日益增多，初起表现为乳房肿块，质地偏硬，活动度欠佳，B超提示肿块为低回声，不均质，形态不规则等，这些都与乳腺癌相似，所以初起阶段的非哺乳期乳腺炎会被怀疑乳腺癌可能。

7 现代医学如何治疗非哺乳期乳腺炎

现代医学对于本病的认识尚处于研究阶段，对其发病机制并不十分清楚，大家各执一词，持有多种不同的学术观点，治疗方法也是百家争鸣。如有人认为肾上腺皮质激素联合免疫抑制剂治疗，可使肿块缩小，缩短治疗过程，但也有人认为糖皮质激素治疗易使病情反复，并有明显药物不良反应。本病虽有典型炎性表现，但往往找不到致病菌，故抗感染治疗多只能缓解疼痛，不能缩减肿块等。目前大多数医者认为手术疗法仍是治疗本病的有效方法之一。手术治疗必须完整切除病灶，特别是必须清除乳晕下大乳管内病灶，否则极易复发。

8 非哺乳期乳腺炎一定要手术吗

很多患者一听要“开刀”就心惊胆战，恳切地问：“医生，一定要手术吗？能不能不开刀？”

本病作为中医药的优势病种，一般建议先予以中药内服、外敷保守治疗一段时间。如果保守治疗效果不佳，肿块逐渐增大、成脓，往往才需要手术。手术的根本目的在于引流通畅。如果保守治疗有效，不妨一边治疗，一边观察。患者已经治疗数月甚至更长，成脓溃破，经久不愈。结合医生判断，如果存有深部脓腔、引流不畅、窦道形成等情况时，需要手术。或疾病后期，留有局限性肿块，经久不愈，可考虑手术切除。当然，任何手术都要取得患者本人的同意。

9 非哺乳期乳腺炎手术后，会复发吗

该病的病灶具有散在性和多发性的特点，常规的乳房肿块切除手术复发风险较高。待病情稳定后可选扩创治疗，扩创的目的在于打通脓腔、通畅引流，就目前近10年的随访结果来看，复发率相对较低。

10 非哺乳期乳腺炎愈后，怀孕会导致复发吗

从临床观察来看，很多患者在病愈后再次怀孕，都能正常度过整个妊娠期。但妊娠中后期随着激素水平的变化，乳腺导管分泌较前活跃，导管内分泌物聚集、增多，导管内张力增高，发生破损从而出现炎症表现概率增高。

11 中医如何治疗非哺乳期乳腺炎

中医称本病为粉刺性乳痈，从中医角度讲，本病的发生与饮食、情志密切相关。过食肥甘厚腻，胃中积热，郁热阻滞乳络，或长期紧张、劳累、焦虑、生气、抑郁等，导致肝气失于调达，乳络不通，聚结成块，郁久化热蒸酿肉腐成脓。

长期以来，中医药治疗本病积累了丰富的经验，内、外治相结合，疗效显著，对乳房外形破坏较小、不易复发。“未溃重内治，已溃重外治”，部分患者采用中药保守治疗即可治愈，过程中除中药内服，往往还需配合药物外敷、脓肿引流、祛腐生新等外治法。手术患者在围术期进行中药干预可有效控制病灶范围，术后不同阶段选用相适应的外治法如拖线、冲洗、敷贴、药线、垫棉、绑缚、祛腐和生肌外用药等，达到提脓祛腐、祛腐生新、生肌长肉的目的，从而有乳房切口小、外形改变少、不易复发等的优势。

12 什么是中医切开扩创手术

这是一种具有中医特色的术式，手术打通脓腔间隔，清除脓液及坏死组织，通畅引流，必要时配合拖线、乳头矫形等，伤口不予缝合，疮腔予以纱条引流，通过术后换药，使得疮腔内脓腐脱净，肉芽组织生长填塞、黏合疮腔，创口上皮爬生，肉长皮生，最终使得创面愈合。

13 什么是拖线疗法

这是一种中医外科特色技术。适用于病灶间隔“较远”或病灶与乳头孔相通但乳头凹陷不严重者。有些病灶范围较大，直接打通脓腔，损伤较大，或脓腔内有浅深两层，两层间有好的乳腺组织，如打通脓腔，外形改变较大，也适合拖线疗法。

具体留置丝线或纱条于疮腔之间，每天换药时可拎提拖线撑起脓腔间隙，再进行冲洗等，避免脓腐聚集及桥形愈合，还能通过将药物撒布于拖线、来回拖拉，使药物充分接触未切开的内腔疮面，发挥提脓祛腐和引流的作用。一般10～14天脓腐脱净后拆线，配合垫棉加压法促使内部创面黏合，通过此方法可把乳房部的外形损伤减低到最小。

14 怎样预防非哺乳期乳腺炎

本病目前发病病因不十分明确，但是结合临床经验，建议从以下几点着手进行防护：

（1）避免外伤：乳房部的直接重力外伤，可造成乳房络脉的损伤，致使乳管内正常分泌的脂质样物随破裂的乳管溢出于周围组织间，其分解的化学性产物可刺激周围组织亦可发病。故年轻母亲应当尽量避免胸部被小孩撞击。不建议美容院乳房“按摩保养”，蛮力挤压也是损伤的一种。

（2）保护乳头：本病部分患者伴有先天性乳头凹陷，容易造成乳管内脂质样分泌物积聚。故平素宜定期清洗，保持局部清洁，避免乳头部分泌物堆积而使乳管内分泌物不能外排。谨慎采取乳头矫正器和手术矫形的方法来矫正凹陷的乳头，若使用乳头矫正器方法不当，太强的吸力反而会造成乳管的损伤；手术矫形亦可能只起到改善乳头外形的作用，对于乳头下管络的畅通并无帮助。

（3）调畅情志：中医认为女子乳头属肝，肝郁失于疏泄，容易引起乳房疾病。愉快的心情犹如一剂良药，所以应当善于调节心理压力，保持情绪稳定。

（4）饮食调摄：平素摄入过多的脂肪、动物蛋白质以及辛辣食物，可能会刺激乳房腺体上皮细胞过度增生，而造成排泄不利滞留乳导管内，久之易引发本病。故对上述食物的摄入要有节制，避免长期高脂肪、高蛋白质及油腻、辛辣饮食。

（5）避免滥用保健品：不要滥用避孕药，少食富含雌激素的美容品及保健品。

15 男性也会发生乳腺炎吗

男性乳房也存在少量乳腺组织，此病在男性中亦有一定的发病率。

目前，男性乳腺炎的发病原因仍不够明确，可能与乳腺导管退行性变及异常激素刺激导致乳腺导管分泌功能异常、外伤、乳头先天凹陷引起乳孔堵塞畸形、细菌感染及自身免疫等有关。除上述的可能病因外，有研究认为吸烟很可能破坏乳管上皮，使其更易感染，不能排除吸烟可能为男性浆细胞性乳腺炎的诱因之一。所以男性浆细胞性乳腺炎患者有吸烟史，戒烟势在必行。

第六章

乳房良性肿瘤

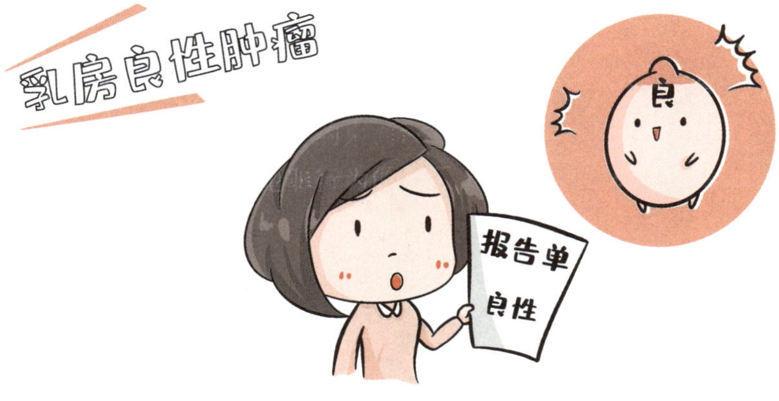

第一节 乳腺纤维腺瘤

1 什么是乳腺纤维腺瘤

乳腺纤维腺瘤是发生于乳腺小叶内纤维组织和腺上皮的混合性瘤，是乳房良性肿瘤中最常见的一种。可发生于青春期后的任何年龄的女性，但以18～25岁的青年女性多见。发病原因目前并不十分清楚，但是普遍认为与激素水平相对或绝对升高，乳腺组织对雌激素过度敏感以及饮食、遗传等因素有关。

2 如何判断得了乳腺纤维腺瘤

很多年轻女性洗澡时摸到乳房上有一个或者几个肿块，匆忙来医院就诊。这些肿块直径多在3 cm以内，亦有更大者，偶可见巨大者。边界像鹅卵石或者熟的鹌鹑蛋一样光滑，活动度大，不与周围组织粘连，质地韧，有可能是乳腺纤维腺瘤。其实，专科医生通过触诊和相关检查，诊断该病还是比较容易的。乳腺超声是诊断乳腺纤维腺瘤的首选检查方法，它能较清楚地分辨纤维腺瘤。另外，乳腺钼靶X线摄片及其他影像检查，也可帮助诊断。必要时可做针吸细胞学活检或组织病理检查，以最终明确诊断。

3 乳腺纤维腺瘤会遗传吗

关于乳腺纤维腺瘤在细胞遗传学方面的研究报告较少，目前，并没有证据证明乳腺良性肿瘤具有遗传特性，仅有的报道发现染色体12p12的异常在乳腺纤维腺瘤的肿瘤发生中有重要作用。但该染色体是否能像乳腺癌遗传基因-*BRCA1/2*基因一样成为乳腺良性肿瘤遗传基因尚需进一步研究。

4 乳腺纤维腺瘤和情绪、饮食有关系吗

目前认为，乳腺纤维腺瘤的发生是由于雌激素过度刺激，导致乳腺导管上皮和间质成分异常增生，从而形成的。一般以18～25岁的青年女性多见，月经初潮前及绝经后女性较少见，尤其是绝经后随着雌激素水平下降，患者瘤体会趋于萎缩。然而，造成女性内分泌失衡的原因有很多，比如，忧郁、急躁、怒气、思虑过多等不稳定情绪。高脂肪、高糖类饮食也可促使类固醇转化成雌激素，提高体内雌激素水平，以及滥用激素类药物或含激素的化妆品和保健品等。

5 乳腺纤维腺瘤会不会癌变

纤维腺瘤的名称带了个“瘤”字，常常把人吓得不轻，而纤维腺瘤与乳腺癌有无相关性一直是争论的焦点，相关的研究结论也并不一致。针对乳腺纤维腺瘤与乳腺癌关系的研究主要分为两个方面：

（1）纤维腺瘤是否预示患乳腺癌的风险增加？有回顾性研究发现，单纯的纤维腺瘤并不增加患乳腺癌的风险，但如纤维腺瘤合并一些复杂情况（复杂性纤维腺瘤，包括含有直径＞3 mm的囊肿、硬化性腺病、上皮钙化或乳头状大汗腺化生），可使患乳腺癌的风险轻度增加。但也有研究者认为，纤维腺瘤会增加乳腺癌的发病风险，单纯纤维腺瘤患者比普通人群发生乳腺癌的风险增加1.3～2.1倍，而复杂性纤维腺瘤的患病风险增加3.10～3.72倍。

（2）纤维腺瘤的上皮成分是否会发展成为乳腺癌呢？纤维腺瘤由上皮和纤维组织两种成分增生而形成，纤维腺瘤的导管上皮可出现非典型增生和癌变，但癌变概率极小，为0.002%～0.125%。其中由纤维腺瘤上皮转化的肿瘤50%为小叶原位癌，20%为浸润性小叶癌，10%为导管原位癌，10%为浸润性导管癌。

6 乳腺纤维瘤，只要定期随访就够了吗

经常有患者会反复来门诊问这个问题，甚至跑好多医院、咨询很多专家：单纯随访就够了吗？这是由于患者对纤维腺瘤这个病不甚了解，造成了不必要的恐慌。

其实，经病理确诊为纤维腺瘤的大多数患者，最佳选择是观察随访。因为纤维腺瘤的恶变率很低，基于肿瘤学考虑的治疗是不必要的。在观察的过程中，一小部分纤维腺瘤可以随着年龄的增长，不经治疗自行消失，大部分病灶会保持大小不变或慢慢增大。有学者认为，一旦纤维腺瘤在随访过程中增大，需立即手术切除；35岁以下的患者（无乳腺癌家族史，非复杂性纤维腺瘤者），可每6个月随访一次，如有消退迹象，需随访至完全消退；如至35岁仍未完全消退或保持大小不变，推荐手术治疗。若患者心理压力大，也可行手术切除乳腺纤维腺瘤。

7 乳腺纤维腺瘤到底切不切

切，还是不切，这是大多数乳腺纤维腺瘤患者纠结的一个问题。乳腺纤维腺瘤生长速度不一，可以长期静止，也可以快速生长。需要明确的一点是乳腺纤维腺瘤最有效的治疗手段仍是手术，手术可以将已经长出的腺瘤切除而使之治愈。但并不是临床体检或辅助检查发现的纤维腺瘤都需要立刻行手术治疗，因为无论生长速度如何，纤维腺瘤癌变概率低，因此也就不必产生恐慌，是否手术和手术时机都是可以选择的。对于静止期的纤维腺瘤可以不用急于手术治疗，以随访观察为主，而对于生长较快的纤维瘤，可以选择手术切除。那么，到底怎样的速度才能称为“快速生长”呢？一般将3个月内肿瘤生长速度超过1倍的肿块称为快速生长。

另外，除了生长速度以外，临床上乳腺科医生还会根据以下情况判断纤维腺瘤是否需要立即手术：

（1）肿块较大者可选择手术切除，至少达到1 cm，但需要注意的是1 cm以下肿块并不是手术的绝对禁忌。

（2）体检或辅助检查发现肿块性质改变，例如，边界变为不清晰，质地变

硬，血供变丰富，长宽比＞1等。

（3）备孕期的女性如发现有较大的纤维腺瘤者可考虑在怀孕前手术切除，因为处于孕期的妇女体内雌激素水平会出现大幅增高，可能促使原有的纤维腺瘤迅速长大，甚至发生性质改变，具体请至专科就诊。

8 乳腺纤维瘤能做微创手术吗

爱美的女性怎么能容忍乳房上留下瘢痕？还有一些多发纤维腺瘤的患者，肿块位置相隔较远，若行传统手术切除，将在乳房上留有多处瘢痕，能否用微创手术将乳腺纤维腺瘤切除？

创始于20世纪90年代的Mammotome（麦默通）乳腺病灶微创旋切活检系统的发明无疑是爱美女性的福音。行Mammotome微创旋切术，皮肤切口小，瘢痕不明显，可单口切除多个肿块，特别适合瘢痕体质者。

美国乳腺外科协会（American Society of Breast Surgeons，ASBS）明确了微创手术的适应证和禁忌证如下：

（1）适应证：① 病灶必须是超声可见的；② 纤维腺瘤的诊断必须有病理组织的证实；③ 病灶的最大直径小于3 cm。

（2）禁忌证：① 针刺活组织检查诊断提示为叶状囊肉瘤或其他恶性病变者；② 超声下病灶显示不清晰；③ 虽然针刺活检诊断为纤维腺瘤，但与影像学检查或临床体检不符合者。

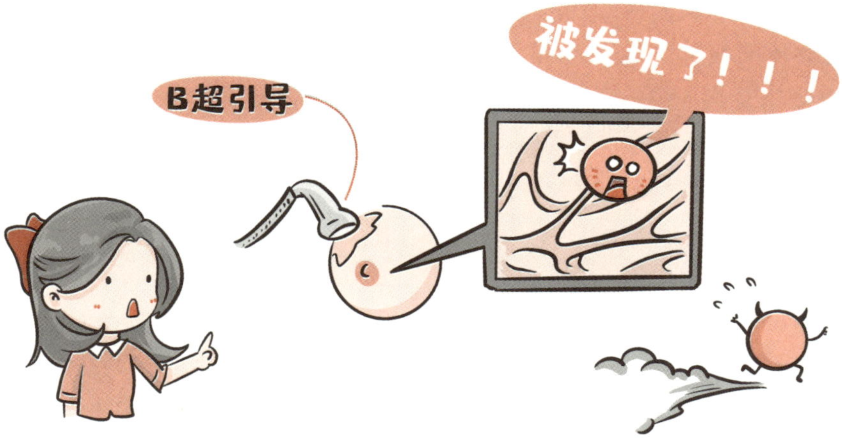

9 乳腺纤维腺瘤手术后有哪些注意事项

切了长，长了又切，容易再发的乳腺纤维腺瘤让不少患者很头疼。手术是乳腺纤维腺瘤治疗的第一步，根本还是要调整内分泌失衡，尤其是控制雌激素。

术后要对自己的不良习惯进行约束，主要从饮食、运动、情绪变化三方面进行调理，必要时辅以药物治疗。

首先，要养成良好的饮食习惯，尽量减少高脂肪膳食摄入，多吃新鲜果蔬、高蛋白质类的食物，多喝水。慎用含雌激素类药物和保健品，慎用丰胸产品。

其次，选择适合自己的运动方式，运动能降低乳腺疾病的发生率。

第三就是保持精神愉快，以免不良情绪影响到内分泌系统。同时，不要经常熬夜，不要破坏正常的生理规律，造成激素分泌失衡。

10 乳腺纤维腺瘤手术后再发率高吗，如何预防再发

乳腺纤维腺瘤的手术治疗仅仅将已经长出的腺瘤进行切除，并不会影响其他乳腺组织。乳腺纤维腺瘤的发生，主要由于体内内分泌失调，雌激素分泌高导致的。这都是手术无法改变的，所以临床可见部分病例在同侧乳腺内、对侧乳腺内再次长出纤维腺瘤。只有改变患者身体内环境，改善内分泌，降低体内雌激素水平，才能有效预防再发。具体方法：减少雌激素含量高的食物、保健品；避免熬夜、生气等。

11 什么是乳腺巨纤维腺瘤

巨纤维腺瘤，是不是就如其名字所说的就是巨大的纤维腺瘤？要回答这个问题我们先要来看看乳腺纤维腺瘤的临床分型，主要分为：

（1）普通型，为最常见的类型，瘤体直径在3 cm以内。

（2）青春型，即青少年纤维腺瘤，发生于青少年，增长很快，大小达到对

侧乳房的2～4倍，皮肤扩张变得菲薄，乳头移位等。

（3）巨纤维腺瘤，指瘤体大于5 cm的纤维腺瘤。多发生在15～18岁青春期以及40～45岁绝经前期的女性，瘤体大者甚至可达20 cm，占据全乳，并呈分叶状改变。但是，上述临床分型对纤维腺瘤的诊断、治疗及预后均无明确的指导意义。

目前，多数学者认同肿瘤直径＞5 cm或重量＞500 g、病理检查符合纤维腺瘤者均可诊断为巨大乳腺纤维腺瘤。此种病例临床比较少见，影像学表现无特异性。

乳腺巨大纤维腺瘤主要发生在黑种人及东方人群中的青少年女性，其发病机制除种族、地域及饮食因素外，一般认为是内分泌失调，雌激素过多分泌和（或）局部雌激素受体敏感性明显增高导致乳腺实质增生、导管扩张和囊肿形成。同时，孕酮相对降低，孕酮对雌激素的抑制作用减少而致间质结缔组织过度增生及胶原化。乳腺巨纤维腺瘤生长速度快、体积大、肉眼与成人纤维腺瘤无法区分，组织学上与一般纤维腺瘤极相似，肿瘤由导管腺上皮和纤维组织增生形成。虽然巨纤维腺瘤可以表现出一些侵袭性，但其生物学特征仍为良性肿瘤。

12 乳腺巨纤维腺瘤手术后会再发吗

手术切除是治疗乳腺巨纤维腺瘤唯一有效的方法。该病少见恶变，预后良好。有统计数据表明，术后原发部位复发率为14%～21%，其他部位为5%～10%，恶变率＜0.3%。

另外，还有一个概念需要纠正，乳房内乳腺纤维腺瘤已经切除，但在同侧乳房原位或其他部位或在对侧乳房内发生新的乳腺纤维腺瘤，大家都习惯将其称为“复发”。有时切一个，长一个或数个，甚至短期内可使肿瘤占满全乳。许多学者认为：不应将乳腺纤维腺瘤的多发性倾向视为复发，而应该责之于病因的持续存在，致病的内分泌环境持续存在所引起。并认为将手术后发生新的乳腺纤维腺瘤称为“再发”比较合适。那么，为什么切了还长？主要是乳腺“土壤”未予改善，手术仅仅将长出的纤维腺瘤切除，而乳腺激素水平不平衡的刺激仍存在，常可导致再发，并呈多发性生长。

13 中医如何看待乳腺纤维腺瘤

乳腺纤维腺瘤是最常见的乳房良性肿瘤，目前临床上其发病率仅次于位居乳房疾病中首位的乳腺增生病。过去将其与乳腺增生病统属乳癖范畴，《中医外科学》第六版教材为了区别两者，将乳腺纤维腺瘤定名为“乳核”。

本病多由思虑伤脾，恼怒伤肝，肝气郁结，气滞痰凝于乳络；或为妇人冲任失调，气滞血瘀痰凝，积聚于乳房胃络而成。对于单发纤维腺瘤的治疗以手术切除为宜，对多发或复发性纤维腺瘤采用中药治疗，可起到控制肿瘤生长，减少肿瘤复发，甚至消除肿块的作用。

第二节

乳腺分叶状肿瘤

1 乳腺分叶状肿瘤是什么，良性还是恶性

乳腺分叶状肿瘤，又称叶状肿瘤，是一种少见的乳腺肿瘤，主要由纤维上皮细胞和间质细胞2种成分组成。乳腺分叶状肿瘤系一组恶性程度不同的病变，其恶性程度从完全良性的肿瘤一直到完全恶性的肉瘤。2003年WHO新分类中将其统称为叶状肿瘤，并分为良性、交界性、恶性3个亚型。在所有乳腺肿瘤中，分叶状肿瘤仅占0.3%～1%。其中良性分叶状肿瘤多见，而恶性分叶状肿瘤发病率低。该病的发病年龄范围较广，从10多岁的青少年到高龄女性都有可能，但以绝经前后为高发年龄段，比纤维腺瘤晚20年左右。一些学者认为乳腺分叶状肿瘤与乳腺纤维腺瘤形成有关，由此认为分叶状肿瘤起源于良性的上皮纤维肿瘤，其依据是二者有相似的组织学表现及分子表达。

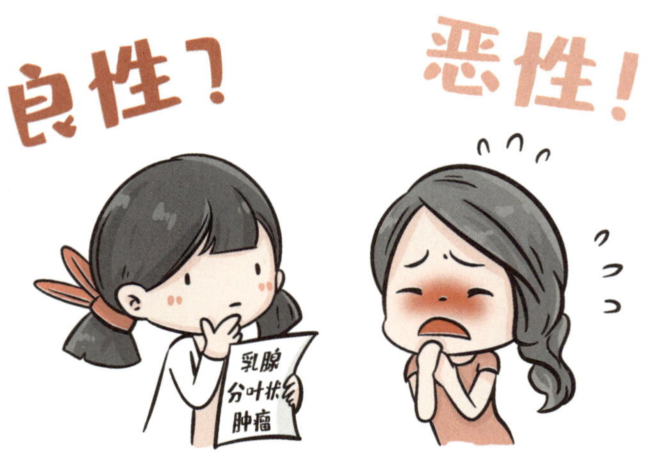

2 乳腺分叶状肿瘤的治疗方法有哪些

和乳腺纤维腺瘤一样，手术治疗是目前为止治疗本病的首选方式，主要分为三大类：

（1）乳腺局部切除术，包括单纯乳房肿块切除术等。

（2）乳腺局部广泛切除术，包括对肿块周围1 cm的正常组织进行切除的肿块扩大切除术以及腺叶切除术等。

（3）乳腺切除术，包括单纯乳腺切除术以及乳腺改良根治术等。

3 乳腺分叶状肿瘤手术切除后会复发吗

Schaverien等研究学者对大量文献综述研究后发现，局部切除术后的良性、交界性、恶性分叶状肿瘤患者术后的局部复发率分别为22%、47%、66%。当分叶状肿瘤在部分乳房切除术后复发时，必须进行大范围的再次切除，有时需要行全部乳房切除。大多数复发肿瘤的组织学类型与原发类型一致，但有时复发肿瘤侵犯性特别强，能侵犯到胸肌甚至进入胸腔。手术切缘是分叶状肿瘤局部复发的关键预后因素；切缘大于1cm时，局部复发率较低。

4 乳腺分叶状肿瘤会遗传吗

关于乳腺分叶状肿瘤是否会遗传，目前尚未见明确报道证明该病有明确的遗传性，或遗传倾向。主要是由于该病的发病原因尚不十分清楚，多数学者认为其与乳腺纤维腺瘤有相似的发病因素。主要与雌激素分泌和代谢紊乱有关，而且多数资料显示本病可发生于从青春期到绝经后的任何年龄，而男性和未成熟女性罕见，也支持此种观点。

第三节

乳腺导管内乳头状瘤

1 乳腺导管内乳头状瘤的主要表现有哪些

乳腺导管内乳头状瘤在乳房良性肿瘤中的发病率仅次于乳腺纤维腺瘤，约占乳腺良性肿瘤的10%。临床上常分为中央型乳头状瘤及周围型乳头状瘤2种，前者发生在乳晕区的大导管，好发年龄以30 ～ 50岁为主，其后者主要发生在中小导管，发病年龄较中央型乳头状瘤小。乳腺导管内乳头状瘤的临床表现主要为乳头异常溢液和乳房肿块。临床上常以不明原因的乳头异常溢液为首发症状，且以血性溢液居多，少数为浆液性溢液或两者交替出现。在病理性乳头溢液中，约50%是由乳腺导管内乳头状瘤引起。约1/3的中央型乳头状瘤能在乳晕区触及肿块，肿块多呈圆形、质韧、表面光滑、边界清楚，如继发感染则有压痛，也可与皮肤粘连或出现腺体增厚感。周围型乳头状瘤的肿块多在乳房周边区，较少能触及，较大的肿块可能与乳腺导管被阻塞、液体潴留有关。

2 如何诊断乳腺导管内乳头状瘤

乳腺导管内乳头状瘤早期常难以诊断，除根据其临床特征外，主要依赖于影像学检查及细胞学检查。

（1）脱落细胞学或针吸细胞学检查：由于该病患者多伴有乳头溢液，可对乳头溢液行细胞学检查，如找到肿瘤细胞，则能明确诊断。该检查简单易行，但诊断阳性率较低。

（2）纤维乳管镜检查：其最大优势在于能直观地观察到隆起性病变是否存在及位置，早期发现乳腺导管内的微小病变，还能直视镜下活检和镜下治疗。

（3）乳腺超声检查：高频超声不仅能清晰显示胸壁层次，还能显示腺体内

≥0.1 cm的导管及微小病灶、肿块血管的彩色血流和多普勒频谱特征。

（4）乳腺MRI检查：MRI其高度软组织分辨率，可以更好地显示肿瘤本身及瘤周环境，对临床诊断具有积极的意义。

乳腺导管内乳头状瘤的影像学检查方法较多，故检查方法的选择十分重要。乳头溢液患者，可首选纤维乳管镜检查。无乳头溢液的患者可首选乳腺超声或MRI检查，具有操作简便、无创、可重复性高等特点，常规钼靶X线摄片则可与乳腺癌鉴别。

3 如何治疗乳腺导管内乳头状瘤

乳腺导管内乳头状瘤以手术切除为主要治疗手段，手术方式很多，主要根据病变性质、病变范围而定。近年来，随着纤维乳管镜在临床诊断、术前活检及辅助定位技术的应用逐渐成熟，使手术方式趋向微创化发展，有效地缩小了手术切除的范围。有学者研究乳管镜直视下直接手术切除乳腺导管内病灶及在纤维乳管镜、超声联合引导下应用Mammotome旋切系统切除病灶，对于部分孤立性导管内乳头状瘤，可切除病变而达到治疗目的。但对于多发的导管内乳头状瘤，该类术式并不适用，仍有一定的局限性。

4 乳腺导管内乳头状瘤术后多久复查，查哪些项目

对于已经进行了手术，并且病理明确为导管内乳头状瘤患者，术后应密切随访，一般每3～6个月应行乳腺超声检查，其他检查项目则根据需要加选。另外，应提醒患者密切关注乳头溢液情况，如发现乳头溢液，应及时就诊。

5 中医怎么认识乳腺导管内乳头状瘤

乳腺导管内乳头状瘤以血性溢液为主要症状者，中医辨证属“乳衄”范畴。乳衄大体可分为肝经郁火、脾不统血2种证候类型。

（1）肝经郁火证的临床特点是：乳头溢血量较多，色鲜红或紫红，压之胀

痛，或乳房胀痛；同时伴有烦躁易怒、两胁胀痛、胸闷嗳气、口苦口干等症状；舌红、苔薄黄、脉弦。治疗要应用疏肝理气、清泄肝火之法，方选丹栀逍遥散加减。

（2）脾不统血证的临床特点是：乳头溢血色淡红，或为红黄相间，质清稀，劳累后溢液量增多；同时伴有面色少华、神疲倦怠、心悸失眠、食欲不振等症状；舌淡苔薄，脉沉无力。治疗可采用益气健脾、养血摄血之法，选择归脾汤加减。

第四节 乳房部位脂肪瘤

1 什么是乳房内脂肪瘤

患者问，听说过乳腺纤维腺瘤、导管瘤，乳腺脂肪瘤到底是个什么东西？确实，脂肪瘤常发生于颈、肩、背部以及四肢近端等部位的皮下组织或其他软组织间，乳房内的脂肪瘤较少见。

乳房部脂肪瘤病是来源于乳腺脂肪组织的一种良性肿瘤，且大多数在浅表的皮下脂肪组织内，少数位于腺体间脂肪，极少数位于乳房后间隙，单发为主，也可多发。可发生于任何年龄，但常见于中年以上妇女，且肥胖者较为常见。由于平时无疼痛等不适，而且质地较软，故很少引起患者的注意，常在超声体检时发现。

2 乳房部脂肪瘤需要手术吗

如果临床诊断为乳腺巨大脂肪瘤，影响乳腺外形美观并造成生活不便，可选择手术切除，手术方式首选肿块切除术。

3 乳房部脂肪瘤和饮食有关吗

乳房部脂肪瘤多见于40岁以上，脂肪较丰满的乳腺内。因此，有些专家认为一些高热量的食物需要少吃，比如牛排、热巧克力、冰激凌等，这些食物会加重患者的体重，形成肥胖，从而引起脂肪瘤的发生。另外，除了饮食上注意预防保健以外，临床上的精神护理也要做到：解除忧虑、紧张情绪，保持愉快的精神状态，积极配合治疗。但是，饮食与生活起居在预防乳房部脂肪瘤的发生中所起的作用还需要进一步研究证实。

第五节

乳腺错构瘤

1 什么是乳腺错构瘤

乳腺错构瘤其病因多为胚胎发育时期乳腺发育异常造成乳腺各种成分结构比例的紊乱。该病多见于35～45岁妇女。通常为无痛性的单一肿块，质软，边界清楚，表面光滑，活动度好，与周围组织无粘连，有时患侧乳房可较对侧增大，多在无意中或体检时发现乳房肿块而就诊。在显微镜下，乳腺错构瘤可见发育良好的乳腺小叶、纤维组织和成熟的脂肪组织，因此，有学者称之为乳腺纤维腺脂肪瘤。

2 如何检查乳腺错构瘤

影像学检查中，钼靶摄片可发现圆形或类圆形阴影，密度不均匀，边缘光滑。超声的典型表现为乳腺区可见圆形或椭圆形低回声光，边缘清楚，内部回声不均匀。周围偶可见血流信号。错构瘤行空心针穿刺活检时常与正常腺体组织相似而混淆，给人一种“乳腺中的乳腺”的感觉。

乳腺错构瘤是少见的乳腺良性病变，预后较好，几乎无复发和转移，临床处理类似乳腺纤维腺瘤，只需单纯肿物切除，不需其他辅助治疗。

第七章

乳腺癌

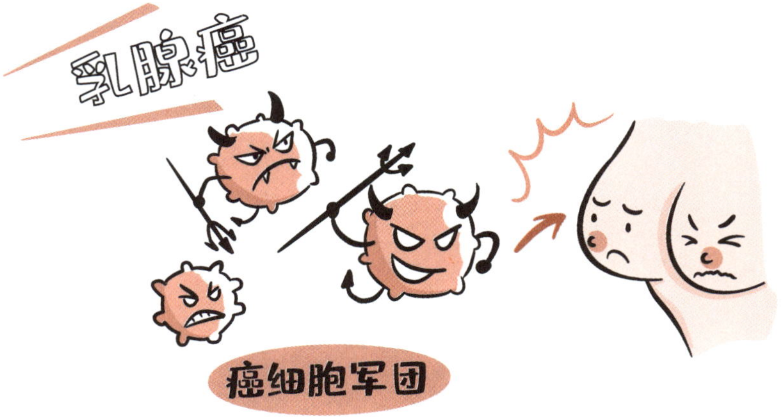

第一节 乳腺癌的流行病学

1 乳腺癌是女性最常见的恶性肿瘤吗

乳腺癌是女性最常见的恶性肿瘤。据国际癌症研究机构最新估计，2022年全球女性乳腺癌新发病例约230万例，占全部女性恶性肿瘤发病的1/4，全球范围内每年有66万的女性因乳腺癌而死亡，占女性所有癌症相关死亡的15.4%。2022年我国新诊断出的女性恶性肿瘤中15.6%为乳腺癌，约35.71万例。发病趋势日渐年轻化，已严重危害妇女的身心健康。

2 美国乳腺癌的发病率、死亡率真的比我们少吗

《2020年全球癌症负担报告》中指出，我国新发癌症患者大约有457万人，大约占全球的23.7%。而美国新发癌症患者大约有228万人，大约占全球的11.8%。可见，虽然我国新发癌症患者人数更多，但由于我国庞大的人口基数（约14亿），我们将新发病例数除以总人数得到的癌症发病率就低于美国了。据统计，2022年美国女性乳腺癌的标化发病率为95.9/10万，我国女性乳腺癌的标化发病率为33.0/10万，世界标化率为47.1/10万。此外，从死亡率上讲，2022年美国女性乳腺癌的标化死亡率为12.2/10万，我国女性乳腺癌的标化死亡率为6.1/10万，世界标化率为12.7/10万，中国乳腺癌患者的标化死亡率低于美国及世界平均水平。

3 中国乳腺癌的分布特点

年龄组分布特点：中国女性乳腺癌从30岁开始便有零星发病，高峰年龄段为45～55岁，比西方女性提早了10～15年；中国约有55%的患者在诊断时处于绝经前或围绝经期，而欧美国家70%患者都在绝经后发病，中老年妇女占多数。

地区分布特点：我国城市女性乳腺癌的发病率和死亡率均高于农村，其中发病率以东部沿海城市最高，北京、上海、广州等发达城市是乳腺癌“重灾区”，发病率是经济欠发达的中西部的近7倍。目前，随着早期诊断筛查工作的展开以及医疗技术的发展，我国城市女性乳腺癌死亡率已趋于平稳，而农村女性乳腺癌死亡率仍处上升阶段。

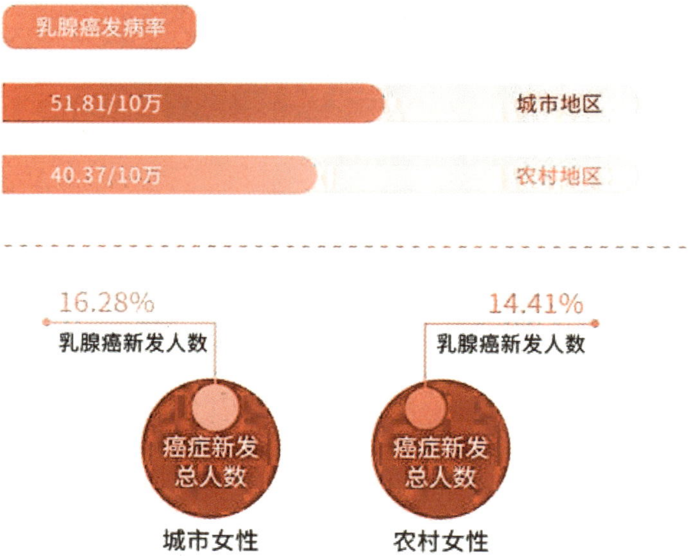

4 什么是5年生存率，乳腺癌的5年生存率是多少

5年生存率≠只能活5年，它是指恶性肿瘤患者经过手术、化疗、靶向治疗等综合治疗后，能够生存5年以上患者所占的比例，临床上常用5年生存率来评估治疗的疗效。5年生存率越高，说明该恶性肿瘤的疗效越好。就乳腺癌

而言，我国总体5年生存率已达到83.2%，在过去10年间提高了7.3%，在医院接受规范化治疗的患者5年生存率可达到约90%，Ⅰ期乳腺癌和原位癌（导管原位癌、小叶原位癌等）的5年生存率超过95%。可以说，我国目前的诊治水平，特别是北京、上海、广州这些发达城市的诊疗水平已齐肩欧美发达国家。近20年来，乳腺癌的发病率不断升高，但是总体病死率有不断下降趋势，这都得益于乳腺癌的早期诊断和预防工作的开展，也得益于乳腺癌综合治疗的不断进步。

5 导致乳腺癌的危险因素有哪些

导致乳腺癌的危险因素主要可分为6类：第一类是家族及遗传因素；第二类是人口学因素；第三类是雌激素相关因素；第四类是生活方式因素；第五类是乳腺相关病史因素；第六类是其他因素。

（1）家族及遗传因素

1）乳腺癌家族史。

2）携带乳腺癌高风险基因。

（2）人口学因素

1）性别（男：女=1 ： 100）。

2）年龄＞40岁。

3）种族遗传背景。

（3）雌激素相关因素

1）初潮年龄早（≤12岁）。

2）绝经年龄晚（≥55岁）。

3）当前或既往使用外源性的雌、孕激素治疗。

4）未育或者首次分娩年龄＞35岁。

5）流产次数≥2次。

6）月经周期不规律。

（4）生活方式因素

1）高热量、高脂饮食。

2）肥胖、超重。

3）酗酒、吸烟、日夜颠倒、久坐的生活方式。

（5）乳腺相关病史因素

1）乳房不典型增生。

2）既往乳腺活检病灶数量。

3）乳房X线检查提示乳腺密度不均和（或）致密乳腺。

4）<30岁时的胸部及乳房放射治疗史。

（6）其他因素

1）不良情绪、情绪调节能力差、不良生活事件或缺乏社会心理支持。

2）环境雌激素暴露，例如，双酚A、邻苯二甲酸酯、多氯联苯等工业化学物质。

6 乳腺癌会遗传吗

相信很多人都知道好莱坞女星安吉丽娜·朱莉的故事，她选择预防性切除双侧乳房，原因是从母亲那里遗传了*BRCA*基因，因此，终身罹患乳腺癌的概率高达87%。目前认为乳腺癌的发病风险因素包括遗传因素和个人因素两大类，但仅有10%～15%的乳腺癌发病可归因于遗传因素。

那么，什么叫遗传性乳腺癌？乳腺癌患者若经检测携带可增加罹患乳腺癌风险相关基因则称为遗传性乳腺癌，可见遗传性乳腺癌是通过基因筛查确诊的。目前发现的与乳腺癌风险密切相关的基因有多达180余种，其中最主要的是遗传性乳腺癌和卵巢癌相关的乳腺癌易感基因1/2（*BRCA1/2*）。约80%的遗传性乳腺癌是由于位于染色体17q12–21的*BRCA1*（占40%～45%的病例），或位于13q12上的*BRCA2*（占35%～40%）的突变引起的。据研究报道，中国人群*BRCA1/2*突变携带者在79岁患乳腺癌的风险高于35%。此外，其他主要的风险基因还有*TP53*、*CDH1*、*PTEN*、*CHEK2*、*ATM*等。

7 家里有好几个人患乳腺癌就是遗传性乳腺癌吗

这个问题涉及2个概念：家族性乳腺癌和遗传性乳腺癌，虽然两者间密切相关，但却说的是2件不同的事情。家族性乳腺癌具有家族聚集性特点，不同学者对其定义不同，但普遍认为在一个家族中有2个或2个以上具有血缘关系的成员患有乳腺癌，即为家族性乳腺癌。

遗传性乳腺癌通常发病年龄较早，且多有家族聚集性特征。但不是有家族聚集性特征的就一定是遗传性乳腺癌，遗传性乳腺癌一定要有明确的乳腺癌相关基因的改变，是需要通过基因检测才能明确的。在乳腺癌人群中，家族性乳腺癌占20% ～ 25%，遗传性乳腺癌占5% ～ 10%。

8 健康人群什么情况下需要做基因检测？为什么

乳腺癌是可以遗传的，对于有家族史且乳腺癌患病风险较高的人群应尽早地进行基因检测，对于疾病的防护和诊治有重要的意义。对于健康人群来说，如果家族中明确有乳腺癌遗传相关基因突变的亲属，或是家族中有亲属发生乳腺癌的年龄较早（≤50岁），或有亲属是男性乳腺癌、卵巢癌等患者，则建议做遗传筛查。

9 喝酒会增加女性患乳腺癌的风险吗

国内外研究表明，任何酒精摄入都会增加患乳腺癌的风险。一项国外研究纳入105 986名妇女，随访20年，发现饮酒与乳腺癌风险的增加相关，且饮酒量越大，乳腺癌风险越大。有统计数据显示，每天每摄入10 g酒精，乳腺癌患病风险增加约10%，即使轻度的酒精摄入也会使乳腺癌患病风险显著增加5%。需要注意的是：饮酒增加乳腺癌风险并不与酒的品种有关。因此，目前指南建议饮酒人群应将饮酒量限制在每天≤1杯，每周≤3杯（1杯的定义约为28 g白酒、170 g葡萄酒或226 g啤酒）。

10 肥胖与乳腺癌的关系是怎样的

肥胖并不只是视觉上的，而是有具体衡量标准的，最常用的判断标准是体重指数（BMI），也就是体重质量指数，BMI=体重（kg）÷身高（m）^{2}。根据国家卫生健康委《中国成人超重和肥胖症预防控制指南》中推荐的标准，将BMI分为低体重（BMI＜18.5 kg/m^2）、正常体重（18.5 kg/m^2≤BMI＜24.0 kg/m^2）、超重（24.0 kg/m^2≤BMI＜28 kg/m^2）和肥胖（BMI≥28.0 kg/m^2）。

超重或肥胖是乳腺癌的独立危险因素。多项研究表明，超重或肥胖会增加乳腺癌患病风险，尤其是成年以后BMI增加与绝经后乳腺癌风险呈正相关。BMI≥25.9 kg/m^{2}者乳腺癌风险约为BMI＜20.5 kg/m^{2}者的2.54倍，特别是激素受体阳性型乳腺癌，这种关联可能是由于超重的女性的脂肪往往存储在腹部和腰部，脂肪是激素“原材料”，部分会“转化”成性激素，继而升高了体内激素水平，增加乳腺癌的患病可能。超重或肥胖不仅会增加乳腺癌患病风险，也会影响乳腺癌的预后，会有更高的复发转移率。因此，指南建议将BMI控制在20～25 kg/m^2（对于我国人群可能需控制在20～24 kg/m^2）有助于降低乳腺癌风险。

11 运动抗癌是真的吗

一篇Meta分析纳入38项相关研究，其中包括116 304例乳腺癌病例，研究证实，每周进行≥150 min的剧烈运动能使乳腺癌风险降低9%。另有其他研

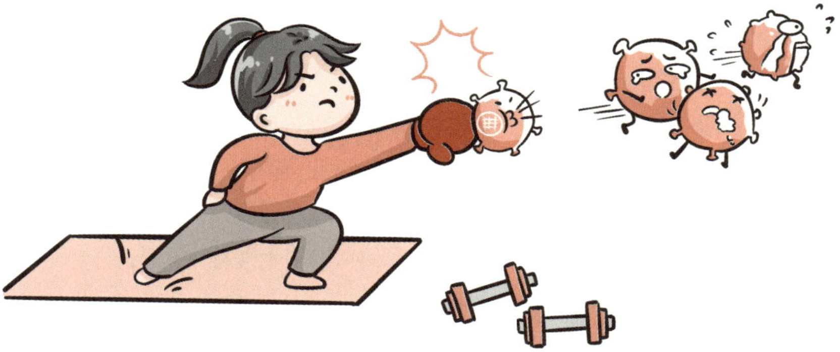

究表明，每周步行≥10 h的患者乳腺癌风险降低最大，进行体育锻炼的人群比不运动的人群患乳腺癌的风险降低20%。目前认为，运动降低乳腺癌风险的机制可能与通过运动减少脂肪组织从而降低脂肪组织来源的雌激素有关。所以，运动能在一定程度上降低乳腺癌风险是真的！

除了降低患癌风险外，对于癌症患者进行运动干预还能缓解疲乏、减轻焦虑、提高生活质量、延缓肿瘤进展，降低复发和转移的风险，从而改善预后。

因此，建议乳腺癌患者也应避免久坐的生活方式，并尽快恢复日常体育活动。基于目前的研究，乳腺癌患者每周应至少进行150～300 min的中等强度运动或75 min高强度有氧运动；每周至少进行2～3次抗阻运动，且最好保证每天都进行抗阻运动。

12 不生育或不喂母乳容易导致乳腺癌吗

不生育或不喂母乳都是乳腺癌的潜在发病因素。一项研究表明，每12个月母乳喂养，乳腺癌的相对风险降低4.3%，每次分娩乳腺癌相对风险下降7.0%。为什么生育和哺乳会与乳腺癌相关呢？我们知道雌激素的暴露水平对乳腺癌的发生有着重要影响，内源性、外源性雌激素水平增高或维持时间增长是乳腺癌发病风险增加的因素。女性妊娠期间，孕激素水平升高，哺乳期催乳素的分泌，可有效对抗雌激素，减少了妊娠期间和母乳喂养期间的雌激素暴露时间，也就减少了乳腺癌的发生。

13 乳腺癌与饮食习惯有什么关系

随着全球化进程的推进和外来饮食文化的输入，我国传统饮食模式向西方饮食模式转变，使得国民肥胖率提高，这可能也是我国乳腺癌发病率升高的原因之一。研究发现，高脂饮食会增加乳腺癌发病风险。脂肪本身没有致癌作用，但是高脂饮食使体重增加，脂肪细胞可产生芳香化酶，该酶可诱导肾上腺等分泌的雄激素转化为雌激素，继而通过垂体和卵巢的调节作用，使血液中催乳素和雌激素水平升高，导致人体内分泌紊乱，从而诱发乳腺癌。

合理的膳食结构可以改善超重或肥胖的情况，也可能有降低乳腺癌风险的作用。有研究表明，食谱中每增加20 mg的膳食纤维，患乳腺癌的风险降低15%，富含新鲜水果和蔬菜的饮食可能与乳腺癌风险降低有关。流行病学研究表明，维生素D可能有降低乳腺癌风险的作用。因此，建议平时可以多食用新鲜蔬菜、水果、全谷物，补充优质蛋白质，限制含糖饮料、高加工食品和精制食品等的摄入。

14 情绪和乳腺癌的发生有关吗

不良情绪可能诱发肿瘤或促进肿瘤，早在19世纪就有科学家提出这个观点并且做了临床回顾性试验。最后得出结论：不愿意表达个人情感、情绪压抑是癌症患者常见的心理特点。近年来也有更多的研究证实，不良心理因素在恶性肿瘤的发病中有重要作用。不少关于乳腺癌患者危险因素的分析研究都表明焦虑、抑郁等不良情绪的增多是乳腺癌发病的危险因素之一。这类不良情绪会导致内环境失衡，免疫力下降，从而增加癌症风险。随着我国经济水平的迅猛发展，城市化进程加快，工作压力增加带来不良情绪、社交生活匮乏以及社会心理支持不足，可能也是近年来我国乳腺癌发病增加的原因之一。

在中医理论中，女子乳头属于足厥阴肝经。肝主疏泄，能调畅全身气机，可以调节情志精神活动。长期的不良情绪会导致肝失疏泄，肝郁气滞，乳房气血运行不畅，进而导致一系列乳腺疾病的发生。肝脏亦是雌激素的代谢器官，雌激素可在肝内与葡糖醛酸或硫酸等结合而灭活。如果肝功能受损，导致体内雌激素水平明显增高，可能进而造成乳腺癌的风险增加。基于此，古今许多医家提出了“从肝论治”乳腺疾病的观点。

综上所述，我们应该保持积极乐观的心态，合理释放不良情绪，面对打击及压力的时候，也可以寻求社会心理支持。

15 隆胸会引起乳腺癌吗

目前隆胸主要有自体脂肪移植、假体植入和注射隆胸3种方式。自体脂肪移植隆胸由于采用的是自己的组织，目前大多数学者都认为安全度较高，尚无文献报道自体脂肪移植与恶性肿瘤发生有关。假体植入也是目前常用的隆胸方式，整形科和乳腺病科做乳房重建手术常用医用级硅胶假体材料，由于植入的假体稳定性很好，一般都很安全，可以长期保留。目前没有任何机构对置入人体的硅胶假体有期限限定，即无一定期限内必须去除的建议。另外，根据美国发布的《硅胶乳房假体安全性评估报告》相关数据和大量调查资料显示，乳房硅胶假体不会增加罹患乳腺癌的风险，但是如果填充物破裂或填充物内的硅胶渗漏，也有导致癌症的可能。注射隆乳是三者中安全性最差的，注射物材质有液体石蜡、凡士林油、液态硅胶或者奥美定等。虽然因注射操作方便、费用低廉，早期临床应用度较高，但因为这些物质并不能被人体所吸收，长期与乳腺组织接触有增加乳腺癌发生的可能。注射隆乳后感染、积液、恶变等并发症也较高。

16 长期服用避孕药会导致乳腺癌吗

口服避孕药与乳腺癌风险的相关性一直存在争议。但最近的几篇关于口服避孕药与中国女性乳腺癌相关性的Meta分析，均提示服用避孕药与乳腺癌风险增加是有相关性的。有学者认为，长期口服避孕药会使乳腺长期暴露于雌、孕激素周期性交替变化的作用下，引起雌激素代谢失调从而间接引发乳腺癌，使其发病风险增高。而口服避孕药与乳腺癌的关联性还可能受到服用避孕药的年龄段及当时乳腺组织发育阶段、避孕药的剂型、持续时间、首次和最后服用时间、剂量等有关。

17 辅助生殖安全吗？会提高乳腺癌发病率吗

辅助生殖是指采用医疗辅助手段对人的卵子、精子、受精卵或胚胎进行操作，以达到受孕的目的，包括人工授精、体外受精-胚胎移植等各种衍生技术。主要由于辅助生殖过程中可能会需要打促排卵针，涉及卵巢刺激与雌激素的问题。因此，有患者会担心辅助生殖是否会增加乳腺癌的风险。关于这个问题，美国生殖医学学会曾在指南中指出，接受试管婴儿促排卵治疗的患者不会出现乳腺癌风险的显著增加。一项荷兰的研究通过长达21年的随访发现，经过体外受精-胚胎移植治疗的女性在55岁时累积乳腺癌发病率为3.0%，而未治疗的女性为2.9%；一项英国的研究，通过对超过250 000名的英国女性随访20年，发现体外受精没有使乳腺癌的发病率增加，提示辅助生殖可能与乳腺癌风险无关。但近期也有一些研究表明，高龄女性多次使用辅助生殖技术可能会增加乳腺癌患病风险。目前没有确切证据表明辅助生殖技术会增加乳腺癌患病风险，大部分医生还是认为恰当地使用促排卵药物，进行辅助生殖操作是安全的。

18 如何判断自己的乳腺癌患病风险

Gali模型是目前世界公认的乳腺癌发生预测模型，可以预测女性在未来5年到终身的乳腺癌发生风险，它纳入了包括年龄、种族、初潮年龄、初产年龄、个人乳腺疾病史、乳腺癌家族史和乳腺活检次数等多个风险因子。若受试者5年内发病风险≥1.67%，则认为是高风险。我们可以进入以下网址，输入相关信息，就可以计算出自己5年以及终身患乳腺癌的风险。如果属于高风险人群，那么请及时就医，与专科医生沟通，制定合适的筛查及预防管理方案。

改良Gali模型：https://bcrisktool. cancer. gov/calculator. html

19 乳腺癌如何进行筛查

乳腺X线检查是国外指南推荐的筛查方式，但是由于亚洲女性乳房普遍比欧美女性更致密，而乳腺X线检查对于致密型乳腺的诊断力较弱，单纯依靠乳腺X线筛查可能会遗漏可疑病变。因此，基于我国人群乳腺的结构特点，我国指南建议40～70岁的女性通过乳腺X线联合B超进行乳腺癌筛查。

部分国外指南建议将50岁作为筛查的起始年龄，但由于我国乳腺癌的发病高峰年龄比欧美国家要提前10年左右，因此，我国指南建议40岁作为乳腺癌筛查的起始年龄。但对于乳腺癌高危人群可将筛查起始年龄提前到40岁之前。

简单来说，我们建议40岁以下的女性每年做一次乳腺B超，40岁以上的女性每年做一次乳腺B超和钼靶的检查。若40岁以下的女性发现有乳腺结节，推荐每6个月进行一次乳腺B超的检查。对于乳腺癌高危人群可以提早进行乳腺筛查（≤40岁），并且增加检查的频次。

第二节

乳腺癌的诊断检查

1 乳房部位的哪些异常是乳腺癌的征兆

很多人以为乳腺癌一定有肿块，其实除了乳房部位肿块以外，乳头溢血、乳房外观特殊改变以及腋窝淋巴结肿大都可能是乳腺癌的征兆。

（1）肿块：多为单发，偶可多发。恶性肿块本身质地较硬，边界不清，活动度较差，与周围正常组织粘连，疼痛感不明显。并不是每一个肿块都长得这么典型，有些年龄较大的女性由于乳腺组织萎缩，恶性肿块也会表现出较好的活动度。

（2）溢液：引起乳头溢液的原因较多，有生理性也有病理性。需要根据不同的溢液情况进行具体分析，常见的溢液质地有乳汁样、脓血性及水样，乳汁样溢液多为生理性，一般见于哺乳期或断乳后不久，病理性可见于高泌乳素血症患者；脓血性溢液常常提示炎症性疾病进入化脓期；水样溢液则需要进一步鉴别溢液颜色。透明无色水性溢液常为生理性溢液；黄色水性溢液和血性溢液常提示导管内乳头状瘤疾病可能，特别是血性溢液有导管内乳头状瘤癌变可能，需要高度重视。此外，单侧单孔溢液常为病理性，双乳、多孔溢液则生理性原因可能性更高。

（3）乳房外观改变：典型表现就是皮肤出现“酒窝”“橘皮”样改变。“酒窝征”是指乳房皮肤凹陷的一种现象，由于乳房内浅筋膜与皮肤相连，当乳腺癌侵及乳腺间的乳房悬韧带使之缩短和失去弹性时，相应部位的皮肤被牵引向深面形成“酒窝样”的皮肤凹陷，称为“酒窝征”。乳房“橘皮征”则是由于乳房皮下淋巴管被癌细胞所阻塞，引起皮肤肿胀，毛囊处形成许多点状凹陷，形似橘皮的现象。这 2 种乳房部位的特殊表现都是乳腺癌的典型征象，需要高度重视。此外，突然出现的乳头部位回缩也是乳腺癌的临床表现之一。

（4）腋窝淋巴结肿大：隐匿性乳腺癌体检时摸不到肿块，常以腋窝淋巴结肿大为首发症状，肿大的淋巴结常质硬、散在、无痛，初期可推动，后期融合固定。但有些女性生理期或者劳累后也会出现腋窝淋巴结肿大，但这些淋巴结质地相对软，活动度好，且休息后肿大的淋巴结往往能自行退缩，这可以和恶性淋巴结肿大相鉴别。

以上表现都提示乳腺癌的可能，一旦出现需及时去专科就诊，医生往往借助影像学检查甚至病理穿刺才可以最终诊断。

2 什么是肿瘤标志物

肿瘤标志物又称肿瘤标记物，是指特征性存在于恶性肿瘤细胞，或由恶性肿瘤细胞异常产生的物质，或是宿主对肿瘤的刺激反应而产生的物质。这些物质一般不存在或极少量存在于正常人体内，而在肿瘤患者体内却异常表达，超过正常人体内的含量。肿瘤标志物能反映肿瘤发生、发展，并具有监测肿瘤对治疗反应的作用，可以通过免疫学、生物学及化学的方法检测到，目前应用到临床的有20余个。

3 常见的乳腺癌标志物有哪些

国家卫健委《乳腺癌诊疗指南（2022年版）》将CA153、癌胚抗原（CEA）作为乳腺癌中应用价值较高的肿瘤标志物。临床上常将两者连用对乳腺癌进行检测。

（1）癌胚抗原（CEA）：属于细胞表面糖蛋白的一个大家族，可见于多种肿瘤。但升高不一定就是癌，比如，各型胃炎、消化性溃疡、慢性肝胆疾病、直肠息肉、肺部感染、肠上皮化生及乳腺疾病，正常人吸烟也可能会有一时性中度升高。CEA缺少特异性，一般不作为乳腺癌的筛查指标，但可反映乳腺癌的进展程度，同时监测。CEA的水平还可反映治疗效果。

（2）糖类抗原153（CA-153）：一种乳腺癌相关抗原，最早发现于乳腺癌细胞中，是诊断乳腺癌特异性较高的一种血清肿瘤标志物，目前证据不足以证明CA153适用于乳腺癌的筛查和早期诊断。虽然对早期乳腺癌的帮助不大，但是在晚期乳腺癌中，CA-153的敏感度可达70%。

4 为什么年年体检查肿瘤指标最终还是得了乳腺癌

大多数情况下，乳腺癌早期不会见到肿瘤指标的异常升高。因此，即使年年体检结果肿瘤指标均是正常也不能排除乳腺癌。乳腺癌的检出往往需要结合症状、影像学检查、病理活检进行临床综合评判。那么，这种情况下定期监测肿瘤指标还有意义吗？当然有！对于40岁以上的健康人群体检时查肿瘤标志物可以作为影像学检查的一个补充，而对于已经患病的乳腺癌患者可以了解乳腺癌是否出现复发转移以及对用药疗效进行评价。当然，每个检查都有它的局限性和适应证，无论是肿瘤指标，还是影像学检查只能作参考，病理学诊断才是确诊乳腺癌的金标准。

5 乳腺癌的影像学检查手段有哪几种？临床如何进行选择

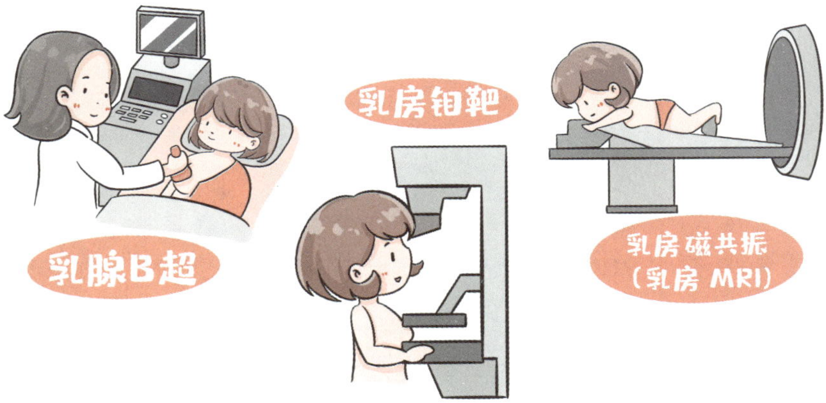

（1）乳腺B超：B超检查具有良好的软组织分辨力，特别是对于年轻致密性乳腺，擅于发现乳房内毫米级别小肿块，临床医生可根据B超检查图像下的肿块大小形态、血流信号等，初步判断肿块良、恶性。但B超检查也有局限性，它对钙化识别差，往往只能发现粗大钙化，所以建议40岁以上女性需联合钼靶进行检查。由于乳腺B超检查经济、便捷、无辐射，对于乳腺良性病变的随访、疑诊乳腺病变的人群是一种很好的检查手段。此外，准备妊娠、妊娠中或哺乳中的女性以及装有心脏起搏器的患者不方便进行钼靶和磁共振检查时，均可进行B超检查。

（2）乳房钼靶：钼靶其实就是乳房部位的X线检查，其原理主要是依靠X线穿透不同密度组织显影。因为年轻女性乳腺组织较致密，X线穿透能力差，因此成像效果不佳。我们将中国女性钼靶筛查年龄定在40岁以上人群，年龄越大，乳腺组织越疏松，钼靶成像效果越好。B超检查对于小肿块敏感，而钼靶更擅于发现细小钙化，甚至对于一些微小病灶，钼靶也能火眼金睛分辨良恶性。钼靶的缺点也显而易见，由于其存在一定电离辐射，对于孕妇、哺乳期女性不作为首选。年轻女性成像条件较差，而且钼靶检查时需要压迫乳腺，所以会有一定的疼痛感。

（3）乳房磁共振（乳房MRI）：当乳房钼靶或超声检查发现病变但不能确定其性质时，可以考虑采用MRI进一步检查。由于MRI对乳腺癌检出具有高敏感性，还可发现其他影像学检查不能发现的多灶和多中心肿瘤，评价肿瘤对皮肤、胸肌筋膜、胸大肌及胸壁的浸润情况。特别是对于新辅助治疗的乳腺癌患者，MRI检查可较直观地评估疗效。在保乳手术前进行MRI检查也可以更为精准地确定病灶范围，制定最佳保乳手术方案。

6 为什么病理学诊断是乳腺癌诊断的“金标准”

乳房肿块经过穿刺活检或手术切除等方式获得组织标本，经过病理科医生一系列复杂操作（固定、取材、脱水、包埋、切片、染色）制成病理切片，在显微镜下对组织形态和结构进行仔细观察，有时还需结合免疫组化染色做出病理诊断，明确肿瘤是良性还是恶性的。病理学诊断是目前为止最准确的诊断方法，是乳腺癌确诊的“金标准”。临床医生根据患者的病理报告制定个体化治疗方案、判断肿瘤治疗效果和预后。手术以后，根据精准病理报告中的肿瘤大小、淋巴结转移情况获得的分期成为病理分期（pathological），在TNM评分前以小写p表示。

7 乳腺癌如何进行临床分期

乳腺癌的临床分期决定了乳腺癌的治疗方案以及未来发展（预后），早期比晚期预后好。

国际抗癌联盟提出的TNM分期法是目前国际上通用的非常成熟的分期系统。TNM分期系统是基于肿瘤大小（“T”是肿瘤一词“Tumor”的首字母）、淋巴结转移情况（“N”是淋巴结一词“Node”的首字母）、是否存在扩散转移（“M”是转移一词“Metastasis”的首字母）进行的。TNM分期中T、N、M确定后就可以得出相应的总的分期，即Ⅰ期、Ⅱ期、Ⅲ期、Ⅳ期等；有时候也会与字母组合进行更精细的分期，比如Ⅱa、Ⅲb等。在TNM评分前通常会有一个小写的c，c是指临床分期（clinical），临床分期是指分期数据是从临床检查，如钼靶、B超等影像学手段得出的分期。

8 形形色色的乳腺癌

乳腺癌属于上皮来源的肿瘤，分为非浸润性乳腺癌（导管原位癌和小叶原位癌等）及浸润性癌。此外，还有一些表现形式特别的乳腺癌，例如，Paget病、隐匿性乳腺癌、炎性乳腺癌、临床体检无肿块性乳腺癌、男性乳腺癌等。

（1）非浸润性癌：又称为原位癌（包括导管原位癌、小叶原位癌等），是指癌细胞局限在导管上皮基底膜内的恶性肿瘤，即肿瘤细胞仍未突破导管上皮基底膜，仅有小于2%的原位癌有腋下淋巴结转移的可能。非浸润性癌是乳腺癌的早期阶段，通常通过手术可以彻底切除，预后较佳。一般不用全身治疗，但是患者选择保乳手术时，根据病情选择局部放疗。

（2）浸润性癌：浸润性癌又分为浸润性导管癌和浸润性小叶癌、小管癌、浸润性筛状癌、髓样癌、黏液癌等。浸润性癌即癌细胞突破了上皮基底膜结构，具有破坏性，根据肿瘤类型及分期不同，分为早、中、晚期。也有人比喻：原位癌类似因受到各种因素约束而没有机会犯罪的“坏人”；浸润癌则是冲破了各种束缚，开始实施犯罪行为的“罪犯”。浸润性癌的治疗就不像原位癌一样可以通过手术治愈，一般需要配合进行全身性治疗（化疗、放疗、内分泌治疗、靶向治疗等）。

（3）Paget病（湿疹样乳腺癌）：Paget病的典型症状就是乳头糜烂、脱屑、结痂，可伴有乳头瘙痒、烧灼感，如同皮肤湿疹，所以经常有患者去皮肤科就诊。进一步进展可成皮肤溃疡，甚至侵犯整个乳头至乳头消失。如果Paget症状不是很典型，可以通过治疗来区分Paget病和单纯乳头部位的湿疹，一般进行标准的抗过敏湿疹治疗2周无明显疗效，则需要进行乳头皮肤活检。有超过一半的Paget病患者可伴有乳房肿块，且往往在这个肿块里隐藏着乳腺癌。所以，对于乳头局部的皮损需要高度警惕，及时就诊，让专科医生进行判断。

（4）隐匿性乳腺癌：隐匿性乳腺癌腋下肿大淋巴结常常是首发症状，淋巴结活检提示恶性肿瘤细胞为腺癌，并排除肺、甲状腺、肾上腺等脏器，病理提示来源于乳腺癌。隐匿性乳腺癌之所以隐匿主要是由于其临床体检和影像学检查（包括B超、钼靶、MRI）无法发现乳房部位有明显异常，容易造成漏诊和误诊。

（5）炎性乳腺癌：一种罕见的特殊类型乳腺癌，酷似急性炎症改变，常发病急骤，乳房迅速弥漫性肿大、皮肤发红、坚实，可伴有疼痛，水肿、充血，当乳房红肿超过整个乳房的1/3时就能称之为炎性乳癌。

（6）双侧乳腺癌：可分为一侧原发性乳腺癌和一侧转移性乳腺癌的双侧乳腺癌，双侧均为原发性的双侧乳腺癌。双侧均为原发性的乳腺癌又可分为同时性双侧乳腺癌和异时性双侧乳腺癌，同时性双侧乳腺癌即双侧乳腺癌发现时间间隔在6个月以内，异时性双侧乳腺癌即第一侧乳腺癌治疗1年以后发生的对侧原发性乳腺癌。有研究显示，*BRCA1/2*基因突变携带者发生双侧乳腺癌的风险更高。

（7）男性乳腺癌：占乳腺癌总数的1%，发病年龄较大，病程较长，因传统文化观念的原因，许多患者就诊晚，临床晚期病例较多，首发症状为乳房肿块，且肿块呈偏心性，亦有以乳头溢液、乳房胀痛为首发症状，区域淋巴结转移率高。

9 病理分级和病理分期傻傻分不清楚

（1）病理分级：也称为组织学分级，所有浸润性乳腺癌都应进行病理分级，使用Nortinggham组织学分级系统，根据腺管形成程度、细胞核多形性、核分裂计数，每项指标独立评估，分别给予1～3分，再将3项指标的得分累加，合计3～5分为1级（G1，即高分化及低级别），6～7分为2级（G2，即中分化及中级别），8～9分为3级（G3，即低分化及高级别）。分数越高，分化越差，恶性程度越高，预后越差，生存期越短。

（2）病理分期：若TNM评分之前有一个小写的p，则是病理分期

（pathological），是指通过手术切除、病理切片分析，在显微镜下看到区域淋巴结受累情况得出的分期，通常来说病理分期的准确度高于临床分期。手术后治疗方案的指定也主要依据病理分期进行。

10 乳腺癌的分子分型到底有多重要

病理形态相同的乳腺癌，由于分子遗传学改变，在分子水平上呈现高度异质，从而导致乳腺癌的预后及对治疗的反应差别很大。因此，目前临床上根据免疫组化检测的ER、PR、Her-2、Ki67结果，将乳腺癌分为4种分子分型，分别是luminal A型、luminal B型、Her-2阳性型和三阴性型。分子分型是临床医生狙击乳腺癌的靶子，医生据此分子分型制定乳腺癌患者的个体化、精准化、系统化的综合治疗方案和预后分析。

分子分型		ER	PR	Her-2	Ki-67
Luminal A型		+	高表达	—	低表达
Luminal B型	Her-2阴性	+	低表达	—	高表达
	Her-2阳性	+	任何	+	任何
Her-2阳性		—	—	+	任何
三阴型		—	—	—	任何

11 ER、PR、Her-2、Ki-67是什么

（1）激素受体（Hormone Receptor）：雌激素受体（ER）、孕激素受体（PR）是内分泌治疗敏感度的指标，用于帮助判定患者是否需要内分泌治疗。当ER、PR ≥ 1%时，则判定为阳性。推荐患者进行内分泌治疗，其中1% ～ 10%时为ER、PR为阳性低表达，可能存在内分泌疗效的不确定。

（2）人类表皮因子受体-2（HER-2）：又名HER-2/neu，Cerb-2，用于判断患者是否需要进行靶向治疗。HER-2是人类表皮因子受体家族的成员，该

家族共4个成员，分别为HER-1、HER-2、HER-3、HER-4，乳腺癌细胞中表达最多的就是HER-2，15% ～ 30%的乳腺癌患者会发生*HER2*基因扩增或过表达。HER2过表达也与癌症的预后不良相关。

目前判断乳腺癌HER2状态有2种，即免疫组织化学（Immunohistochemistry，IHC）和荧光原位杂交（Fluorenscence in-situhybridization，FISH）。IHC法利用抗原抗体反应原理检测HER-2蛋白的表达，而FISH法则利用DNA变性复性原理检测*HER-2*基因扩增水平。2种方法均用于HER2状态的检测，为临床决策提供重要依据。

对于HER-2蛋白质表达水平，应通过经过验证的免疫组化（IHC）方案进行初始检测。HER-2（3+）：代表阳性，可不做FISH检测，直接行靶向治疗，HER-2（2+）：疑似HER-2蛋白表达，结果不确定，需要进一步进行FISH法检测，若FISH（+），则代表阳性，FISH（－），则代表HER-2低表达；HER-2（1+）：代表HER-2低表达；HER-2（0）表达呈阴性，无需行靶向治疗。HER-2低表达的意义在于：对于不可手术的局部晚期和复发转移性HER2低表达浸润性乳腺癌患者，可能从新型靶向药物治疗中获益。

（3）Ki-67：Ki-67是与细胞增殖相关的指标，其比值（表示增殖细胞占总癌细胞的比例）越高说明癌细胞增殖越活跃。其检测结果用百分数和“+”表示，例如，Ki-67（70%+）。Ki-67阳性且表达百分比越高，意味着肿瘤生长越快，组织分化越差，是预后差的危险因素之一。不同实验室检测出的Ki-67数值稍有不同，一般认为＜14%为低表达，＞30%为高表达。

12 如何看懂乳腺癌病理检查报告

目前临床的病理报告分为冰冻切片快速冰冻病理和石蜡病理报告两部分，冰冻切片快速诊断是乳腺病变手术治疗的常规检查，外科医生将手术标本送到病理科要求会诊，请病理医生对病变的性质、程度、切缘状况在短时间内做出判断。外科医生将根据冰冻病理报告来决定进一步手术方，冰冻切片病理诊断的准确率约为95%。石蜡报告是诊断乳腺疾病的金标准，一般在手术后7 ～ 10天发出。通常石蜡报告与冰冻报告结果一致，如果存在不符合的情况一般以石蜡病理报告为准。

关于乳腺病理报告的内容，作为患者主要注意以下几方面：

（1）病理类型：根据肿瘤细胞的形态不同分为不同的病理类型（如浸润性导管癌、小叶癌、化生性癌等），浸润性导管癌是乳腺癌最常见的病理类型。病理类型与预后相关，对判断预后有一定的指导。

（2）组织学分级：病理医师根据腺管形成的程度、细胞核的多形性及核分裂计数可将其分为3级：Ⅰ级（分化好），Ⅱ级（中等分化），Ⅲ级（分化差）。一般来说，Ⅰ级在形态上更像正常细胞，常常生长缓慢，预后好；Ⅱ级则介于Ⅰ级和Ⅲ级之间。Ⅲ级与正常细胞比较差异最大，生长快，恶性程度高，预后差。

（3）肿瘤大小和切缘状态：肿瘤大小并不代表乳腺癌的恶性程度，但是它对乳腺癌（浸润性癌）的分期会有较大影响。切缘阴性意味着手术边缘组织没有残留的癌组织。而切缘“阳性”者往往需要再次手术切除，在保乳手术中切缘十分重要，往往提示保乳是否成功。

（4）脉管癌栓情况：如果在乳腺癌组织及其周围的血管和淋巴管中发现成团的癌细胞，即脉管癌栓阳性，肿瘤发生复发转移的机会就会增加。

（5）淋巴结转移情况：通常病理报告中淋巴结的转移情况用分数法表示，如4/10，代表手术切除10枚淋巴结中有4枚发现有癌转移。

××××××医院病理学诊断报告书

患者姓名：×××	性别：	年龄：	送检日期：	病理号：
住院号：	床号：	科室：	送检医师：	标本类型：

肉眼所见：（左乳）乳腺改良根治标本，乳腺大小27.0 cm×20.0 cm×3.5 cm。皮瓣面积19.0 cm×9.0 cm，乳头直径0.9 cm，高出皮肤0.3 cm，未见明显异常。内上象限，距乳头2.5 cm，皮下1.0 cm见大小约3.5 cm×3.0 cm×2.5 cm质硬肿块，切面灰白、灰红、界限不清。查见腋窝淋巴结23枚，最大径0.5～1.2 cm。

病理学诊断：（左乳）浸润性癌，非特殊类型，2级（腺管形成2分、核级2分、核分裂象2分，总分6分），伴导管原位癌（约占20%，中核级，粉刺样坏死，含钙化）。浸润癌最大径3.5 cm，可见脉管侵犯。周围乳腺呈乳头状瘤及腺病改变。乳头、乳腺表面皮肤及基底切缘均未见癌累及。腋窝淋巴结（7/23）查见癌转移。

免疫组织化学检测提示浸润性癌：ER（+）（强，阳性细胞约70%）、PR（+）（中等强度，阳性细胞约60%）、HER2（0）、Ki-67增殖指数约30%。

病理学分期：pT_2N_2Mx

报告医师签名：
审核医师签名：
报告日期：

（6）ER、PR、Her-2、Ki-67的解读见第11点。

13 什么是基因检测？21基因、50基因、70基因检测如何选

基因检测是对目标基因例如乳腺癌发生、发展过程中的遗传易感性基因（*BRCA1/2*等）、高频突变基因、靶向用药相关基因和耐药相关基因等进行突变检测，对于乳腺癌罹患风险预测、乳腺癌等分子分型和精准治疗方案选择具有重要参考意义。现有乳腺癌多基因检测种类包括常见的21基因（Oncotype DX）、50基因（PAM50）、70基因（MammaPrint）等。

21基因检测主要用来判断内分泌治疗的早期乳腺癌患者是否需要接受化疗，适合ER/PR阳性、Her-2阴性、淋巴结阴性的早期乳腺癌患者。它通过检测肿瘤组织中21个特异性基因表达水平计算出患者的复发评分（RS评分），RS为0～100，分数越高即复发的风险越高，也越能从化疗中获益。将复发风险分为低危组、中危组和高危组。低危组患者的10年复发风险较低，可考虑豁免化疗，高危组化疗获益显著，而中危组患者需个体化综合考量。

50基因检测最初用于乳腺癌分型，后发展用于乳腺癌术后复发风险的评估，合计纳入50个检测基因和8个内参基因的RNA表达水平进行分析。相较其他多基因检测，增加了乳腺癌分子分型的信息，可以根据不同的分子分型指导患者的治疗策略。

70基因检测是预测乳腺癌转移风险的诊断工具，通过微阵列分析与乳腺癌关键特征相关的70个基因的表达水平，将乳腺癌患者分为低和高复发风险人群，避免了21基因检测中风险组治疗决策的不确定性。2022版ASCO指南指出，70基因检测更适用于年龄＞50岁且临床风险较高的HR阳性/HER-2阴性的早期乳腺癌患者。

第三节 乳腺癌的手术治疗

1 乳腺癌的治疗目的是什么

乳腺癌的治疗主要分为两大类，局部治疗和全身治疗。局部治疗包括手术、放疗；全身治疗包括化疗、靶向治疗、内分泌治疗和免疫治疗。局部治疗都是针对身体特定部位进行的治疗，其对减少肿瘤负荷、控制局部复发具有重要作用；全身治疗的目的是通过输液或口服药物，将抗肿瘤药通过血液循环送抵全身，继而杀死那些潜在的可能形成转移瘤的癌细胞，以期达到更好的治疗效果。

早期乳腺癌进行手术治疗后或可达到治愈，专科医生也会根据病理报告制定个体化的治疗与随访方案以防止复发或者转移、促进恢复、避免治疗的长期不良健康影响；晚期乳腺癌进行治疗以提高生存，缓解症状、预防并发症、改善生活质量、延长生存期。

2 手术对于乳腺癌患者是不是必须的

对于早中期乳腺癌患者来说，外科手术是最有效的治疗手段，它在乳腺癌治疗方案中的霸主地位至今无人可撼动。通过切除全部肿瘤组织，所属淋巴结及可能发生转移的周围组织，可以使早中期乳腺癌患者实现临床治愈。具体乳腺癌外科手术有哪几种可以参见下一问！当然，在手术后也需要根据详细的病理结果选择接下来的辅助治疗方案（化疗、放疗、靶向治疗、内分泌治疗等）来进一步减少复发转移风险，在进行辅助治疗的同时专业的中医药治疗可以缓解患者化疗时产生的不良反应，从而更好地配合完成全疗程足量化疗。

对于晚期乳腺癌患者来说，全身性治疗是主要治疗手段，各大指南缺乏对晚期乳腺癌手术的明确推荐，患者乳腺原发灶是否应该切除，局部治疗是否获益，尚存在争议。结合临床实践和各项研究结果，针对一般情况较好、转移病灶孤立如单一的肝转移、5个以内的骨转移或经过系统治疗后情况较稳定的晚期乳腺癌患者，给予局部手术对患者的心理状态、生活质量的改善，以及预防局部进展后出现的皮肤破溃、出血和感染等情况时，局部手术治疗显示出正向的价值；而针对一般情况较差、预期生存短、多处脏器转移的晚期患者，手术对患者生存、生活质量的改善价值非常有限，还可能带来经济负担，此时手术应该慎重选择。

3 目前常用的乳腺癌手术方式有哪些

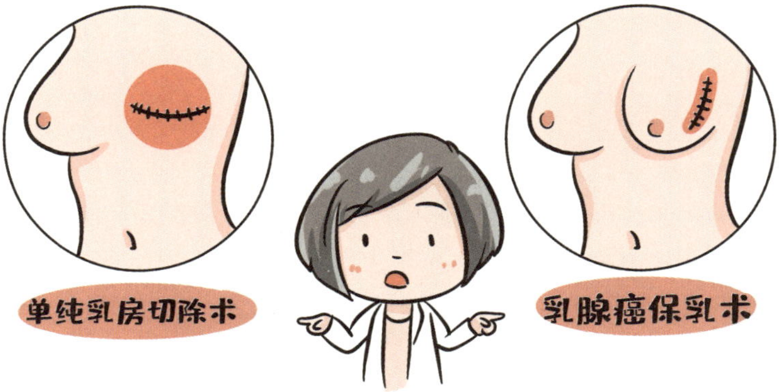

手术切除肿瘤是早期、中期乳腺癌首选的治疗方式，目前常用于临床的乳腺癌手术方式由乳房处理和腋窝处理两部分组成，乳房处理包括乳腺癌保乳术、全乳切除术和全切后重建术，腋窝处理包括前哨淋巴结活检术及区域淋巴结清扫术。不同组合对应不同的术式名称，如乳腺癌改良根治术=全乳切除（保留胸大肌和胸小肌）+腋窝清扫。

（1）乳腺癌保乳术：保乳手术是乳腺癌手术治疗的重大变革。20余年来诸多国际大型临床研究发现，手术范围的大小并非乳腺癌预后的决定性因素，治疗效果取决于对远处微小转移灶的控制程度。加之患者对术后生存质量要求的提高，最大限度保留乳房外观有助于患者建立良好的心理状态，减少术后并发症的发生。适用于有保乳意愿的患者，且能完整切除乳腺肿瘤，并达到切缘阴性。保乳手术术后可能需要接受术后辅助放疗。

（2）单纯乳房切除术：随着乳腺癌生物学的深入研究，曾经被根治术所取代的单纯乳房切除术重新被重视起来。单纯切除术的范围仅包括全部乳腺组织以及胸大肌筋膜，主要适用于非浸润性或腋窝淋巴结无转移的早期乳腺癌，以及局部较晚期只能行姑息切除和年老体衰的患者。

（3）全切后重建术：分为自体重建、假体重建和自体联合假体重建。乳房重建适合于因各种原因准备或已经接受乳房切除的女性，或因为保乳手术导致乳房明显变形的患者。可帮助乳腺癌患者重塑乳房外形、轮廓、解剖标志，恢复身体外形的完整性，并尽量实现两侧乳房外形基本对称。

（4）前哨淋巴结活检术：是指对易最早发生转移的1个或多个淋巴结进行切除活检，来评估腋窝淋巴结状态。直至20世纪90年代，前哨淋巴结活检为乳腺癌局部腋窝淋巴结的处理提供了新的思路，通过前哨淋巴结活检，使腋窝淋巴结阴性的患者免于行腋窝淋巴结清扫，从而简化手术程序、缩短手术时间、减少上肢水肿等并发症，提高乳腺癌患者术后的生活质量。

（5）腋窝淋巴结清扫术：是浸润性乳腺癌标准手术中的重要部分，腋窝淋巴结是乳腺癌最常见的转移部位，当前哨淋巴结活检术检测出淋巴结转移时，有必要对同侧腋窝淋巴结病变部位进行相应的治疗以达到更好的治愈效果。腋窝淋巴结清扫术能帮助乳腺癌患者更好地控制局部转移，但术后也会存在上肢淋巴水肿等并发症。

4 保乳手术的适应证和禁忌证

前面提到保乳手术的诸多优势，但很多患者对保乳手术还是存在顾虑，主要原因是对于保留乳房是否安全的担忧。事实上，保乳手术若要达到与切除乳房相等的安全性，必须谨慎掌握适应证，最必要的条件为切缘阴性和有效的放疗。具体哪些患者适合或禁忌行保乳手术呢?

（1）适应证

1）临床Ⅰ和Ⅱ期的早期乳腺癌：患者若乳房体积合适，肿瘤与乳房体积比例适当，术后能够保持良好的乳房外形的早期乳腺癌患者。对于多病灶的乳腺癌当病灶为有限数目（如2～3处），术前通过乳腺超声、钼靶及MRI等影像学检查完整评估，确保切缘阴性及外形可接受情况下，也可尝试进行保乳手术。

2）临床Ⅲ期患者（炎性乳腺癌除外）经术前治疗降期后达到保乳手术标准时也可以慎重考虑。

除上述条件外，还需要患者有保乳意愿且愿意接受术后的放疗才能进行保乳手术，且应到具备保乳手术、放疗、化疗及术后随访条件的医院进行手术。

（2）禁忌证：绝对禁忌证是指有以下情况任意一条者一定不能行保乳手术，包括：

1）有同侧乳腺或胸壁放疗史。

2）妊娠且需要在妊娠期行放疗。

3）患者不能配合术后放疗。

4）乳腺钼靶摄片显示弥漫的可疑恶性的微小钙化。

5）多中心病灶，难以保存理想外形。

6）肿瘤经局部广泛切除后切缘阳性，再次切除后仍不能保证病理切缘阴性。

7）炎性乳癌患者。

相对禁忌证的意思是有以下情况若仍需保留乳房则需要谨慎，包括：

1）累及皮肤的活动性结缔组织疾病。

2）肿瘤体积大（肿块＞5 cm），病理类型分化度差。

3）局部病理学检查切缘接近（＜1 mm）。

4）存在*BRCA1/2*基因突变的绝经前妇女。

5）多中心病灶（多中心病灶指在2个或2个以上象限存在1个及以上病灶，或病理学类型和分子分型不完全一样的2个乳腺病灶）。

6）侵犯乳头（如乳头Paget病）。

7）同侧乳房既往接受过乳腺或胸壁放疗者。

对于同时满足：① 年龄≥65岁；② 肿块≤3 cm；③ 淋巴结阴性；④ 激素受体阳性；⑤ 切缘阴性且可以接受规范内分泌治疗的患者，可以考虑豁免术后放疗。保乳手术除了要求患者病期较早外，还要求手术医师具备娴熟细致的外科操作技巧，并具备有效的术前影像学检查手段以评估病情、必要的放疗设备及正规系统的全身治疗作为保障。

5 年轻乳腺癌患者行保乳手术安全吗

年轻乳腺癌的年龄界定在35岁还是40岁目前尚无统一结论，国际年轻乳腺癌共识专家组将40岁以下患者定义为年轻乳腺癌。年轻乳腺癌患者激素受体阳性率低、增殖指数高、淋巴结转移率高、组织学分级高、复发风险较高，预后较差。手术是年轻乳腺癌患者最重要的局部治疗方法。由于年轻乳腺癌这一群体的特殊性，外科医生需要谨慎选择保乳术或全乳切除术。

毫无疑问，对于符合保乳适应症的患者，为了提高生活质量，我们肯定优先选择保乳，但是对于年轻乳腺癌患者来说，保乳手术安全吗？这就涉及2种术式对患者总生存率的差异问题上。既往研究结果表明，虽然年轻患者接受保乳手术的局部复发风险增高，比如，EORTC的研究结果表明，年轻是保乳术后局部复发的独立危险因素，但是年轻乳腺癌保乳术后局部复发率的增高并不影响患者的远期生存率。多项大样本临床研究表明，保乳和乳房全切的年轻乳腺癌患者总生存率相似，而且保乳手术的并发症显著低于全乳切除术，年轻乳腺癌保乳术后的总生存随时代推移而逐步改善。2022年复旦大学附属肿瘤医院的吴炅教授团队通过回顾性分析发现，保乳手术相对于单纯乳房切除术或全切术和乳房切除术伴乳房重建可显著改善年轻乳腺癌患者的无病生存期、总生存期及复发风险。

2011年NCCN指南将年龄≤35岁列为保乳的相对禁忌证，而在2012年的NCCN指南就将这一限制从相对禁忌证中移除，在2024年指南及专家共识观点中可以看到，无论是美国的NCCN指南还是中国的CBCS指南都没有将年龄作为保乳手术的限制因素，并且在欧洲年轻乳腺癌专家共识中指出，如果符合保乳条件的年轻乳腺癌患者应该首选保乳。

但是，由于年轻乳腺癌患者出现*BRCA1/2*基因突变的风险较高，保乳后同侧乳房复发风险可能增加，甚至需要进行预防性对侧切除。这种情况下是否进行保乳，需要结合患者意愿和临床医生的专业判断综合考量。

对年轻女性而言，乳房缺失往往会造成身心的不良影响。在保证安全的前提下，尽量减小手术创伤，对年轻患者来说尤为重要。乳房满意度、心理健康和性健康对预后有长期的影响，良好的身材可以促进患者早日回归家庭和社会，同时提高她们的生活质量。

6 中央区乳腺癌患者能做保乳手术吗

中央区乳腺癌是指肿瘤距离乳头乳晕区2 cm以内的乳腺癌，保乳手术在保留乳头乳晕复合体的条件下往往难以达到切缘阴性，而切除乳头乳晕复合体后乳房美容效果相对较差。目前，乳房整形方向正如火如荼发展，中央区乳腺癌保乳整形术采用的乳头乳晕复合体切除术联合即刻乳头乳晕复合体重建术的方法，可以很好地解决这一问题。对于一部分对乳房外观要求很高的患者，这种手术可以在肿瘤安全性的前提下通过整形的方法重新塑造一个乳头，再结合纹身技术，常常可以达到以假乱真的效果。

7 前哨淋巴结活检阴性就能不做腋窝淋巴结清扫术吗

前哨淋巴结是指原发肿瘤经淋巴管引流至“第一站”的淋巴结，也就是最先接受肿瘤转移的淋巴结。众多循证医学Ⅰ级证据证实了乳腺癌前哨淋巴结的准确性，对于前哨淋巴结阴性甚至部分低肿瘤负荷的前哨淋巴结阳性者都可在手术中安全避免腋窝淋巴结清扫术，使更多没有腋窝淋巴结转移的患者成功保留腋窝，显著降低术后并发症，改善患者的生活质量。而对于术前新辅助化疗前有病理证实淋巴结转移，治疗后淋巴结降期为阴性是否仍需要继续清扫腋窝淋巴结目前仍然具有争议，一部分研究支持不进行腋窝清扫，可用放疗作为补充治疗手段，但仍无充分的循证医学证据以及肿瘤学安全数据予以更多支持。

虽然前哨淋巴结活检有一定的假阴性率，国内外前瞻性研究显示，假阴性率为5% ～ 9%，但临床长期随访腋窝复发的比例仍可控制在1%以下。近些年双示踪剂的应用进一步降低假阴性率，不仅降低腋窝复发风险，也可以提供准确的分期和预后信息，指导后续辅助治疗的准确实施。

8 乳腺癌手术术前需要做哪些准备

（1）关于术前检查

乳腺癌手术前需要对肿瘤部位进行评估，通过B超、钼靶、MRI的方式对乳房肿块大小、位置、淋巴结状况进行全面评估。肿瘤评估主要用于手术方案指定，通过这些影像学检查可以评估是否适合保乳手术，还是需要乳房全部切除。此外，还需要对患者全身情况及基础性疾病进行评估，常规进行的检查项目包括：血常规、肝肾功能、电解质、凝血功能、血糖、尿常规、肿瘤指标、各项病毒检查、血型鉴定、心电图、胸片、肺功能、肝胆胰脾肾B超等。全面的评估有利于提高手术完成度、降低手术风险。

（2）关于手术区皮肤准备

乳腺手术区域包括乳房及同侧腋窝，所以术前需要剔除手术区域（包括乳房、腋下）的体毛，以便于术前消毒，避免感染的发生；术前还需做好手术部位的标记工作，一般由手术医生或B超医生完成，患者切记勿私自标记或涂抹标记。

（3）其他术前常规要求

为了防止麻醉反应，应于术前12 h禁食、4 h禁水，其目的是排空胃内容物。因为麻醉后人的意识会暂时消失，若胃中的食物和水反流到口腔、气管，会造成肺部感染甚至堵塞气管造成窒息，但高血压患者需要常规服用降压药，可以干吞药片或喝一小口水。

由于月经期患者脱落的子宫内膜含有较多纤溶酶原激活物，导致血液中纤维蛋白溶解系统活动增强，出血量增多，会增加手术危险性。故患者需将月经周期提前告诉医生，选择避开行经期的时间进行手术。

手术当天应取下所有的首饰、眼镜、手表、活动性假牙等，因为手术一般使用电刀，会和金属饰品产生局部短路，造成皮肤烫伤。

手术当天不要穿内衣内裤，不要化妆，头发长的患者请用皮筋束起，勿用金属发夹。

（4）关于术前心理调整

手术前，主管医师会和患者及家属进行术前谈话，告知手术相关注意事项和可能存在的风险。患者应调整紧张情绪，放松心情，并配合护士完成各项检查和准备工作。保证充足睡眠，必要时可在医生指导下服用镇静药物，家属应当给予患者鼓励和安慰。

9 如何安全度过乳腺癌围术期

围术期是围绕手术的一个过程，从患者决定接受手术治疗开始，到手术治疗直至基本康复，包含手术前、手术中及手术后的一段时间，具体是指从确定手术治疗时起，直到与这次手术有关的治疗基本结束为止，时间为术前5～7天至术后7～12天。

术前准备请参考上述第9点。

（1）手术中：当手术室工作人员带您到达手术间外等待时，您不要随意下床或东张西望，避免因低血糖或观看手术场景引起昏厥晕倒。

进入手术间后，为了您的手术安全，手术工作人员需要与您核对手术信息，包括姓名、年龄、住院号、手术部位与侧别。请您主动告知您体内是否有金属植入物（比如钢钉钢板等）、是否有青光眼等。然后，根据巡回护士提示脱掉上衣盖在身上，躺到手术床上，并在您肌肉丰富部位粘贴负极板以便于术中电刀的安全使用。

体位摆放：手术体位是由手术医生、麻醉医生、手术室护士共同确认和执行，为了更好地暴露手术视野，患侧腋下会垫一个垫子，也为了确保患者您的安全与舒适，在体位摆放过程中如有不适的感受希望如实告知，医务人员会及时为您进行调整。接下来麻醉医师会为您戴上面罩进行麻醉，请您放心睡一觉，睡醒以后手术就结束了。

（2）手术后

关于术后发热：无菌手术后一般容易出现吸收热，体温在37.5～38.5℃波动，为轻、中度发热。吸收热是由于无菌性抗原抗体复合物以及手术应激导致的下丘脑体温调节中枢调定点上移而引起的发热，并非感染性发热，故不要过于紧张，不需要进行特殊处理，通常3天内会自动消失。

关于术后体位：乳腺癌的手术通常采用的是全身麻醉，手术结束后，患者应在复苏室观察，待苏醒并确定无异常后再送入病房。一般术后6 h内须去枕平卧，头转向一侧，以避免口腔内的分泌物吸入气道。原则上，待患者完全清醒后即可下床活动，但由于术后当天患者插有导尿管甚至有胃管，所以一般先摇高床头，活动四肢，待拔出导尿管后再尝试缓慢下床活动。应注意避免下床速度过快造成体位性低血压。

关于负吸引流管：乳腺癌手术后通常会在胸前及腋下放置负吸引流管，以引出皮瓣及腋窝残留的渗血、渗液，促进切口愈合，降低感染的发生率。术后第一天通常会有较多量的渗血，2～3天后血性液体量会减少，当引流量减少至每天20～30 mL，并且皮瓣贴合良好时，再由医生判断是否拔出负吸引流管。患者和家属需要关注每日引流量及引流液的颜色，如有异常及时告知医生和护士。注意不要牵拉、挤压或拉高引流管，避免导致引流管脱出、堵塞或逆流感染。

关于皮下积液：拔除负吸引流管后，少部分患者仍会出现皮下积液，这是由于皮瓣与胸壁或与腋窝间有液体积聚，造成皮瓣不能贴紧创面。少量的皮下积液一般无需处理，若积液量多，如见大范围的皮肤隆起，触之有波动感或漂浮感时，可于局部行针筒抽吸治疗。

关于切口处理：乳腺癌手术后一般第二天换药1次，以观察切口情况，之后如无特殊情况，可每2 ～ 3天换药1次。术后10 ～ 14天视切口情况（此时表皮层已基本愈合）可予拆线。拆线1 ～ 2天后切口局部才能接触水（如洗澡），但不可长时间浸泡。

关于患肢功能康复：功能锻炼是循序渐进的过程，应严格按阶段运动，逐步加强训练强度和适应程度，早期应注意伤口保护，避免患侧肩部外展，随时观察引流情况，如果引流颜色加深增多，应减少训练次数和频率。动作应到位，每次可配合富有韵律的音乐，每节操可做4/8拍，一天做3次左右，可根据自己自身情况适当增加或减少次数。（具体方法见第9节第6点）

第四节 乳腺癌的化学治疗

1 什么是化疗

化疗是化学药物治疗的简称。顾名思义，是通过化学药物杀灭肿瘤细胞达到治疗目的。

化疗药物是如何“杀死”肿瘤细胞的呢？这是由于肿瘤细胞和正常细胞分裂的过程（细胞周期）不同。相比于正常细胞，肿瘤细胞具有细胞增生活跃、细胞周期短、DNA和蛋白质合成量大的特点。而肿瘤细胞快速进行的细胞周期及细胞内化学物质的合成才给了作用于这些环节的化疗药物发挥治疗作用的机会。由于肿瘤细胞和正常细胞对于化疗药物有着不同的敏感性，所以化疗药物对于肿瘤细胞具有更强的杀伤作用。

2 乳腺癌常用的化疗药物有哪些

化疗药物可使肿瘤收缩，患者症状减轻，延长寿命。根据对细胞生命周期影响的阶段不同，而分为不同类型化疗药，乳腺癌常用的化疗药物主要有以下几大类：

（1）蒽环类药物：是指含有蒽环的一类药物，用于乳腺癌化疗的主要有多柔比星（阿霉素）、表柔比星（表阿霉素）、吡柔比星（吡喃阿霉素）等，所以又称为阿霉素类药物。蒽环类药物在乳腺癌治疗领域适用范围比较广泛，覆盖了术后辅助、术前新辅助、复发转移后治疗多个阶段。20世纪80年代起，数百项前瞻性随机对照研究结果证实了蒽环类药物在乳腺癌化学治疗领域基石地位。临床上蒽环类药物常常是联合其他化疗药物一起使用的，目前乳腺癌常用的含蒽环的化疗方案有CAF方案（环磷酰胺+多柔比星+氟尿嘧啶）、CEF方

- 乳腺癌常用化疗药物
  - 作用于DNA化学结构
    - 烷化剂：环磷酰胺
    - 铂类：顺铂、卡铂
    - 蒽环类：多柔比星、表柔比星、吡柔比星
  - 影响核酸合成（抗代谢药）
    - 二氢叶酸还原酶抑制剂：甲氨蝶呤
    - 胸腺核苷酸合成酶抑制剂：氟尿嘧啶、卡培他滨
    - DNA多聚酶抑制剂：吉西他滨
  - 拓扑异构酶抑制剂：DXd
  - 作用于有丝分裂M期，干扰微管蛋白合成
    - 紫杉类：紫杉醇、多西紫杉醇
    - 长春碱类：长春瑞滨
    - 艾日布林
  - 其他
    - HDAC抑制剂：西达本胺
    - 埃博霉素类似物：UTD-1

案（环磷酰胺+表柔比星+氟尿嘧啶）、AC方案（环磷酰胺+多柔比星）、EC方案（环磷酰胺+表柔比星）。有蒽环类药物主要不良反应主要有两大类，一类是骨髓抑制，这是一种急性剂量限制性毒性，可采用重组人粒细胞生长因子（G-CSF）等药物进行治疗，保证蒽环类药物的足剂量、足疗程使用。另一类是心脏毒性，是一种慢性剂量累积限制性毒性，也就是说人的一生中使用蒽环类药物的剂量是有限的，需要累积计算，具体如何避免蒽环类药物的心脏毒性，我们将在后文详述。

（2）紫杉类药物：紫杉醇（Paclitaxel）是1963年由美国科学家Wall博士和Wani博士从太平洋岛上的红豆杉（Taxus）植物树皮中提取得到的二萜类化合物，纯品紫杉醇为白色结晶粉末，具有高度的亲脂性，易溶于氯仿、乙醇等有机溶剂，难溶于水。紫杉醇具有独特的抗肿瘤机制，它主要作用于微管蛋白，在细胞分裂过程中，微管蛋白的增多会导致纺锤体微管的减少，纺锤丝与纺锤体无法形成，从而使癌症细胞的分裂永远停留在G2和M期，导致其无法复制，最终使其凋亡。目前主要有4种紫杉类药物：紫杉醇注射液、多西他赛、脂质体紫杉醇、白蛋白结合型紫杉醇。多西他赛又名多烯紫杉醇，是从欧洲红豆杉中提取的非细胞毒性前体化合物再经半合成得到的具有细胞毒性的紫杉类化合物，它和紫杉醇的抗癌机理一样，但细胞内浓度可比紫杉醇高3倍，且在细胞内滞留的时间长，因此比紫杉醇具有更强的抗肿瘤活性。由于紫杉醇难溶于水，为了制成注射液，需要添加一种叫聚氧乙烯蓖麻油的溶剂来助溶，但这种溶剂容易引起强烈的过敏反应，因此紫杉醇和多西他赛使用前都需要使用激素进行脱敏处理。此外，脂质体紫杉醇和白蛋白结合性紫杉醇的出现，通

过独特的物理结构提高了紫杉醇的水溶性，且无需再添加助溶剂，明显减轻不良反应，提高了紫杉类药物在临床的使用安全性，目前紫杉类药物和蒽环类药物一起，占据了乳腺癌化疗领域的半壁江山。

3 乳腺癌手术后都需要化疗吗

化疗分为术前新辅助化疗和术后辅助化疗。乳腺癌的术后辅助化疗主要针对浸润性癌患者，单纯的原位癌术后不需要进行辅助化疗。术后辅助化疗的选择应基于复发风险的个体化评估、乳腺癌的病理分子分型及个体对于不同治疗方案的反应性，以及患者的整体健康状况和基础疾患、患者的意愿，化疗可能的获益与不良反应等。

4 什么是新辅助化疗

新辅助化疗是相对于术后的辅助化疗而言，术前化疗一般称为新辅助化疗。主要用于虽排除了远处转移，但因局部肿瘤过大暂时无法进行手术的患者，或是希望通过术前化疗缩小肿瘤体积，使不可手术者可以手术，不可保乳者能够保乳。可见，术前化疗虽然称为新辅助化疗，但并不是一种新的治疗方法，只是在全身治疗的时间点上与术后辅助化疗不同，用于乳腺癌已经有40多年的历史。除了新辅助化疗，术前进行的还有新辅助内分泌治疗、新辅助靶向治疗和新辅助放疗。

2021年美国临床肿瘤学会新辅助治疗共识指出，对于淋巴结阳性或肿块超过1 cm的三阴性乳腺癌（TNBC），以及淋巴结阳性或淋巴结阴性伴高危因素的人表皮生长因子受体2（HER2）阳性乳腺癌患者，可以优选新辅助治疗。《中国抗癌协会乳腺癌诊治指南与规范（2021年版）》指出，降期手术、降期保乳、降期保腋窝和体内药敏等为新辅助治疗的主要目的，并由此区分新辅助治疗的必选人群、优选人群和可选人群。为进一步规范新辅助治疗的适用人群，中国乳腺癌新辅助治疗专家共识（2022年版）推荐：① 所有患者需要在明确病理学诊断及免疫组织化学（IHC）亚型划分后，制订治疗策略。② 新辅助治疗适用人群的筛选包含两个侧重点，必选人群是指有局部治疗需求的患者，如期望新辅助治疗后降期手术、降期保乳和降期保腋窝的患者；而优选人群是期望通过新辅助治疗了解肿瘤对相应治疗的反应性，并且根据全疗程新辅助治疗后是否达到病理学完全缓解（pCR）而制订后续辅助治疗策略，因此更推荐对于有一定肿瘤负荷（T2期或N1期及以上）的三阴性或HER2阳性乳腺癌患者进行新辅助治疗。

5 术前进行了新辅助治疗，术后还需要继续治疗吗

要回答这个问题先要知道2个概念，pCR和non-pCR，pCR的全称是Pathologic complete response即病理完全缓解，也就是乳腺癌患者在经过了新辅助治疗后经历手术，术后病理检查未发现有癌细胞残留，non-pCR就是没有达到这个状态，还能看到癌细胞残留。新辅助治疗后获得pCR的患者整体预后显著好于non-pCR患者，但即使是达到pCR的患者手术后辅助治疗是否可予以适度的降阶梯目前仍缺乏足够的循证医学证据。对于新辅助治疗后的non-pCR患者，多项研究证实在足疗程新辅助治疗后进一步根据不同的分子分型进行相应的辅助强化治疗可显著改善预后。目前常用的新辅助后强化治疗药物有：HER-2亚型的T-DM1、TNBC亚型的卡培他滨、Luminal亚型的CDK4/6。

6 如何避免蒽环类药物的心脏毒性

蒽环类药物目前是白血病、淋巴瘤和乳腺癌在内的部分实体瘤的化疗基石，由于其具有亲心肌特性，更易在心肌细胞停留，所以会产生一定的心脏毒性。蒽环类药物对心脏的影响机制主要为损伤细胞膜和细胞器，心肌线粒体受损，引起心肌细胞能量代谢障碍，诱导心肌凋亡。蒽环类药物对心脏的损伤具有明显的剂量-效应线性关系，其所致心脏毒性也与累积剂量密切相关。

目前推荐的避免蒽环类药物心脏毒性的有效方法主要有以下几点：

（1）选用毒性较低的蒽环类药物，如表柔比星或吡柔比星。

（2）蒽环类药物造成心脏病变可能与自由基的产生有关。辅酶Q10、维生素C、维生素E、右丙亚胺（dexrazoxane）等具有清除自由基作用，尤其是右丙亚胺，是目前较为特异的预防蒽环类药物心脏毒性的药物。一般建议当患者

表 7-1　蒽环类药物累积剂量及心衰发生率情况

蒽环类药物	累积剂量（mg/m^2）	心力衰竭发生率（%）
多柔比星（阿霉素）	400	3 ～ 5
	550	7 ～ 26
	700	18 ～ 48
表柔比星（表阿霉素）	＞900	0.9 ～ 11.4
脂质体阿霉素	＞900	2
伊达比星（去甲氧柔红霉素）	＞90	5 ～ 18
米托蒽醌	＞120	2.6

接受蒽环类药物累积剂量较大时可使用本药保护，例如多柔比星的累积剂量达 300 mg/m^2 时即可使用。

（3）注意累积剂量，一般不到累积剂量，心脏毒性发生率其实还是比较低的。

（4）预测心脏毒性的发生，左心室射血分数（LVEF）是目前最佳和最实用的动态监测指标，LVEF 可以通过心脏超声进行监测。

7 化疗为什么需要专门的装置

肿瘤患者在静脉化疗的过程中，化疗药物会对外周静脉造成刺激和损伤，从而不可避免地引发化学性静脉炎。为了防止这种情况的出现，随着医疗技术的发展，出现了更为科学、安全的输液工具，即 PICC（外周静脉置入中心静脉导管）和输液港（port），有效地降低了化学性静脉炎的发生率。那么，PICC 与输液港的区别有哪些？化疗患者选哪种更合适呢？

经外周静脉穿刺中心静脉置管（PICC）是一种经外周静脉穿刺，通常的方法是在手臂上找一条粗点的血管，置入一根细长柔软的导管，这个导管止于胸部的大静脉（如上腔静脉），并在导管外用透明贴膜固定。输液时，可以直接将输液器与外露的导管连接。

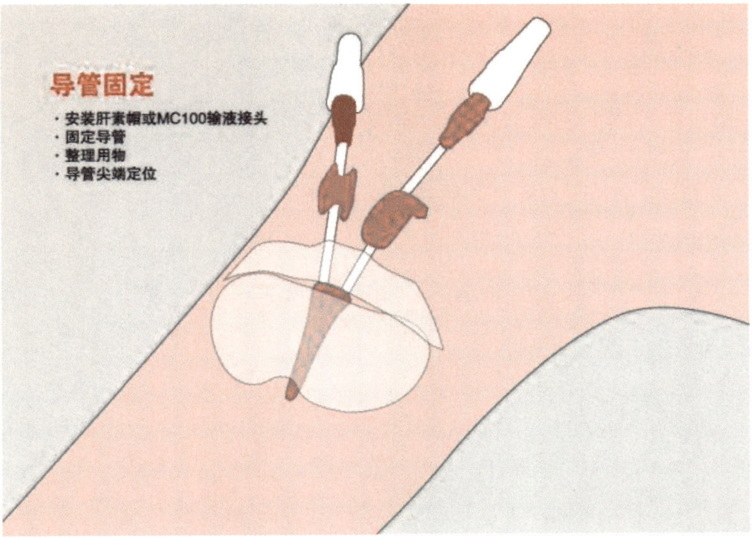

输液港则是一种完全植入人体内的血管通道，需要通过一个麻醉的小手术将其植入，包括尖端位于上腔静脉的导管部分及埋植于皮下的注射座。输液时，使用专用的穿刺针，穿刺埋在皮下的注射座，用透明敷料固定，然后连接输液器输液。

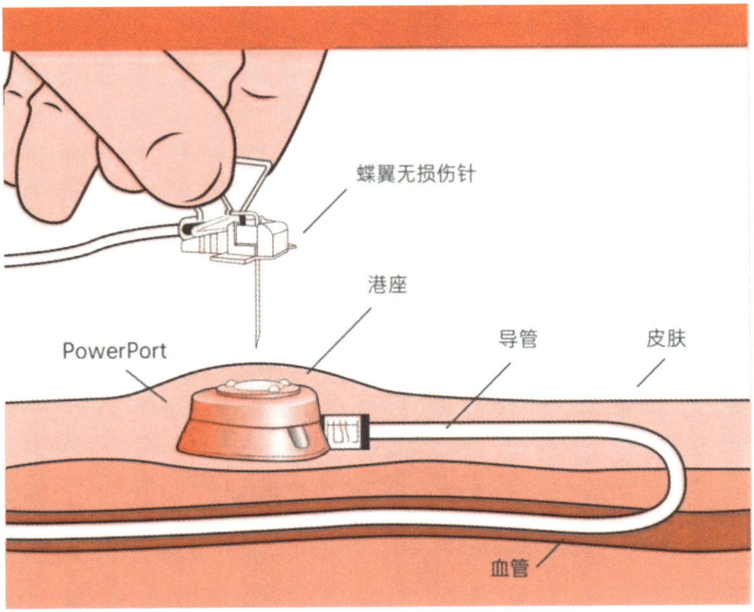

总的来说，PICC的优点在于操作简单，10 min就可以完成穿刺，而且费用比较便宜，但是因为PICC有一段导管暴露在外，所以不够美观，也会对正常生活造成一定影响，并增加感染和血栓的风险，需要每周的维护。输液港的优势在于使用方便、舒适度高，不会影响正常生活与活动，也不影响洗澡，只需要每个月维护1次就可以了，但缺点也很明显，就是费用比较高，而且大部分地区都不能报销。

PICC和输液港的选择原则有以下几条建议：

（1）看治疗方案：静脉化疗时间久的可考虑输液港，时间短的则可考虑PICC。

（2）看患者自身条件：有出血倾向、对输液港材质过敏、高凝状态者以及有严重心肺疾病的患者，宜用PICC，不建议用输液港；容易对医用黏胶过敏、外周静脉血管极差或具有PICC置管禁忌的患者可考虑输液港。

（3）看个人意愿：不愿意每周往返医院维护，或觉得携带PICC导管生活不便的患者可考虑输液港；比较在意置入输液港的创伤和费用的患者可考虑PICC。

总之，PICC和输液港都是化疗药物输注的辅助装置，两者达到的效果都是一样的。具体采用哪种置管方式，应考虑用药时间、患者意愿、药物方案、经济情况等多方面因素后，再做出选择。

8 如何评估化疗的不良反应

化疗不良反应的分级，主要是根据化疗不良反应的程度。根据美国国立癌症研究所（NCI）或WHO发布的关于化疗毒副反应的分级标准评分，0度为正常，Ⅰ度毒副反应可密切观察或予以心理/安慰剂治疗，Ⅱ度毒副反应则应给予适当药物处理，Ⅲ度毒副反应需要严格的药物治疗并对症处理至化疗终止，Ⅳ度为极其严重的毒副反应，需要积极抢救。乳腺癌化疗常见的不良反应有血液学毒性、感染、腹泻、口腔炎、脱发、疲乏等，大多的不良反应可以通过合理的预防和对症治疗得到缓解，下文将详细介绍常见化疗不良反应的检测和处理措施。

9 化疗期间出现恶心、呕吐有什么办法

恶心、呕吐是肿瘤药物治疗的常见不良反应，包括美国NCCN指南、中国抗癌协会癌症康复与姑息治疗专业委员会CRPC、中国临床肿瘤学会抗肿瘤药物安全管理专家委员会ASMC联合推出了化疗所致恶心呕吐预防指南（2021版），对化疗导致的消化道副反应的预防及治疗进行了规范。

按照发生时间，化疗所致恶心呕吐（CINV）通常可以分为急性、延迟性、预期性、爆发性及难治性5种类型：

（1）急性恶心呕吐：一般发生在给药数分钟至数小时，并在给药后5～6 h达高峰，但多在24 h内缓解。

（2）延迟性恶心呕吐：多在化疗24 h之后发生，常见于顺铂、卡铂、环磷酰胺和阿霉素化疗时，可持续数天。

（3）预期性恶心呕吐：在前一次化疗时经历了难以控制的CINV之后，在下一次化疗开始之前即发生的恶心呕吐，是一种条件反射，主要由于精神、心理因素等引起。预期性恶心呕吐往往伴随焦虑、抑郁，与以往CINV控制不良有关，发生率为18%～57%，恶心比呕吐常见。由于年轻患者往往比老年患者接受更强烈的化疗，并且控制呕吐的能力较差，容易发生预期性恶心、呕吐。

（4）爆发性呕吐：即使进行了预防处理但仍出现的呕吐，并需要进行“解救性治疗”。

（5）难治性呕吐：在以往的化疗周期中使用预防性和（或）解救性止吐治疗失败，而在接下来的化疗周期中仍然出现呕吐。

根据NCCN指南，化疗相关性恶心、呕吐的处理以预防为主。根据所接受的化疗方案的致吐风险，结合患者个体情况，医生会给予相应的药物预防方案。临床上常用的药物包括5-羟色胺受体拮抗剂、糖皮质激素、神经激肽-1受体拮抗剂、抗精神病药物等几类。

除了药物预防，良好的生活方式也能缓解恶心、呕吐，例如少食多餐，选择易消化、合胃口的 食物，控制食量，避免食用辛辣刺激性食物，不吃冰冷或过热食物等。优化口腔卫生，呕吐时淡盐水漱口，饭前饭后漱口，可去除厚口腔黏液，帮助清洁、滋润口腔。化疗间歇期适量锻炼，如慢走、打太极拳等方法进行锻炼。凉爽、宽敞、通风的环境也能让患者觉得舒服，呼吸更顺畅，起到缓解焦虑的作用。此外，中医辨证论治，化疗期间扶正培本，采用益气养

阴、疏肝和胃等法，调节食欲不振情况，减少恶心、呕吐反应也具有可不忽视的疗效（详见下文）。

10 化疗期间白细胞/粒细胞减少症的管理方法

白细胞/粒细胞减少是化疗常见的血液学不良反应，发生率高。化疗期间可通过外周血血常规监测快速评估，如出现外周血白细胞计数低于正常值下限、外周血中性粒细胞绝对值小于$2.0 \times 10^9/L$则可判断为发生了白细胞/粒细胞减少。此外，如腋下温度大于38.1℃或两小时内连续2次测量腋下温度大于37.8℃，同时中性粒细胞低于$0.5 \times 10^9/L$则需要高度警惕发生了发热性中性粒细胞减少。

化疗药物会抑制骨髓的造血功能，导致中性粒细胞的减少。一般在化疗后一周开始出现中性粒细胞的下降，在第10～14天出现最低点（这也是为什么要求患者两次化疗间，每周都需要进行血常规检测，特别是化疗后的第14天一定要验血）；在21～28天，逐渐恢复正常（因此，化疗多见每21天一次或28天一次）。白细胞/粒细胞轻微减少，常没有明显的临床症状，有部分患者会出现头晕、乏力、食欲减退、精神萎靡、低热等非特异性表现。但一旦发生明显减少，甚至粒细胞跌到接近0时，可突然出现畏寒、高热、出汗等症状，在2～3天内发生菌血症等严重感染，危及生命。

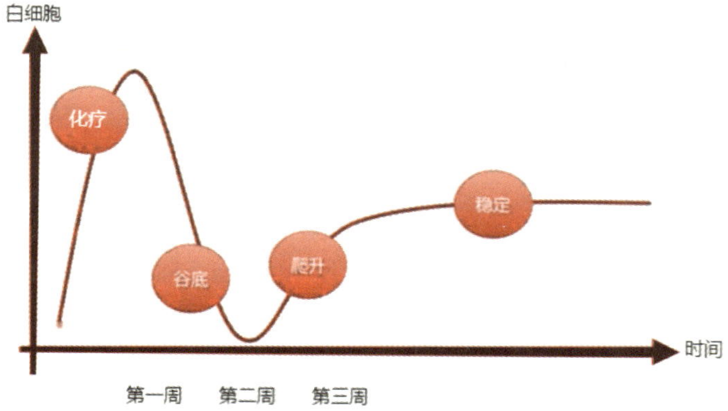

对于白细胞及粒细胞减少的患者，通常采用粒细胞集落刺激因子（G-CSF）和单核细胞集落刺激因子（GM-CSF）注射，也就是患者常说的升白

针。若白细胞＜1×10^9/L，还需要预防性应用抗生素。升白针不建议在化疗当天打，也不建议打完升白针当天就化疗，升白针和化疗两者间隔时间最好大于24 h，主要是为了避免升白针刺激产生的中性粒细胞被化疗药物破坏，加重化疗对骨髓储备功能的损伤，增加骨髓抑制的风险。

对于是否需要预防性的应用G-CSF、GM-CSF，目前仍存在争议，目前主要有以下几类人群推荐提前打升白针：

（1）使用高强度方案的患者，如化疗后出现白细胞减少，预计骨髓抑制持续的时间长（7天或10天以上）、程度重（粒细胞缺乏，中性粒细胞低于0.5×10^9/L），患者感染风险增加，就需要及时，甚至预防性地给予升白针，缩短粒细胞缺乏持续的时间，减轻骨髓抑制的程度，降低感染风险。

（2）一些年老体弱的患者，合并慢性心、肺、肝、肾疾病及糖尿病的患者，机体代偿能力差，一旦感染很可能危及生命。在这种情况下，为了预防感染，可在化疗前给予升白针，使患者尽快度过化疗后白细胞减少这段时间，减少发生感染的风险。

（3）对于既往多次化疗或放疗的患者，或是疾病浸润骨髓的患者，其骨髓的代偿能力差，也需要在化疗前考虑升白针的预防性应用。

因白细胞/粒细胞减少会引发感染，故而加强化疗期间的日常护理，也可以在一定程度上降低骨髓抑制引发的并发症风险。例如，注意口腔、会阴及皮肤的清洁卫生，避免去公共场所或戴口罩，保持环境清洁等。关于化疗期间白细胞减少的中医药治疗，见下文详述。

11 化疗期间贫血、血小板减少的管理方法

虽然发生骨髓抑制时以白细胞下降最为迅速、程度最明显，红细胞、血小板一般不会在短时间内发生较大变化，所以经常被忽略。贫血即血红蛋白降低最早出现的症状有头晕、乏力、困倦；最常见、最突出的体征是面色苍白，而血小板降低的早期症状有牙龈出血、眼底出血、皮下瘀斑等。贫血和血小板降低也主要是通过外周血血常规监测，如出现了Ⅲ度及以上的红细胞、血小板降低，应给予及时有效的处理。比如采取红细胞成分输血、注射重组人促红细胞生成素（能调节红细胞的生成）、补充铁剂、维生素B_{12}、叶酸等，血小板减少并且有出血倾向的患者，应予输注单采血小板或新型药物重组人促血小板生

成素（为特异性的巨核细胞生长因子）。除了这些血液制品外，也有很多传统的中药制剂对贫血、血小板降低具有疗效，例如，当归、阿胶、花生衣等，他们制成的养血饮、阿胶补血膏等都在临床应用广泛。

12 化疗期间出现腹泻怎么办

腹泻，俗称“拉肚子”，是指排便次数明显超过平日习惯的频率，粪质稀薄，水分增加，每日排便量超过200 g，或含未消化食物或脓血、黏液。化疗引起腹泻的原因很多，主要有：

（1）肠黏膜受损，化疗药物对消化道黏膜细胞产生不利影响，导致黏膜炎症和损伤，进而引发腹泻。

（2）肠道细菌失衡，化疗可能破坏肠道内的正常细菌群落，导致有害细菌的增殖，进一步诱发腹泻。

（3）药物不良反应：一些化疗药物本身具有导致腹泻的不良反应，如吉西他滨和伊立替康等。《常见不良反应事件评价标准》（CTCAEv4.03）按腹泻症状进行分级：与基线相比，大便次数增加每天＜4次为1级；4～6次为2级；≥7次为3级；4级以上已严重危及生命或出现死亡。

一般对于没有其他并发症症状的1、2级腹泻患者可采用口服补液和洛派丁胺进行保守治疗。若患者一般情况欠佳，伴有中重度胃肠痉挛、恶心呕吐、发热、败血症、中性粒细胞减少、出血或脱水的轻中度以及严重腹泻患者应入院，由包括胃肠病学专家在内的多学科团队进行评估治疗并严密监护。此外，大量喝透明液体饮料，以补充流失的水分，例如，水、淡茶、苹果汁、桃汁或杏仁露、清汤等；少食多餐替代一日三餐；避免摄入油腻、麦麸、生冷、咖啡因、非常热或辛辣的食物；多吃富含钾的食物，例如，香蕉，土豆，杏子等；戒烟戒酒；当腹泻开始改善时，尝试吃少量容易消化的食物，例如，米饭、香蕉、苹果酱、酸奶和土豆泥等对于预防及避免进展成严重腹泻具有一定的效果。

13 化疗药物引起的过敏反应严重吗

化疗药物过敏包括急性过敏和慢性过敏，急性过敏反应一般在化疗药物输注后立即发生，甚至刚输注就开始出现，症状较重，临床判断原因明显。而部分迟发性、慢性过敏反应，可能在用药之后，甚至是几天之后，才出现这样的问题，较易被忽略。

急性过敏反应又根据严重程度和表现方式分为严重过敏反应和皮肤损害。急性过敏在临床上的表现是相对比较严重，比如在化疗药静脉滴注的过程中，直接出现全身性的过敏反应。相对比较严重的可以引起咽喉部的喉头水肿，或者是引起过敏性的休克，这种都是相对比较严重的情况。例如前文中提到，紫杉醇类药物发生的过敏反应就属于严重过敏反应，常发生过敏性休克。为了防止患者发生过敏反应，所有患者通常在使用紫杉醇类化疗药物前应予以地塞米松口服，若发生过敏性休克，要给予急救措施，大量补液纠正过敏。同时，可能还要应用糖皮质激素、肾上腺素等药物，改善病人生命体征的变化。这种严重过敏反应在临床上并不是很多见，多数的情况下药物所导致的过敏反应，主要表现为皮肤的损害，如使用吉西他滨可出现皮疹，多发生在前胸、后背和面部，称为丘疹脓疱症状，针对这种问题，可以给予抗过敏的药物，也可以给予局部的外用的软膏，在皮肤科医生的指导下用药更为科学、更为准确客观。

14 所有化疗药都会掉头发吗

化疗期间脱发的原因与化疗药物对毛囊的损害有关，化疗药物具有细胞毒性，缺乏明确的指向性，在杀灭癌细胞的同时对增殖旺盛的细胞如毛囊细胞具有一定的影响，可以直接损害毛囊，导致毛囊细胞凋亡，使生长期毛囊提前进入退行期。化疗药物导致毛囊损伤不仅限于头发，还包括胡子、眉毛、睫毛、腋毛等。一般化疗导致的脱发会发生在化疗开始后2周左右，且在其后的1～2个月内加剧。脱发可能是头发慢慢变细、然后脱落，也可能是一撮一撮地脱落，暂时未脱落的头发可能会因为干枯变得没有光泽。但是毛发脱落的程度也因人而异，其脱落程度与使用化疗药物的种类、剂量、给药方法、化疗时间长短、个人体质等有关。

对于化疗期间脱发及头皮管理，有以下几条小建议：

（1）使用中性或弱酸性的洗护产品。

（2）洗发、梳头时动作轻柔，避免过多的拉扯，例如编辫子或扎过紧的马尾辫。

（3）远离热源，不要使用吹风机、卷发器或进行烫发。

（4）在户外要戴帽子或撑伞，避免紫外线直射头皮损伤毛囊。

化疗导致的脱发可引起患者个人形象发生改变，不仅会影响患者的自尊，还会影响患者的心情，降低自信心，可引起不同程度的心理情感障碍，甚至会因此影响治疗进程。但化疗导致的脱发属于暂时性脱发，有少数患者在化疗过程中就会长出新的毛发。大多数患者会在停药1～2个月后头发会重新长出来，停药6～12个月后，头发通常会恢复到和以前一样。此外，目前各大医药公司也努力开发新型化疗药物，例如，脂质体制剂等，他们在化疗药外层包裹了特殊的结构使其具有“不脱发”的优点。

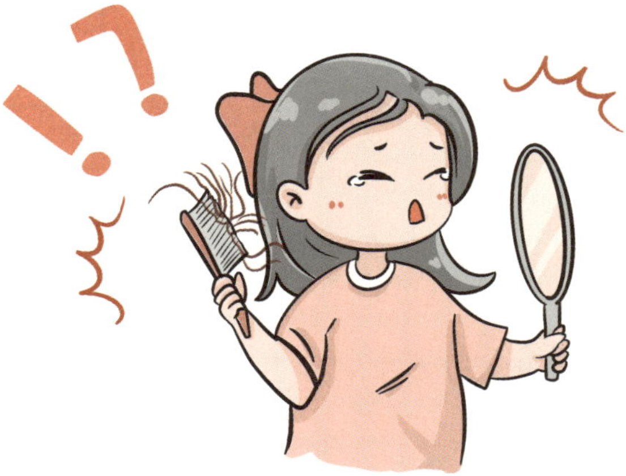

15 化疗引起的手足综合征有什么预防治疗的好方法

手足综合征（Hand-Foot Syndrome，HFS）是手掌-足底感觉迟钝或化疗引起的肢端红斑，是一种皮肤毒性，主要发生于受压区域。肿瘤患者在接受化疗或分子靶向治疗的过程中可出现。特征表现为麻木、感觉迟钝、感觉异常、麻刺感、无痛感或疼痛感，皮肤肿胀或红斑，脱屑、皲裂、硬结样水泡或严重的疼痛等。由于化疗致手足综合征影响患者的生活质量，近些年来逐渐被肿瘤医生及患者所重视。按照其严重程度可分为3级：1级主要以手和足的麻木、感觉迟钝、感觉异常、无痛性肿胀或红斑为表现，一般不影响正常活动；2级手和足部会有疼痛性红斑和肿胀，影响患者日常活动；而3级患者，手和足部以湿性脱屑、溃疡、水疱为表现，伴有严重的疼痛，使患者不能工作或进行日常活动的严重不适。

目前最有效的减少化疗引起手足综合征的方法是化疗前后进行的手足冰敷。乳腺癌治疗的常用药物例如脂质体阿霉素、紫杉醇、多西他赛等都比较容易引起手足综合征，临床在输注这些化疗药的前后，在手足部位局部进行冰敷，能够引起血管手收缩，从而限制循环在血液中的药物达四肢，减少药物在手掌、脚掌部位的蓄积，从而降低手足综合征的发生率和严重程度。

此外，还可以在患处涂抹尿素霜、含绵羊油的乳霜或者药物保持皮肤湿润，减少脱屑、减轻疼痛感。还可以在医生指导下口服维生素B_6、塞来昔布等药物营养神经、镇痛消炎。如果局部出现较大的水疱，切忌自行撕扯，建议请医务人员处理清创。患者在日常生活中也要尽量避免手足部位摩擦或者接触高温物品，避免剧烈的体力劳动，尽量穿可以减震、舒适透气的鞋子，休息时可以抬高患肢。除此之外 ，保持手足部皮肤湿润也有助于改善疾病。还要注意避免在阳光下直晒，忌食辛辣刺激性的食物。

16 中医防治化疗不良反应的优势是什么

中医学以其自身独特的理论，个体化的辨证治疗为改善化疗不良反应做出了贡献。不仅使患者在化疗过程中减轻了痛苦，提高了化疗的完成率，而且给化疗的中药增效增敏、延长患者术后的生存时间等带了希望。中医防治化疗各种不良反应的思路和优势主要有哪些呢?

（1）消化道反应：化疗过程中出现消化道反应极为普遍，主要症状包括恶心、呕吐、食欲不振、腹胀、嗳气、呃逆等。中医治疗以整体观念、辨证论治为纲要，以胃气上逆为主，治以和胃降逆；以腹胀纳呆为主，治以补气健脾、利气开胃；若以胸闷泛呕为主，当以利湿化浊、健运脾气为治法；以腹痛为主要症状，以疏肝理气之法治之。

（2）骨髓抑制：化疗引起的骨髓抑制，因程度的不同，除血常规中白细胞/粒细胞、血小板、红细胞降低外，临床症状可表现为头晕乏力、肢体懒动等，中医治疗辨证化裁，随症加减。例如，以乏力、头晕眼花、心悸、面色㿠白、毛发脱落为主要表现的气血两虚型，治以补气养血、活血骨髓；而以头晕乏力、腰膝酸软、面浮肢肿、食少便溏为主要表现的脾肾两亏型，可治以温补脾肾；以头晕耳鸣、心烦不宁、腰酸乏力或潮热盗汗为主症的肝肾阴虚型，当治以滋补肝肾，充实骨髓。除上述辨证用药外，临床上也广泛地应用地榆升白片、双黄生白颗粒等中成药制剂防治化疗引起的白细胞减少症，疗效明显，方便服用。

（3）静脉炎：由于个体差异和不同化疗药物的影响，部分患者静脉注射化疗药物时会发生静脉炎，中医外治方法各异，大多能取得显著的效果。常以清热解毒、活血化瘀的药物研成粗末，或水煎或蒸热后外敷患处。

（4）脏器功能损伤：化疗药物损伤肝肾、灼伤阴精，致使肝失疏泄、湿热邪毒结于肝胆，可出现胁痛、口苦、腰酸、尿少甚至皮肤目珠黄染等表现，血生化检查可见白蛋白减少、丙氨酸氨基转移酶、天冬氨酸氨基转移酶、尿素氮、肌酐升高等。中医治疗常以清利肝胆、滋补肝肾为法，根据具体辨证，或加用清热利湿退黄之品。

心肌损伤症见心悸、气短、心烦、夜寐欠安等，心电图检查可见心律不齐、早搏、ST段或T波改变，心超或见心功能减低，此系化疗药物损伤心阴、耗伤心气、心之气阴亏虚所致，治法以益心气、养心阴、宁心安神为主。

第五节

乳腺癌的放疗

1 什么是放疗

放疗的全称为肿瘤放射治疗，是利用放射线治疗肿瘤的一种局部治疗方法。放射线包括放射性同位素产生的α、β、γ射线和各类X线治疗机或加速器产生的X线、电子线、质子束及其他粒子束等。放射线可以使肿瘤细胞的DNA发生损伤，代谢和生长受到抑制，最终使肿瘤细胞凋亡。

大约70%的癌症患者在治疗癌症的过程中需要用到放射治疗，约有40%的癌症可以用放疗根治。放射治疗在乳腺癌治疗中的作用和地位日益突出，已成为乳腺癌综合治疗的主要手段之一。

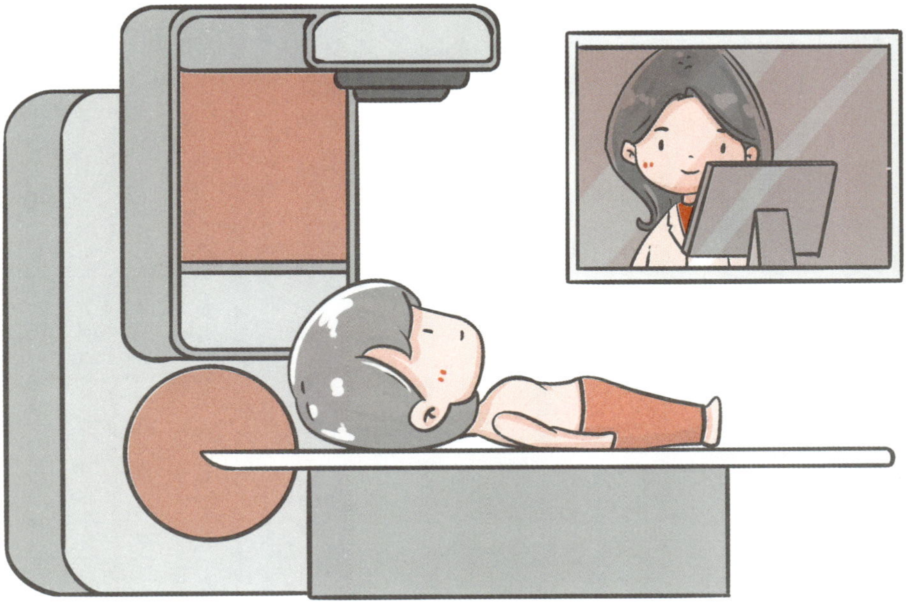

2 哪些人群需要进行放疗

放疗和手术治疗一样，属于乳腺癌综合治疗中的局部治疗手段。根据治疗目的不同，乳腺癌放疗适用于以下情况：

（1）乳腺癌根治性手术后的辅助放疗：放疗可以降低乳腺癌复发的风险，提高生存率。

（2）乳腺癌手术前的新辅助放疗：放疗可以起到预处理的效果，缩小肿瘤，便于手术操作，不过由于放疗引起的局部皮肤问题，易引起手术后伤口愈合不良，所以目前临床新辅助放疗使用较少。

（3）乳腺癌转移患者的解救性放疗：对于转移至淋巴结、骨、脑等部位的乳腺癌患者，放疗可以减轻症状、控制疾病进展，是全身治疗的有效补充。

其中辅助放疗的适应证主要为接受保乳手术的患者，以及原发肿瘤≥5 cm，或肿瘤累及皮肤、胸壁，或腋窝、锁骨上、内乳淋巴结转移的患者。而对于新辅助化疗后接受了根治性手术的患者，按照最严重时的情况，如满足肿瘤≥5 cm，淋巴结有转移则均应接受术后辅助放疗。

3 放疗的最佳时机

患者术后放射治疗的最佳时间需根据具体情况决定。一般认为乳腺癌是全身性疾病，按照指南或常规，术后患者多需接受全身系统治疗，一般化疗6～8个疗程，4个半月至6个月，即术后6个月内完成化疗，身体恢复到可接受放射治疗时进行放射治疗，这是最常见的一种治疗间期。特殊情况如手术后病情比较轻，早期不需做化疗，但由于进行了保乳术或有其他特殊，需要接受放射治疗的，一般在手术伤口愈合后1个月内接受放射治疗。虽然乳腺癌患者术后最晚放疗时间没有具体说法，但延迟放疗会增加局部复发比例是目前公认的，所以放疗宜早不宜晚。

4 什么是大分割放疗

乳腺癌患者早期就存在血行转移，其淋巴转移途径也并非只有早期存在，因此对于行乳腺癌根治术的患者而言，再术后行放疗能够进一步巩固疗效，提高生存期。临床上常见的放疗方式有大剂量分割以及常规分割2种，其中常规分割放疗的总剂量为50 Gy，2 Gy/次，攻击25次，总时长需要5周，预计患者完成整个常规放疗需要2个月的时间。而大剂量分割疗法通常是在保证总的照射剂量的前提下，通过增加每一次的照射剂量，从而缩短了照射次数，因此也就直接缩短了患者的治疗时间，避免了患者反复多次住院，大大降低了患者的经济压力。目前国内外文献报道称，乳腺癌根治术后的患者采取大剂量分割放疗其疗效能够保证。同时，整个疗程短、安全、可靠，其疗效和常规的分割放疗并不存在明显差异，甚至往往会稍高于常规分割放疗。

5 哪些乳腺癌患者可以选择大分割放疗

大分割放疗是安全的，且能缩短治疗时间，那么哪些乳腺癌患者可以选择大分割放疗呢？

（1）乳腺癌保乳术后放疗：对于乳腺癌患者，大分割放疗最初就是首先应用于保乳患者的，没有大分割以前，保乳术后的放疗一般是整个乳房放疗25次，局部瘤床再加5次，共30次，一共35天，时间实在是太久了。后来经过长期研究发现，单次2.67 Gy，共15次放疗，后续局部加5次（每次2 Gy）可以达到同样的效果，无论是疗效还是不良反应与常规分割放疗都相似，同时大分割放疗还可以减少正常组织的受照射剂量，所以大分割放疗慢慢成了保乳术后放疗的主流。

（2）根治性（全切）术后放疗：既然保乳术后大分割放疗是安全且有效的，那么，大分割放疗是否适用于全切术后放疗呢？乳腺癌根治术常规放疗25次，视情况包含锁骨区及内乳淋巴结引流区。而针对乳腺癌根治术后放疗目前大分割是2.9 Gy一次，共15次，研究表明，其安全性与有效性与常规分割相当。但是目前对于根治术后使用大分割放疗的单位相对较少，第一是因为研究的时间较晚，第二是有些医生觉得研究的不充分，还是常规分割更安全有效。但随着研究的深入，大分割放疗在乳腺癌全切手术后的应用会越来越普遍。

6 放疗的常见不良反应有哪些

放疗作为一种局部抗肿瘤治疗，与化疗等全身治疗相比副反应较轻，常见的副反应有以下几种：

（1）放射性心血管损伤：放射性心脏损伤是指放疗后产生的心肌、冠状血管、心脏传导系统等组织结构的损伤。包括放射性心包炎、放射性心肌病、放射性冠心病、放射性膜损伤、放射性传导系统损伤等类型。

（2）放射性肺损伤：放射性肺损伤是指肺组织在受到放射后发生的局部损伤。主要症状有干咳、轻微或严重的呼吸困难、低热等，严重者会出现呼吸功能不全。影像学表现为肺部出现与放射野一致的片状模糊阴影，不受肺叶、肺段的限制。慢性期出现纤维索条影或局部胸膜增厚。

（3）皮肤损伤及乳房纤维化：由于乳腺位置较表浅，故高剂量点的设置位置较浅，放疗时会对局部的皮肤产生不同程度的损伤，尤其是真皮、皮下血管丛和上皮生发层细胞的损伤，即放射性皮肤损伤。主要表现为上皮的生发层和皮下血管的变化。而血管损伤、微循环障碍则会引起组织细胞变性坏死，造成乳腺纤维化。

（4）放射性臂丛神经损伤：放射性臂丛神经损伤是指成熟的神经组织在受到放射治疗后发生的延迟性局部损伤。临床表现主要包括4个方面：感觉改变、神经性疼痛、运动无力以及淋巴水肿。

（5）上肢淋巴水肿：多发生于术后辅助放疗的患者，表现为外观异常伴上肢功能障碍。上肢淋巴水肿的发生主要与腋窝淋巴结清扫有关，腋窝淋巴结清扫切断了部分淋巴管，放疗进一步引起细微的淋巴管狭窄、闭塞，且皮下组织发生纤维化，限制了淋巴液回流，长期如此则引起淋巴管壁增厚、硬化及管腔内出现纤维蛋白原栓子，淋巴液回流进一步受阻，并可继发感染。

接下来对部分发生率较高的放疗不良反应做详细介绍。

7 如何缓解放疗期间咽喉部干痛

乳腺癌的放疗如果照射区域包括锁骨上淋巴结引流部位就容易出现咽喉部干涩、疼痛、吞咽困难的不适症状，有患者形容为“咽口水都痛”。这是由于放射线在照射淋巴结的时候对咽喉部的腺体也会造成损伤，腺体损伤后就不能产生一些滋润喉咙的分泌物，所以喉咙感觉干痛。目前主要采用对症治疗的方式，疼痛明显的可口服止痛药，如西乐葆、芬必得等。糖皮质激素如泼尼松片、地塞米松片可减轻局部炎症渗出，对于缓解急性炎症有较好的效果。另外，在咽喉局部外用清咽利喉、修复黏膜的西瓜霜、锡类散、金喉健、康复新液等也具有很好的缓解作用。此外，中医药治疗此病具有一定的优势，麦冬、天冬、石斛、白茅根等滋阴药物，煎汤冷却后频服，注意药物剂量一般要大，可联合使用也可单味药物使用。

8 什么是放射性皮炎

放射性皮炎是由于放射线照射引起的皮肤黏膜炎症性损害。本病主要见于接受放射治疗的患者及从事放射工作而防护不严者。可引起一系列皮肤反应和损伤，表现为可逆性的毛发脱落、皮炎、色素沉着及不可逆的皮肤萎缩，皮脂腺、汗腺的毁灭和永久性的毛发缺失，以致放射性坏死，继之形成溃疡。

乳腺癌放疗引起的放射性皮炎主要为急性放射性皮炎，可分成四级（参考RTOG、CTCAE）：

（1）1级：轻度红斑、干燥性脱屑、脱毛，出汗减少。

（2）2级：中度到重度的红斑、暗红色斑；片状湿性脱屑，多局限在皱褶处；中度水肿，可能出现水疱，感染风险增加。

（3）3级：不局限于皱褶的融合性湿性脱屑；由轻伤或摩擦引起的出血，凹陷性水肿。皮肤感染风险高和疼痛感严重。

（4）4级：危及生命；皮肤坏死或真皮层溃疡；从受损部位自发性出血；需皮肤移植。

3、4级可伴全身症状，如发热、头痛、头晕、精神萎靡、食欲不振、恶心、呕吐、腹痛、腹泻、出血及白细胞计数减少等，严重者可危及生命。

治疗主要以对症为主。对于仅有轻微色素沉着患者，一般无须处理。有红斑者可局部搽消炎抗过敏的药膏，如植物提取物（芦荟凝胶和植物油类）、维生素类（维生素C、维生素B_{12}和维生素E等）、乳膏类（激素类乳膏和比亚芬等）、重组人表皮生长因子等。如果出现Ⅲ度、Ⅳ度严重皮肤反应，应及时前往医院就诊。在日常生活中，也要做好防护措施，建议穿全棉内衣，避免不适材质的局部刺激。淋浴时局部以柔软毛巾蘸温水轻柔清洗，避免肥皂、热水刺激，避免热敷、用冰袋等。

9 放疗后为什么会出现咳嗽胸痛

放疗引起的不良反应中有一项比较隐蔽的不良反应——放射性肺炎。该病是由电离辐射照射肺部而产生的无菌性炎症反应，发生率为8%～8.25%，重症发生率约2%。放射性肺炎的临床表现与接受照射的剂量、治疗方案有关，同时还存在个体差异。患者的症状通常发生在接受放射治疗后的1～3个月，刚开始症状较轻，或者没有明显症状，之后主要表现为低热、咳嗽咳痰、胸闷气短等。症状严重时，还可能有咳血和剧烈咳嗽，随着病情发展可能出现慢性咳嗽、活动后呼吸困难等表现。由于其起病离放疗有一定的时间差，症状又不典型，常常和上呼吸道疾病混淆，所以临床常有延误。

该病的检查主要有肺功能检查和胸部CT检查，肺放射性肺炎和纤维化都引起限制性通气功能障碍，肺顺应性减低，伴通气/血流比例降低和弥散功能减低，导致缺氧。有时胸片尚未发现异常，而肺功能检查已显示变化。胸部CT检查一般在放疗停止后1个月才能看到肺部出阴影。急性期在照射的肺野上出现弥漫性片状模糊阴影，其间隐约可见网状影，酷似支气管肺炎或肺水肿。病变的范围与胸廓表面照射野一致。慢性发生肺纤维化，呈条索状或团块状收缩或局限性肺不张。纵隔胸膜和心包有大量粘连，纵隔向患侧移位，同侧横膈升高和胸廓塌陷。

为预防放射性肺炎的发生，应严格掌握放射总剂量及其单次剂量分配、照射野大小。乳腺癌作放射治疗，最好作切线投射，尽量避免肺部的损伤。在放射治疗过程中，应严密观察患者有无呼吸道症状及体温升高。X线检查发现肺炎，应立即停止放射治疗。治疗方法主要是对症治疗，肺部继发感染给予抗生素。早期应用糖皮质激素有一定疗效；给予氧气吸入能改善低氧血症。

10 放疗期间的饮食起居护理

想要安全度过放疗，还需要在一些生活起居上有所注意：

（1）保护照射野“标记”：放疗前医生精确地定照射部位，并画上红线，作为放射治疗标记。放疗标记与外科手术部位一样重要，一定要保持清晰，色线变淡，应请医生画清晰，切勿洗脱“标记”，否则重画线不可能与原来完全一样，从而影响疗效。

（2）照射野皮肤护理：射线照射后皮肤会发生不同程度的急性反应，表现为红斑、痒、脱毛或脱屑，并有色素沉着、毛囊扩张等。减轻放疗造成的急性皮肤反应的方法是：保持照射野皮肤清洁、干燥、防止感染，局部皮肤避免刺激，做到“四勿四禁一忌一不”：勿用手抓搓，勿穿硬质衣物，勿在强烈阳光下暴晒，勿做红外线等各种理疗；禁贴胶布或胶膏，禁注射，禁热敷，禁自行用药；忌用肥皂或护肤霜洗擦；不搽刺激性或含重金属的药物，如碘酒、红汞、万花油等。对需要刮胡须或刮毛发的反应区域，使用电动刮刀。内衣宜柔软、宽大，吸湿性强。保持乳房下、腋窝部皮肤清洁干燥，防止干反应发展为湿反应。照射野不可贴胶布，以免所含氧化锌（重金属）产生二次射线，加重皮肤损伤。发生干反应，可涂0.2%薄荷淀粉或羊毛脂止痒；湿反应可涂龙胆紫或氢化可的松暴露创面；如有水疱形成，涂硼酸软膏包扎1～2天，待渗液吸收后，再行暴露疗法。皮肤脱屑期，切勿用手撕剥。

（3）饮食调摄：如鼓励多吃富含维生素A的蔬菜，多食牛奶、鱼肝油、鸡蛋和其他高蛋白质、易消化饮食，以利于机体修复损伤的组织。重要的是不要让患者在接受放疗期间有明显的体重下降，经验表明：食欲好、进食多，对肿瘤治疗及不良反应的克服都有益。放疗期有些患者还伴有嗅觉和味觉的改变如口发苦、吃糖不甜、受不住烹调的气味等，所以在食物的调配上，注意色、香、味，少量多餐，餐前适当控制疼痛，饭前散步等。同时，应禁烟酒，避免辛辣、煎炸等刺激性食物和过硬食物，鼓励患者多饮汤水。

第六节
乳腺癌的内分泌治疗

1 什么是乳腺癌的内分泌治疗

内分泌治疗是乳腺癌主要的辅助治疗手段之一，至今已有100多年的历史，从1896年Thomas Beatson采用卵巢切除术治疗绝经前晚期乳腺癌，到20世纪70年代内分泌药物的出现，从三苯氧胺（TAM）成为内分泌药物治疗的里程碑，到第三代芳香化酶抑制剂（AIs）的问世，内分泌治疗取得了一系列重要进展。

乳腺的正常生长及发育，有赖于人体内多种激素的协调作用。雌激素是直接刺激乳腺生长、发育的重要激素，孕激素通常是在雌激素作用的基础上产生效应。雌激素通过与其受体（雌激素受体，ER）结合以发挥生物学功能，因此，乳腺癌内分泌治疗主要是通过：

（1）阻断雌激素的合成、降低雌激素水平。

（2）部分阻断ER活性。

（3）全部阻断ER活性等方法，改变乳腺癌生长所需的内分泌环境，达到使癌细胞增殖停止于G_0/G_1期和缓解癌症的目的。绝经前女性的雌激素主要来源于卵巢，少部分来源于性腺外组织，如肝脏、脂肪、肌肉等组织的芳香化酶（芳香化酶可催化雄烯二酮和睾酮等雄激素，转化为雌二醇），而绝经后女性的雌激素大部分来源于外周组织的芳香化酶。这种生理差别就决定了绝经前、后的女性内分泌治疗的方向性。即绝经前主要抑制卵巢产生雌激素，常用TAM、戈舍瑞林等，绝经后则通过抑制芳香化酶的功能，降低循环中的雌激素水平，从而抑制雌激素对肿瘤生长的促进作用。

2 所有的乳腺癌患者都适合接受内分泌治疗吗

相较于化疗，内分泌治疗易于耐受，极少发生严重的不良反应，但很多患者有这样的困惑，为什么自己不适合接受内分泌治疗呢？事实上，虽然内分泌治疗为高度有效的治疗方式，但主要适用于激素受体（HR）阳性患者。在乳腺癌中，HR阳性患者占约70%的比例，其中ER阳性患者占全部乳腺癌的60%～75%，孕激素受体（PR）阳性患者约占65%。因此，并不是所有的乳腺癌患者均适用内分泌治疗，根据NCCN诊疗指南（2023版），以组织病理学为基础，激素受体ER、PR任意一个阳性的乳腺癌患者即可行内分泌治疗。

3 乳腺癌内分泌治疗的药物有哪些

目前，国内外乳腺癌内分泌治疗通常采用的手段/药物包括：卵巢功能抑制、选择性雌激素受体调节/下调剂、芳香化酶抑制剂等（表6-2）。

（1）卵巢功能抑制：循环中的雌激素大部分来源于卵巢，由垂体—下丘

表6-2　常用内分泌治疗药物

	卵巢功能抑制剂		选择性激素受体调节/下调剂			芳香化酶抑制剂（第三代）		
药物名称	戈舍瑞林	亮丙瑞林	他莫昔芬	托瑞米芬	氟维司群	来曲唑	阿那曲唑	依西美坦
商品名称	诺雷德	抑那通	三苯氧胺	法乐通	芙仕得	弗隆	瑞宁得	阿诺新
				枢瑞		芙瑞	瑞婷	依斯坦

脑轴调节其水平，因此，卵巢去势是绝经前女性最有效的降低雌激素的方法，也是乳腺癌内分泌治疗开展最早的治疗方式，包括手术去势、放疗去势和药物去势。手术去势和放疗去势属于永久性去势方法，一般是将两侧卵巢移除或灭活，属于比较彻底的去势手法。而药物性去势通过黄体激素释放激素（LHRH）激动剂实现，目前常用1个月1次或3个月1次的缓释制剂，不属于永久性去势，停止注射后部分年龄偏轻的患者，卵巢功能还会恢复，月经继续

来潮。

（2）拮抗雌激素受体药物

自1973年首次应用抗雌激素制剂治疗乳腺癌以来，40多年来，对于选择性激素受体调节/下调剂（指选择性激活或拮抗不同靶器官的复合物）的研究取得了辉煌成绩。目前临床常用的抗雌激素制剂主要分为以下2类：

1）雌激素衍生物：如他莫昔芬（即三苯氧胺，TAM）、托瑞米芬。1971年，TAM首次应用于临床，1978年被美国FDA批准，获得了较好的临床疗效。TAM为合成抗雌激素药物，化学结构与雌激素相似，其反式异构体起主要的抗雌激素作用，顺式异构体有促雌激素作用。托瑞米芬（TOR）是继TAM后由芬兰Farmos公司研究开发的新一代抗雌激素药物，作用机制类似TAM。

2）甾体类复合物：氟维司群是第一个纯雌激素受体拮抗剂（选择性激素受体下调剂），其在结构上与非甾体类雌激素拮抗剂不同，对ER的抑制作用是通过侧链完成的。

由于此类药物作用机制是组织雌激素受体对肿瘤细胞生长产生的影响，所以绝经前后的女性均可应用。

（3）芳香化酶抑制剂：芳香化酶属于细胞色素P450家族，广泛存在于卵巢、肝脏、肌肉、脂肪和肿瘤组织中，是人体内合成雌激素的重要酶。芳香化酶抑制剂（AIs）通过抑制组织中的芳香化酶活性，减少雌激素的产生，从而抑制乳腺癌细胞增殖，所以适用于绝经后的女性。目前临床主要应用的是第三代芳香化酶抑制剂，有来曲唑、阿那曲唑、依西美坦。它们结构相似，疗效及不良反应也相当。

4 哪些年轻的乳腺癌患者需要打“肚子针”

前面我们已经提到了卵巢去势（OFS）的方法，其中药物性卵巢去势针（GnRHa）一般采用皮下注射的方法，由于针头较粗所以常选择脂肪丰富的肚子，也被患者俗称为“肚子针”。哪些人需要进行卵巢去势呢？目前对于OFS的获益人群尚无统一规定，从2016年ASCO指南到2017年St. Gallen共识再到2018版《中国早期乳腺癌卵巢功能抑制剂临床应用专家共识》，总的来说有2类患者OFS治疗获益明显：第一类是高复发风险患者（如淋巴结转移数目多、肿瘤分级比较高、肿瘤较大者），这部分患者一般先做化疗，化疗后若没有绝经，可以进行OFS联合TAM或AI治疗；第二类是35岁以下的年轻患者，这类患者本身复发风险比较高，化疗后绝经的可能性也较小，故这部分患者也可进行卵巢抑制治疗。卵巢功能抑制除了用于强化内分泌治疗外，另外一个功能就是保护卵巢功能，对于有生育需求的年轻乳腺癌可以保留一定的生育功能。

5 “肚子针”怎么打，要打多久

（1）药物品种：GnRHa有戈舍瑞林、曲普瑞林和亮丙瑞林。这些药物疗效相当，临床上都可以使用，医师及患者可根据经济条件和治疗依从性选择。

（2）给药方法：GnRHa通常是每月腹部皮下注射一次，因此乳腺癌患者将其俗称为“肚皮针”。建议不要在同一部位反复注射，以免引起皮下硬结。目前亮丙瑞林（抑那通）有“1个月短效剂型”及“3个月长效剂型”可供选择，患者可根据需要选择。

（3）用药时机：对于接受化疗的早期绝经前激素受体阳性的乳腺癌患者，使用GnRHa的起始时间（同步化疗还是等化疗结束且确认绝经前状态后序贯使用）目前仍存在一定的争议。国内专家的建议是：根据激素受体阳性乳腺癌化疗前的卵巢功能状态，决定辅助内分泌治疗方案，GnRHa可以在化疗结束后直接序贯使用；GnRHa同步化疗不影响患者的生存获益，无需为了更好的疗效提前使用；对于需要保留生育功能的乳腺癌患者，建议GnRHa同步化疗起到保护卵巢功能的作用。

（4）用药疗程：关于GnRHa在绝经前乳腺癌治疗中的最佳疗程，目前尚无明确定论：2015年《ESMO原发性乳腺癌诊断、治疗和随访临床实践指南》和《中国抗癌协会乳腺癌诊治指南与规范（2019版）》推荐的GnRHa疗程为2～5年。2017年St. Gallen专家共识、2016年ASCO关于OFS的指南更新以及2017年BCY3指南推荐的疗程为5年。《中国早期乳腺癌卵巢功能抑制临床应用专家共识（2018年版）》专家建议GnRHa辅助内分泌治疗的疗程为5年，短于5年但超过2年的应用也有获益。在多数情况下，医生会根据不同病人的情况进行调整。

（5）联合方案：对绝经前激素受体阳性的早期乳腺癌中危和高危患者，或STEPP分析的较高风险患者推荐OFS联合AI治疗，OFS联合他莫昔芬治疗也是合理的选择。此外对存在他莫昔芬禁忌证的患者，也可直接推荐OFS联合AI治疗。

6 乳腺癌内分泌治疗的不良反应有哪些

不同类型的内分泌治疗药物的不良反应不尽相同，一般可引起潮热、盗汗及阴道干燥等。TAM可增加子宫内膜癌和深静脉血栓发生率，AIs可引起肌肉骨骼症状、增加骨质疏松及骨折发生率。下面介绍内分泌药物常见的几种不良反应。

（1）类更年期综合征：抗雌激素药物作用于乳腺以外的其他器官可产生类似于围绝经期的症状，有烘热汗出、烦躁易怒、月经失调、头晕、耳鸣、心悸失眠等。TAM的不良反应主要有面部潮热、闭经、阴道分泌物增多、轻度恶心呕吐等。TOR的不良反应多为面部潮热、多汗、子宫出血、白带量多、疲劳、恶心、皮疹、瘙痒、头晕及抑郁等，这些不良反应一般较为轻微。

（2）子宫内膜病变：长期服用TAM可明显增加子宫内膜增生，引起子宫内膜异位、子宫内膜癌的发生，AIs类药物的该类不良反应较TAM轻微。

（3）骨代谢异常：雌激素也是人体内重要的调节骨代谢的激素之一，对于绝经后女性，内分泌治疗（尤其是AIs）会进一步降低体内的雌激素水平，破坏了骨吸收和骨形成之间的动态平衡，导致严重的高转换型骨代谢异常。因此，乳腺癌内分泌治疗会增加骨质疏松的发生率和骨折风险，临床表现有肌肉疼痛及关节症状，包括关节疼痛、关节炎和关节活动障碍等。

（4）肝脏损害及脂肪变性：内分泌治疗药物引起的肝脏损害及肝脏脂肪变性也引起了临床医生的重视。国内有研究报道脂肪肝的发生与服用TAM密切相关。另外，TAM可拮抗ER使雌激素在肝脏表达减少，从而抑制了雌激素对脂蛋白的分解作用，导致脂肪在肝细胞内的大量堆积，诱发脂肪肝，临床以轻度弥漫性脂肪肝最为常见，可表现为丙氨酸氨基转移酶、天冬氨酸氨基转移酶升高等。

7 服用他莫昔芬会增加子宫内膜癌的风险吗

他莫昔芬虽然是乳腺癌治疗中非常重要的内分泌药物，但是它对于同样受到雌激素调控的子宫内膜却并不友好。他莫昔芬作用在乳腺上会表现出雌激素拮抗作用，作用在子宫内膜上却表现出微弱的雌激素作用，而非抗雌激素作用，标准剂量的TAM可能和子宫内膜增生、子宫内膜息肉、子宫内膜癌及子宫肉瘤相关。

多数研究发现，服用他莫昔芬的女性发生子宫内膜癌的风险是相同年龄段人群的2 ～ 3倍。子宫内膜癌发生风险与服用剂量和时间有关。美国乳腺与肠道外科辅助治疗研究组（NSABP）一项早期研究表明，服用他莫昔芬（20 mg/d）患者子宫内膜癌的发生率为1.6/1 000，服用安慰剂的对照组患者发生率为0.2/1 000。这个研究中，他莫昔芬组乳腺癌5年无病生存率为38%，明显高于安慰剂组。这表明，他莫昔芬治疗乳腺癌可以明显提高患者的生存率，这一好处远远大于发生子宫内膜癌的风险。

8 服用他莫昔芬期间如何进行子宫内膜管理

正如上文所说他莫昔芬有利有弊，进行规范的子宫内膜管理将最大程度降低其不良反应：

（1）推荐在开始TAM治疗前应常规排除子宫内膜基础病变。

（2）推荐无症状的使用TAM治疗的患者，每6 ～ 12个月行经阴道超声检查，若有异常出血随时检查。

（3）对于绝经前女性，如果超声提示单纯子宫内膜增厚（增殖期EN ≥ 12 mm），子宫内膜增厚伴有血运丰富或子宫内膜不均匀等，建议宫腔镜手术 ± 诊断性刮宫术。而对于绝经后女性使用TAM者，经阴道超声检查子宫内膜厚度阈值以8 mm为标准，对于EN ≥ 8 mm者，建议宫腔镜手术 ± 诊断性刮宫术。

（4）因TAM所致的子宫内膜息肉的恶变率高于普通子宫内膜息肉，对用药过程中发现的子宫内膜息肉建议积极处理，术后根据病理结果作出相应治疗。

（5）若术后病理是子宫内膜增生不伴不典型增生，因LNG-IUS（宫内曼月乐缓释系统）、口服避孕药以及子宫内膜消融术对乳腺癌利弊尚存争议，值得商榷，不推荐常规使用。推荐绝经前患者联合GnRH-a+芳香化酶抑制剂；绝经后患者更换为芳香化酶抑制剂或托瑞米芬，严密随访，定期复查，适当放宽子宫+双侧附件切除术指征。

（6）若术后病理检查结果为子宫内膜不典型增生，腹腔镜子宫+双侧附件切除术为标准术式，术中送快速冰冻病理检查，若病理诊断为恶性，需按照子宫内膜癌治疗，行全面分期手术。

（7）若术后病理检查结果为子宫内膜癌，治疗原则同普通EC。无论期别，不推荐保留生育功能和保留卵巢。推荐行乳腺癌易感基因（breast cancer gene，*BRCA*基因）和林奇综合征基因（Lynch syndrome，*LS*）突变检测。

9 服用芳香化酶抑制剂期间为什么要强调补钙

芳香化酶抑制剂确可导致骨密度下降甚至骨质疏松，故依据《中国抗癌协会乳腺癌诊疗指南与规范（2015版）》推荐，绝经后乳腺癌的内分泌治疗，在给予标准剂量的第三代AIs（包括来曲唑、阿那曲唑、依西美坦）过程中，每6个月应监测一次骨密度，进行T值评分。根据T值评分，在常规补充钙剂和维生素D的基础上，给予相应治疗。

（1）补充钙剂和维生素D：根据《原发性骨质疏松诊疗指南》中提出的，绝经后女性每日钙摄入推荐量为1 000 mg。膳食营养调查显示，我国老年人平均每日从饮食中获得钙约400 mg，故平均每日应补充的元素钙量为500～600 mg。绝经后女性维生素D每日推荐剂量为400～800 IU（10～20 μg)，在用于治疗骨质疏松时，剂量可为每日800～1 200 IU，并检测血清25-OH-VitD浓度，以了解患者维生素D营养状态。

（2）唑来膦酸：唑来膦酸是第三代双膦酸盐，也是目前双膦酸盐类药物中作用较强的一个，并且具有抗肿瘤特性，多项临床研究报道，唑来膦酸能够防止绝经后乳腺癌AIs治疗导致的骨质疏松，降低骨折的发生率。T值评分小于−2.5为骨质疏松，开始使用双磷酸盐治疗；一般认为，T值评分为−2.5～−1.0（为骨量减低)，可以考虑使用双磷酸盐；T值评分大于−1.0，不推荐使用双磷酸盐。

（3）地舒单抗：地舒单抗是一种全人源单克隆抗体，专门针对RANKL的蛋白质，抑制其活性，从而改善骨质和减少骨相关事件的发生。目前有2种规格，小规格每支60 mg，用于骨质疏松；大规格每支120 mg，用于骨转移。其使用频率与唑来膦酸一样，用于骨质疏松每6个月1次，骨转移每月1次，注射部位为大腿、腹部或上臂部。唑来膦酸需要通过肾脏代谢，而地舒单抗不需要，所以肾功能不好的患者可选择地舒单抗。此外，地舒单抗使用时较少发生感冒样症状（头痛、疲倦乏力、全身肌肉酸痛等）。需要注意的是，唑来膦酸和地舒单抗都可能发生下颌骨坏死，用药期间需要注意口腔清洁，并尽量避免拔牙等口腔手术。

10 服用内分泌药物会影响血脂吗

血脂是指血液中胆固醇、三酰甘油和类脂的总成。高脂血症是指各种原因导致的血浆中胆固醇和（或）三酰甘油水平升高的一类疾病。血脂中的胆固醇有"好"和"坏"之分，其中低密度脂蛋白可将胆固醇运送到血管并积累在血管壁上，造成动脉粥样硬化，甚至诱发冠心病、脑梗死，属于"坏人"，但它也是观测血脂变化的最重要指标。与健康女性相比，无论什么年龄段的乳腺癌患者，血脂异常普遍存在。这是由于雌激素可以降低低密度脂蛋白和胆固醇的作用，还可通过对血压和血糖的影响，对心血管起到保护作用，而乳腺癌患者无论化疗、内分泌治疗都会使雌激素大幅度降低，血脂异常的发生率也就明显上升。

临床将高脂血症分为四大类：① 高胆固醇血症：血清中胆固醇含量增高，三酰甘油含量正常；② 高三酰甘油血症：血清中三酰甘油含量增高，总胆固醇含量正常；③ 混合型高脂血症：血清中总胆固醇和三酰甘油含量均增高；④ 低高密度脂蛋白血症：血清高低密度脂蛋白胆固醇（HDL-C）含量降低。由于血脂升高本身无任何症状，体征也很少，因此仅靠临床征象不能发现高脂血症，一般须进行血液检查确定。

不同人群的血脂控制目标

危险分层	疾病或危险因素	LDL-C参考值
极高危人群	•ASCVD患者[a]	< 1.8 mmol/L
高危人群	• LDL-C ≥ 4.9 mmol/L或TC ≥ 7.2 mmol/L • 糖尿病患者1.8 mmol/L ≤ LDL-C < 4.9 mmol/L或3.1 mmol/L ≤ TC < 7.2 mmol/L且年龄 ≥ 40岁	< 2.6 mmol/L

（续　表）

危险分层	疾病或危险因素	LDL-C参考值
高危人群	• 高血压+2项及以上危险因素	＜2.6 mmol/L
中危人群	• 无高血压，2项及以上危险因素[b]	＜3.4 mmol/L
	• 高血压+1项及以上危险因素[b]	
低危人群	• 无高血压，0～1项危险因素[b]	＜3.4 mmol/L
	• 高血压，无危险因素[b]	

注：a．ASCVD动脉粥样硬化性心血管疾病，包括急性冠脉综合征（ACS）、稳定性冠心病、血运重建术后、缺血性心肌病、缺血性脑卒中、短暂性脑缺血发作、外周动脉粥样硬化病等；b．危险因素有吸烟，年龄（男性＞45岁、女性＞55岁），HDL-C＜1.0 mmol/L

11 中医药防治内分泌治疗的不良反应有哪些特点

中医认为女性生殖内分泌的调节主要是通过肾-天癸-冲任-胞宫轴进行，即以肾气为主导，由天癸来调节，通过冲任的通盛、相资，由胞宫体现经、带、胎、产的生理特点。从雌激素的产生和生理作用来看，当属中医“天癸”部分，即影响人体生长、发育和生殖的一种阴精物质。乳腺癌患者接受内分泌治疗后，因药物的作用使“天癸”的产生受到抑制，并逐渐耗竭，扰乱了肾-天癸-冲任-胞宫生殖轴的平衡状态，使阴阳、气血、营卫之间失去协调，出现潮热、汗出等类似更年期症状。临证可用二仙汤等调摄冲任的方药加减应用。

中医学认为内分泌治疗引起的骨代谢异常的发生与肾虚、脾虚、肝郁、血瘀关系密切，从补肾健骨等法入手，方证相因，根据患者具体情况加减化裁，大量研究均证实，中药对于AIs引起的骨代谢异常有着确切疗效，且在缓解骨痛等症状上积累了丰富经验。

中医药治疗药物性肝病也有肯定的疗效，如白术、赤芍、丹参、山楂等分别有护肝、凉血利胆、祛瘀活血、消食祛脂的功效，均能促进肝功能的恢复，经过临床和实验证实无不良反应。目前，中医对脂肪肝的治疗多以基本方辨证加减，开发出许多新的治疗方剂，并向专方专药的方向发展，临床疗效有了进一步提高，充分体现了中医药治疗的特色和优势。

第七节 乳腺癌的靶向治疗

1 什么是靶向治疗

乳腺癌分子靶向治疗已经成为继手术、放疗和化疗等传统治疗模式之后的一种全新治疗手段，是指针对乳腺癌发生、发展有关的癌基因及其相关表达产物进行的治疗，通过对细胞增殖、细胞凋亡、信号转导途径和新生血管形成等多个靶点作用于肿瘤细胞，其特异性较强，不良反应相对较小。靶向治疗药物的应用为乳腺癌患者提供了更多治疗机会，也是乳腺癌治疗的里程碑。

靶向治疗又称“生物导弹”，药物通过特定的结构设置，进入体内会特异地选择致癌位点来相结合发生作用，使肿瘤细胞特异性死亡，而不会波及肿瘤周围的正常组织细胞。

随着对恶性肿瘤发病的基因和分子机制研究的不断深入，以肿瘤细胞中特有的结构、功能区域、分子基团、生物酶以及信号转导通路为治疗位点，通过调节或阻断这些分子功能达到治疗疾病目的的靶向治疗药物已经问世。由于这类药物具有非细胞毒性和靶向性的特点，主要对肿瘤细胞起调节作用和稳定性作用。目前靶向治疗已经成为继手术、化疗和放疗等传统治疗之外，一种重要治疗手段。

2 靶向治疗和化疗的区别

现在很多人认为，靶向治疗疗效好，不良反应轻，就可以摒弃化疗，转而用靶向药物来进行抗肿瘤治疗。其实，这是一种误解，化疗和靶向治疗在治疗原理、适应人群上有本质区别。

（1）治疗原理不同：靶向药物是基于肿瘤细胞自身的分子特性而进行的，

具有很高的专一性，靶向药物能杀死的肿瘤细胞是经过高度选择的，仅能对带有靶标标记的癌细胞产生效果，绝不“滥杀无辜”。而化疗指的是利用化学药物，以生长速度比较快的肿瘤细胞为目标，利用对其DNA结构、功能进行破坏，从而抑制其生长、复制、分裂等过程，从而使肿瘤细胞丧失生长的能力，化疗就像打仗时用机关枪进行扫射，宁可错杀1 000也不放过1个，生长速度比较快的良性细胞也容易被化疗“误伤”，这也是化疗副反应比靶向治疗大的原因。

（2）适用人群不同：不是每个乳腺癌患者都可以用靶向治疗，比如，大名鼎鼎的曲妥珠单抗药物需要患者的*HER-2*基因具有一定的表达强度，也就是所谓的具有靶向药物治疗的靶点。肿瘤的成因十分复杂，目前的研究成果并不能为每位患者找到治疗靶点。所以，对于目前暂时没有找到明确靶向治疗靶点的患者，我们仍然只能用广泛杀伤的化疗药物进行治疗。

在最近的数十年中，分子靶向药物虽然得到了长足的发展，但直到现在还不能完全取代化疗。

3 什么是HER-2

*HER-2*全称为人类表皮生长因子受体2，是一种原癌基因，每个人体内的正常细胞膜表面都有少量HER-2蛋白，HER-2蛋白可进行信号传导，调控细胞的生长和分裂。1984年Axel Ullrich首次发现了HER-2/neu，并且凭借此登上了*Nature*杂志封面。1987年Dennies Slamon首先发现*HER-2*是乳腺病的驱动基因并登上了*Science*的封面，即*HER-2*的存在促使乳腺病疯狂快速生长，并增加癌细胞的侵袭性，因此我们说HER-2与乳腺癌的发生、发展密切相关。

西方人群约15%~20%的原发性乳腺癌中存在HER-2蛋白过表达或*HER-2*基因扩增，亚洲人群原发性乳腺癌中的*HER-2*阳性率达23.5%。*HER-2*阳性代表了乳腺癌的侵袭性更强，预后较差。2013年发表在Clin Breast Cancer上的数据可见HER-2阳性的乳腺癌在无靶向治疗的年代10年无病生存率及10年总生存率分别为59.7%及69.3%，甚至低于三阴性乳腺癌的65.8%及77.1%。

4 如何确定*HER-2*阳性

靶向治疗目前主要是针对*HER-2*阳性的治疗，*HER-2*阳性的判定非常重要。目前临床上主要采用免疫组织化学法（IHC）和荧光原位杂交（FISH）2种方法来判断*HER-2*基因表达的阳性和阴性。

（1）免疫组化法（IHC）：病理报告的免疫组化中的CerbB-2指标即是指HER-2。CerbB-2可能为零，可能有1个"+"、2个"+"或者3个"+"：

- CerbB-2为0：基本上排除了*HER-2*有扩增。
- CerbB-2为"+"：*HER-2*有扩增的情况也非常少。
- CerbB-2为"++"：这个时候需要进一步做FISH检测来确定*HER-2*是否有扩增。
- CerbB-2为"+++"：就可以直接判定为*HER-2*扩增型，也就是*HER-2*阳性的乳腺癌（图6-1）。

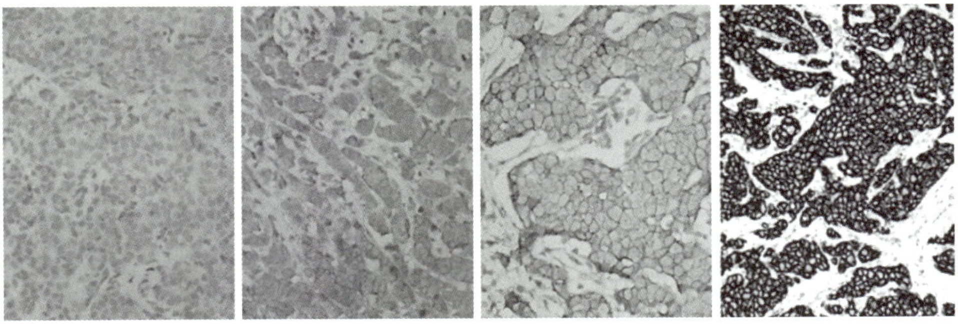

图6-1　乳腺癌 HER-2 IHC 化学染色结果，图 A-D 分别为 0，1+，2+，3+

（2）荧光原位杂交（FISH）：荧光原位杂交（FISH）是测定*HER-2*基因扩增的"金标准"，原理是利用荧光标记的DNA探针与要检测的DNA或者RNA上的特定区域杂交。绿色和红色是目前FISH检测常用的探针荧光素标记颜色（图6-2）。

但是要注意，有些患者的病理检测报告纯粹是导管内癌或者说导管原位癌，在这种情况下，如果CerbB-2"+++"，它并不是Her-2阳性的乳腺癌。*HER-2*阳性的乳腺癌，只针对于浸润性的成分。

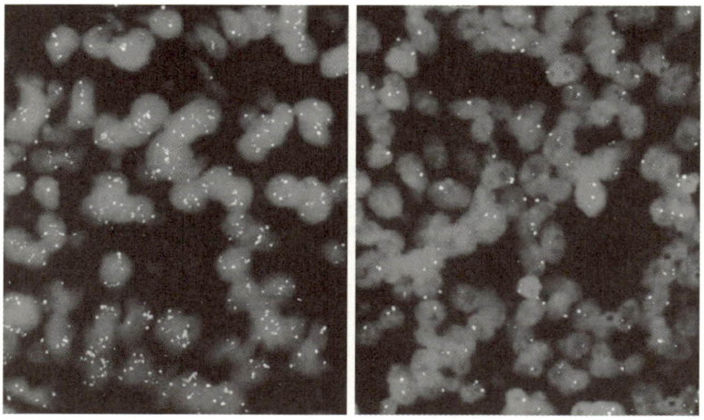

图6-2　乳腺癌*HER-2*双探针荧光原位杂交检测结果：红色为*HER-2*荧光信号；绿色为 CEP17 荧光信号，图 A 为阳性结果，图 B 为阴性结果

5 为什么说抗*HER-2*治疗是乳腺癌治疗的里程碑

*HER-2*阳性乳腺病患者的生存期明显低于*HER-2*阴性的乳腺病患者。既然如此，理论上如果抑制或者阻断*HER-2*受体将会改善乳腺病患者的治疗效果，所以抗HER-2的药物开发就开始了。

1998年，曲妥珠单抗经美国FDA批准上市，它是一种重组DNA衍生的人源化单克隆抗体，也是第一个选择性地作用于人HER2的细胞外部位从而阻断癌细胞生长的靶向药。CIRG006研究发现，加入曲妥珠单抗治疗能够降低*HER-2*阳性乳腺癌36%的复发风险和37%的死亡风险。鉴于这些确切的疗效与研究支持，曲妥珠单抗已被各国指南列为一线治疗用药，2022年CSCO指南一线推荐曲妥珠单抗用于*HER-2*阳性晚期乳腺癌一线治疗、新辅助治疗、新辅助治疗后的辅助治疗以及乳腺癌辅助治疗阶段。抗HER-2治疗也成了乳腺癌靶向治疗领域不可撼动的里程碑。

6 目前乳腺癌的靶向治疗药物品种有哪些

（1）作用于原癌基因人表皮生长因子受体-2（human epidermalgrowth factor receptor-2，HER2）基因靶点的药物：*HER-2*基因的发现是乳腺癌治疗历史上的里程碑，针对该基因的靶向治疗药物迭代更替，目前主要有三大类。

一类是传统的靶向*HER-2*细胞外结构，从细胞外组织来自HER-2的生长信号的单抗类药物，代表药物是大名鼎鼎的曲妥珠单抗和帕妥珠单抗。

第二类是抗*HER-2*的络氨酸激酶抑制剂（TKI），这类药物靶向*HER-2*细胞内结构，从细胞内组织来自*HER-2*的生物信号，代表药物是拉帕替尼和我国具有知识产权的国产原研药——吡咯替尼。

第三类是ADC药物，也就是靶向*HER-2*抗体偶联药物，这类药物其实是一种将抗体与细胞毒药物进行偶联的复合药物，抗体与*HER-2*结合，一旦进入细胞内，就会定向释放化学药物起到定向杀伤的作用，代表药是T-DM1、DS8201。

（2）作用于血管内皮生长因子（vascular endothelial growth factor，VEGF）靶点的药物：贝伐珠单抗、舒尼替尼等。

（3）作用于EGFR靶点的药物：包括吉非替尼、厄洛替尼、西妥昔单抗等。

（4）作用于其他靶点的药物：哺乳动物雷帕霉素靶蛋白抑制剂（mammalian target of rapamycin，mTOR）、PARP抑制剂、热激蛋白90抑制剂等。

近年来分子靶向药物的问世为肿瘤治疗带来了革命性进展，也正在改变乳腺癌传统的治疗模式，众多的靶向药物仍在临床试验中，期待有更多乳腺癌患者从靶向治疗中获益。

7 新型的ADC药物和传统抗HER-2靶向药物有什么区别

ADC（Antibody-Drug Conjugate）药物是目前肿瘤治疗领域炙手可热的生物制剂。它独特的单克隆抗体桥连细胞毒药物的设计，使其可以更精确地靶向癌症细胞，并将细胞毒药物直接送达到肿瘤细胞内，因而最大程度减少对健康细胞的伤害。

ADC药物的工作原理基于其3个主要组成部分：单克隆抗体、链接分子和细胞毒药物。ADC的核心是一种特定的单克隆抗体，它能够识别和结合到肿瘤细胞上过表达的特定抗原。这个抗原是肿瘤细胞独有的，常常不出现在健康细胞上。打个比方这就像肿瘤细胞表面具有一定的磁性，ADC药物的单克隆抗体是磁铁的另一端，与肿瘤细胞一碰即和，发生了紧密连接。这就是所谓的高度定向给药系统。抗体与细胞毒药物之间有一个链接分子，它可以将这两个组分连接起来。这个链接分子常常是可水解的，允许ADC在进入肿瘤细胞后释放细胞毒药物。而第三个主要组成部分——细胞毒药物是ADC的“杀手”，它们是高度毒性的化学物质，可以杀死细胞。当ADC进入肿瘤细胞，链接分子被水解，释放细胞毒药物，导致肿瘤细胞死亡。但由于ADC药物经过单克隆抗体的高度定向给药，将细胞毒药物精确地送达到肿瘤细胞，因而实现针对性杀伤，最大限度地避免了对正常细胞的误伤，也是其不良反应较小的原因。

由于其独特的设计原理，ADC药物在肿瘤治疗领域取得了优势性的突破，越来越多的ADC药物也正在被研发有可能像曲妥珠单抗一样，成为下一个肿瘤治疗领域的里程碑。

8 治疗乳腺癌的新型ADC药物有哪些

ADC药物已经在临床中取得了重大的成功，并被广泛用于多种癌症的治疗。下面是一些常见的乳腺癌治疗领域的ADC药物：

恩美曲妥珠单抗（Trastuzumab emtansine，T-DM1）：T-DM1是用于治疗HER2阳性乳腺癌的ADC药物。它结合了HER2抗原的单克隆抗体和细胞毒药物DM1。T-DM1已被FDA批准，用于晚期或转移性HER2阳性乳腺癌的治疗。

德喜曲妥珠单抗（Ado-trastuzumab emtansine，T-DXd）：T-DXd是另一种用于治疗HER2阳性乳腺癌的ADC药物，又名DS8201。它与T-DM1类似，但使用了不同的细胞毒药物。T-DXd已被FDA批准，用于治疗既往接受过抗HER2治疗方案的不可切除或转移性HER-2阳性乳腺癌。此外，该药物还被批准用于传统抗HER-2靶向治疗无效的HER-2低表达转移性乳腺癌，即IHC 1+或IHC 2+、FISH阴性的乳腺癌。

第八节 乳腺癌的其他治疗

1 什么是肿瘤免疫治疗

人体拥有强大的免疫系统，正常情况下，人体的免疫系统可以识别并清除肿瘤微环境中的肿瘤细胞。但为了生存和生长，肿瘤细胞会想尽一切办法，让自己获得各种不同能力，使人体的免疫系统受到抑制，不能正常的杀伤肿瘤细胞，从而在抗肿瘤免疫应答的各阶段得以幸存，肿瘤细胞的上述特征被称为免疫逃逸，免疫系统和肿瘤细胞就像是警察和小偷之间的较量。肿瘤免疫治疗就是通过重新启动并维持肿瘤-免疫循环，恢复机体正常的抗肿瘤免疫反应，从而控制与清除肿瘤的一种治疗方法，类似给警察配备了最先进的“天网”系统，能够更快速、准确地识别任何一个小偷。

能够被称为肿瘤免疫治疗的药物主要包括单克隆抗体类免疫检查点抑制剂、治疗性抗体、癌症疫苗、细胞治疗和小分子抑制剂等。近几年，肿瘤免疫治疗已在多种肿瘤如黑素瘤、非小细胞肺癌、肾癌和前列腺癌等实体瘤的治疗中展示出了强大的抗肿瘤活性，多个肿瘤免疫治疗药物已经获得美国FDA（Food and Drug Administration，FDA）批准临床应用。肿瘤免疫治疗由于其卓越的疗效和创新性，在2013年被《科学》杂志评为年度最重要的科学突破。但在乳腺癌领域，肿瘤免疫治疗仍然处于起步探索阶段，还需要更多更有力的临床证据来支持免疫治疗乳腺癌的临床有效性。

2 什么是PD-1抑制剂

肿瘤免疫治疗药物已有较多的药物被研发上市，其中在乳腺癌领域应用最多的是PD-1抑制剂，它包括PD-1抗体和PD-L1抗体，是一种肿瘤免疫治疗新药。不同于手术、放化疗和靶向药，PD-1抑制剂本身并不能直接杀伤癌细胞，而是通过激活病人自身的免疫系统来抗癌。PD-1抑制剂，2006年开始做第一项临床试验，2014年9月正式上市，此后接连被《科学》、美国临床肿瘤学会评选为年度最大进展，PD-1抑制剂的发明人也已经获得了被誉为诺贝尔医学奖风向标之称的拉斯克医学奖。医学界普遍预计，该重大发明会在最近的几年内，最终问鼎诺贝尔医学奖。

截至目前，已有5种PD-1抑制剂在欧美几十个国家上市，包括2种PD-1抗体和3种PD-L1抗体。分别是：Nivolumab（商品名Opdivo，简称O药）、Pembrolizumab（商品名Keytruda，简称K药）；Atezolizumab（商品名Tecentriq，简称T药），Avelumab（商品名Bavencio，简称B药），Durvalumab（商品名Imfinzi，简称I药）。

目前PD-1抑制剂被美国FDA正式批准用的恶性肿瘤有：恶性黑色素瘤、非小细胞肺癌、肝癌、胃癌、肾癌、膀胱癌、头颈部肿瘤、霍奇金淋巴瘤、Merkel细胞癌以及所有微卫星高度不稳定（MSI-H）的实体瘤。而包括三阴性乳腺癌、结直肠癌、食管癌、鼻咽癌、卵巢癌、宫颈癌在内的其他多种实体瘤，PD-1抑制剂也展现出了初步的、鼓舞人心的疗效，有望在不久的将来获得正式批复。

3 免疫治疗效果好吗

PD-1抑制剂在未经选择的实体瘤患者中，有效率只有10%～30%；如何将这部分幸运儿，尽可能地挑选出来，目前主要的办法有如下几个：

（1）免疫组化确定PD-L1表达：用病理组织切片，做免疫组化，看肿瘤组织中PD-L1的表达。PD-L1表达越高，有效率越高。

（2）MSI检测：拿病理组织切片，或者抽血外周血，用基因检测法检测MSI（微卫星不稳定性），该方法特别适合消化道肿瘤、子宫内膜癌等患者。

（3）肿瘤基因突变负荷（TMB）检测：拿病理组织切片，或者抽血外周血，用基因检测法，测定TMB。一般认为，TMB大于20个突变/Mb，就是TMB高。TMB高的患者，接受PD-1抑制剂治疗的有效率高、生存期长。

（4）肿瘤浸润淋巴细胞（TIL）检测：通过免疫组化染色（CD3、CD4、CD8等），可以看出肿瘤组织中是否有较多的淋巴细胞浸润。浸润的淋巴细胞越多，PD-1抑制剂的有效率越高。

对于采用上述方法挑选出的适合使用PD-1或PD-L1治疗的乳腺癌患者，临床疗效到底好不好？目前PD1在乳腺癌中的应用主要有2个方法，第一种是单药用于晚期HER-2阴性乳腺癌，keynote086研究和keynote028研究结果显示有效率惨淡；第二种用法是免疫药物和化疗药物联合使用治疗晚期初治三阴性乳腺癌患者或者是在术前新辅助之治疗患者中都显示出较好的临床疗效。所以，目前PD-1在乳腺癌中的应用可以总结为两条：① 主要有效人群是三阴性乳腺癌患者；② 免疫联合化疗的方案疗效比较好。

第九节 乳腺癌术后复查

1 乳腺癌术后多久要复查一次

乳腺癌术后，应该定期至医院复查，并且这是一件终身的事情。一般来说，术后的2年内，每隔3个月复查一次，第3 ～ 5年每6个月复查一次。5年以后，每年复查1次。如患者出现骨痛、头晕、咳嗽等不适症状，应立即告诉医生，做进一步检查。

对于0期、$pT_{1mic}N_0$以及部分预后良好的病理类型或Ⅰ期患者，可酌情延长随访时间间隔，如2年内每6个月随访一次，第3年后每年1次随访。反之，对于分期较晚的患者，随访频率可相应增加，并根据复发高峰特点进行调整。如有异常情况，应当及时就诊而不拘泥于固定时间。

2 乳腺癌术后应该复查哪些项目

乳腺癌的复查主要有两个目的，第一个是判断肿瘤是否稳定，第二个是评估肿瘤治疗副反应。常规复查项目又分为血液学检查及影像学检查两部分，血液学检查一般包括：血常规、肝肾功能、血糖、血脂、肿瘤标志物、甲状腺功能、骨代谢指标等。影像学检查包括：腹部B超、妇科B超、乳房（包括胸壁）及腋窝B超、锁骨上下淋巴结B超等。此外，一些放射性检查例如胸部CT、骨扫描ECT检查、头颅CT或MRI也需要按年度酌情进行检查，特别是出现骨痛、头晕等特殊症状时可随时进行检查。

定期检查血常规、肝肾功能、血脂、血糖以监测有无治疗等原因引起的贫血、肝肾功能异常、代谢失调等，以尽早发现其他病变，定期查肿瘤标志物、腹部B超、乳房（包括胸壁）及锁骨上下淋巴结等B超了解肿瘤有无进展。定期拍胸部CT，以监测肺部有无转移灶。复查还包括专科医师的定期体格检查，具体包括乳房及胸壁、腋窝、锁骨上的淋巴结的触诊等，并根据具体结果，再决定是否做进一步检查，如钼靶、骨扫描、脑部/腹部/乳房磁共振甚至PET-CT等。

服用他莫昔芬，可能会导致子宫内膜增厚，在专科医生的指导下，定期进行妇科B超以及性激素等相关检查，如果妇科B超等检查有异常者，需要对异常情况做相应处理。服用芳香化酶抑制剂，应根据具体情况每半年或每年检测一次骨密度。对使用蒽环类或曲妥珠单抗等药物期间，每3个月或必要时进行心超、心电图、心肌酶谱等检查。

总之，乳腺癌术后的复查，应听从专科医生的建议。很多患者一听到复查，就紧张、担心甚至焦虑。有的病人会问，医生，我什么时候可以不查了，我们的回答是，查下去。健康人也几乎每年都需要体检，大可不必惊慌。

3 乳腺癌术后复查能发现转移吗

当然可以！按照上述复查项目定期进行检查，一些早期的转移病灶都可以及时发现转移和复发的前兆，做到早发现、早诊断、早治疗，提高乳腺癌患者的生存质量。此外，术后复查还可及时调整治疗方案和药物，发现化疗、放疗和内分泌治疗等疗法对机体造成的不良影响。

4 哪些乳腺癌患者需行PET-CT检查

PET-CT是当今最为先进的医学影像成像技术。PET-CT检查对肿瘤灵敏度高，具有精准定位、扫描时间短、密度分辨率高等特点，被称为“查癌神器”。但由于它有一定辐射且价格昂贵，乳腺癌患者一般不将PET-CT作为常规检查，建议行PET-CT检查的情况包括以下几种：

（1）对于治疗后怀疑复发转移的患者，可考虑行PET-CT检查，这对于综合评估全身转移情况具有显著的优势。

（2）某些部位发生转移后，可考虑PET-CT检查评估全身潜在转移病灶。

（3）有乳腺癌高危复发转移风险或肿瘤家族史的患者，可以考虑在术后重要复查节点（例如3年、5年）进行一次PET-CT全身检查。

5 循环肿瘤细胞检查是否是智商税

肿瘤细胞从肿瘤组织中脱落，进入血液循环，到达远处器官，在远处形成种植转移，这些在血液中跑来跑去的肿瘤细胞被称为循环肿瘤细胞。循环肿瘤细胞检测理论上对肿瘤的早期发现比影像学、血清学检测更快捷有效。通过捕捉外周血中存在的循环肿瘤细胞，检测循环肿瘤细胞类型和数量变化的趋势，可以进行早期癌症检测、治疗效果的实时监测、预后判断、复发转移的早期检测和治疗靶点与耐药机制的检测。针对循环肿瘤细胞的研究已经有十几年的历史，但由于尚未得到循证医学的有力支持证据，所以尚未得到指南推荐，临床应用需要谨慎。

6 乳腺癌患者进行全基因检查有没有必要

癌细胞与人体正常细胞有很多不同，其中最重要的不同是癌细胞中有不少基因是变异的，乳腺癌基因检测是利用乳腺癌患者的血液、手术切除组织等样本，从基因水平进行检测的技术，把变异的基因找出来。乳腺癌患者进行基因检测可以用以指导靶向免疫治疗，提示耐药原因、寻找新的治疗靶点，评估遗传风险，辅助治疗决策。

根据目的不同，乳腺癌的基因检测可以分为以下3类：

（1）遗传易感性基因检测，如*BRCA1/2*基因检测，建议下列乳腺癌患者完善*BRCA1/2*基因检测：① 家族中有已知的有害遗传性基因突变；② 乳腺癌患者≤35岁；③ 第二原发乳腺癌患者；④ 三阴性乳腺癌者；⑤ 男性乳腺癌患者；⑥ 直系亲属乳腺癌、卵巢癌、胰腺癌或前列腺癌病史者。

（2）术后复发风险和化疗获益基因检测，如21基因检测、70基因检测等。

（3）治疗靶点基因检测，如*NGS-panel*基因检测（包括*PIK3CA*、*NTPK*、*MSI*、*TMB*、*PD-L1*检测等），主要用于查找晚期或难治性乳腺癌患者的治疗靶点。

第十节 乳腺癌术后康复治疗

1 佩戴义乳的作用？如何选择一款合适的义乳

乳房全切除术会造成患者一侧乳房缺失，由于乳房有一定重量，尤其对于乳房较大的患者，因身体失衡容易造成脊柱侧弯、斜肩、颈椎弯曲、疼痛等现象，影响患者身体康复及生活质量。同时，手术切除乳房后胸部肌肉缺失，从而使胸腔缺少缓冲，当胸腔遇到外力，冲击时容易受伤。此外，乳房缺失对患者作为女性的感觉和自尊心产生巨大影响，甚至造成肿瘤相关抑郁症、焦虑症多发。对不能或不愿意接受乳房重建术的乳腺癌患者，义乳具有维持躯干功能、改善躯体姿势、维持乳房形状和自我形象的功能，有助于恢复女性的社会公信力和归属感。

乳腺癌患者应根据术后伤口情况选择合适的义乳。术后初期，伤口还没有完全愈合，或正处于化疗、放疗期间，这时患者的身心处于过渡期，均需要轻柔地贴心呵护。过渡期义乳多采用健康棉质材料的棉质义乳，轻柔舒适，适用于术后初期佩戴。伤口完全愈合后，患者渐渐恢复正常活动，这时应佩戴一定重量的专业硅胶义乳，逐渐适应佩戴义乳的体验和感受，更好地平衡体态，恢复正常生活。

2 乳腺癌术后手臂为什么会肿

很多患者会疑惑，手术中切掉的是腋窝里的淋巴结，胳膊为什么会肿起来呢？遍布全身的淋巴液同静脉血液一样，向心性流动，道路就是淋巴导管，而淋巴结就像是收费站的闸机一样，手术切除部分淋巴结，相当于关闭了部分的闸机，但是淋巴液本身没有减少，那么，淋巴液通过闸机时就会有拥堵，严重时就会有淋巴液稽留，即水肿形成。

由于腋窝淋巴的清扫切断了上肢的淋巴回流通路，使上肢的淋巴不能充分引流，同时术后瘢痕形成等，也加重了上肢水肿。放疗会造成放射野内的静脉闭塞，淋巴管破坏，引起局部放射性皮损及放射性淋巴管炎，还会因局部肌肉纤维化压迫静脉和淋巴管，影响上肢回流及上肢功能。

3 如何判断乳腺癌术后淋巴水肿严重程度

目前主要有以下2种方法判断术后淋巴结严重程度

（1）根据其程度可以分为三级

轻度水肿：患侧上肢的周径比健侧粗3 cm以下，多限于上臂近端，常发生于手术后短期内。

中度水肿：患侧上肢的周径比健侧粗3～6 cm，水肿的范围影响到整个上肢，包括前臂和手背。

重度水肿：患侧上肢的周径比健侧粗6 cm以上，皮肤硬韧，水肿波及整个上肢包括手指，使患者整个上臂和肩关节活动严重受限。

（2）国际淋巴学会（ISL）关于淋巴水肿的分级标准

0期：淋巴系统已受损，但无肉眼可见水肿。

Ⅰ期：肿胀有凹陷，抬高肢体肿胀减轻。

Ⅱ期：水肿持续存在，抬高患肢无法完全消退，组织逐渐纤维化。

Ⅲ期（象皮病期）：肢体极度增粗、皮肤硬化、角化过度，伴疣状增生或深褶皱。

4 西医如何治疗乳腺癌术后上肢淋巴水肿

目前，对于上肢淋巴水肿的治疗方法较为多样，治疗的目的在于减轻水肿等症状并保护患肢功能，阻止病情进一步恶化。对于Ⅰ、Ⅱ期轻中度的淋巴水肿患者，倾向于首选保守治疗。手术治疗主要应用于Ⅱ期重度或Ⅲ期淋巴水肿的患者。

（1）物理疗法：是最常见的保守治疗，它的原理是通过物理热能和机械压力改善局部微循环，促进淋巴液回流，同时降低并阻止纤维组织的增生，延缓和改善病情发展。目前，常用的方法包括专业化按摩、弹力绷带压迫、患肢功能锻炼及个性化皮肤护理。佩戴弹力袖套，请在医生指导下选择穿着后压力适宜的尺寸：即觉得有压力但又无疼痛等不适，不影响正常活动。按摩手法同肌肉丰厚处的按摩不一样，要轻柔，自手、前臂缓慢地向腋窝方向移动。

（2）药物治疗：香豆素类药物（消脱止-M/草木犀流浸液片）能促进组织中蛋白质分解，激活巨噬细胞的蛋白水解功能，降低上肢组织中蛋白质的浓度，降低组织渗透压，从而减轻水肿。抗生素类药物可用于肢体淋巴水肿并发急性炎症或真菌感染。

（3）手术治疗：手术治疗的目的是降低淋巴系统的负荷和提高淋巴系统的转运能力，根据目的不同选用不同的手术治疗方法。主要包括病变组织去除手术、带蒂皮瓣引流术、淋巴管-静脉吻合加压治疗、淋巴管移植术、静脉代替淋巴管移植术、自体淋巴结组织移植术等。

5 中医如何治疗乳腺癌术后上肢淋巴水肿

上肢淋巴水肿属于中医学“脉痹”“水肿”范畴，其病机因术中创伤，损伤脉络，耗伤气血，导致气虚血虚，气血津液运行不畅，脉络瘀阻，“血不利而为水”，聚而化湿，渗出脉外而为水肿，积聚于上肢则引起上肢淋巴水肿。中医药对于术后上肢水肿的治法主要分为内治与外治两大类。目前较为常见的内治法可以分为：活血化瘀法、利水渗湿法、清热解毒法以及温阳通络法等。医生会根据患者不同的体质，选用相应的中药方剂进行治疗。常用的中药有：茯苓、当归、黄芪、泽泻、车前子等。中医外治法在我国历史悠久，在治疗乳腺癌术后引发上肢水肿方面有独到之处。目前常用中医外治法主要包括刺络拔罐法、针刺疗法、艾灸治疗、中药外敷与外洗、推拿等。

（1）刺络拔罐法：刺络拔罐是将刺血疗法与拔罐相结合的一种综合性应用疗法。通过对结节处刺血拔罐可达到疏通经络、活血化瘀、清热解毒、消肿散结、镇静止痛的作用，能使局部气血循环通畅，从而减轻水肿。操作简单、费用低廉、起效较快。再配合刮痧、艾灸、中药熏洗、推拿按摩、中药汤剂等中医综合治疗，可有效提高乳腺癌术后上肢水肿的治疗效果。

（2）针刺疗法：中医认为，乳腺癌术后淋巴水肿是由于上肢局部经脉受阻，气血运行不畅，水液停滞导致，其发生和发展主要与手三阴经、手三阳经关系密切。通过针刺疗法，可以刺激患者的经络系统，使患肢闭塞的淋巴管再通，刺激横纹肌收缩，使肌肉组织的淋巴管内滞留的淋巴液通过瓣膜的作用逐渐流动，从而达到治疗淋巴水肿的效果。

（3）艾灸治疗：借助灸火的温和热力及药物作用，对施灸部位施以温热刺激，对虚寒及经络瘀滞引起的病症效果较好，从而达到温通经脉、调和气血、促进微循环、缓解淋巴水肿的功效。

（4）中药外敷与外洗：是中医外科传统疗法，其消肿机制主要是通过热敷，药力可迅速透过皮肤作用于患处，消炎止痛、活血化瘀、软坚散结，从而促进水肿吸收；反复热刺激可松解和软化瘢痕，利于淋巴管再生；局部的高热还可提高巨噬细胞的活性，分解组织中高蛋白质；通过促进血管的扩张作用使血流加快来消肿；热敷对控制感染及炎症淋巴水肿发生的不利因素也有一定疗效。而中药外洗一般会联合艾灸，借助热力来发挥外洗药的疗效，通过改善局部循环来消肿。

（5）推拿：淋巴水肿的推拿不同于一般的推拿，要轻轻地向心性按摩，缓慢柔和的移动，以避免造成皮肤损伤。推拿的方向自手、前臂向上臂和腋窝方向。每天1～2 h，可分数次推拿，推拿后加用弹力袖套，疗效会更好。

6 什么时候开始进行上肢功能锻炼

乳腺癌术后进行上肢功能锻炼有利于上肢静脉回流、上肢水肿的消退、术后引流液的流出、降低皮下积血积液及皮瓣坏死等并发症的发生，促进患侧上肢的功能恢复。

早期功能锻炼在术后6 h即可开始，术后功能锻炼应持续6个月以上，特别是前3个月尤为重要。如果术后不进行患肢功能锻炼，当瘢痕形成以后再进行锻炼，效果不理想。在进行术后患侧上肢功能锻炼时需要严格遵守循序渐进的原则，不可随意提前。术后7日内不上举，10日内不外展肩关节，不可用患侧肢体支撑身体，避免皮瓣移位影响愈合或引起腋网综合征。

功能锻炼达标要求：2周内患侧上臂能伸直、抬高绕过头顶摸到对侧耳朵。达标后仍需继续进行功能锻炼。

但是当出现以下情况时需要谨慎进行上肢功能锻炼：

（1）术后7天内（尤其腋下引流管拔除前）限制肩关节外展。

（2）皮下积液或超过术后1周引流管未拔除时应减少功能锻炼次数及肩关节活动幅度。

（3）自体组织乳房重建术后早期避免大幅度外展及上举。

（4）扩张器/假体植入术后避免术后早期大幅度外展及上举。

7 推荐的上肢功能锻炼方式有哪些

（1）术后1～2天，保持坐位，以活动手指、腕及肘关节为主，可做伸指、握拳和屈腕屈肘等锻炼。整个活动过程中动作应缓慢轻柔，避免肩关节活动，每个动作每天3组，每一次都应该保证15～20个。

（2）术后3～4天，前臂伸屈运动。患者坐在凳子上，保持正确的坐姿，双手握拳，双臂平举，由下至上做伸展运动。

（3）术后5～7天，患侧手摸对侧肩部、同侧耳廓、对侧耳郭（可用健肢托患肢），这样能有效地缓解肩关节牵掣，每一个动作都应该坚持10～15个。

（4）术后8～10天，在评估肩关节活动的情况下，同样需要适当性的加强关节活动范围，比如可以做肘关节伸直，或者是肩关节抬高、伸直、屈曲至90°。

（5）术后11～14天，在上面的基础上进行爬墙运动，患者站立于墙边，双手沿着墙壁缓慢往上抬，每次爬到一定的程度，整个过程应该保持缓慢的速度，尽量不要引起伤口的疼痛感觉，这才是锻炼的关键。

（6）术后2～3周，继续进行爬墙运动，每次在爬到目标之后，也要保持10～20秒的时间。另外，需要进行渐进性抗阻运动，可以适当性进行肩关节前屈，这些动作可以达到舒缓的效果，可以有效促进病情的恢复。

（7）术后3～6个月，适当性做一些有氧运动，如八段锦、太极拳、健身操等。

（8）其他：拉绳、梳头、扩胸等动作，也可利于淋巴的回流，减轻上肢肿胀。

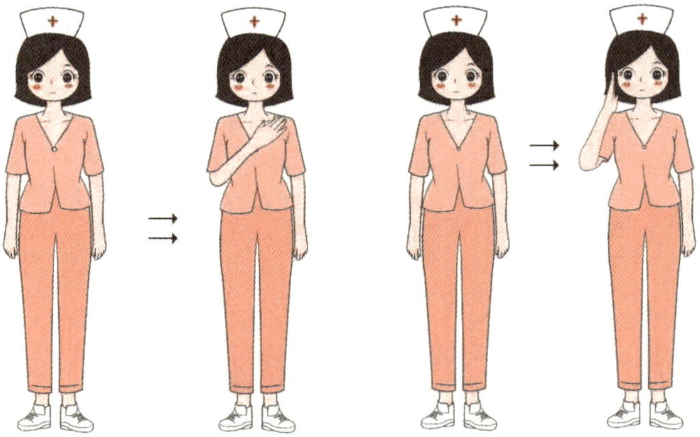

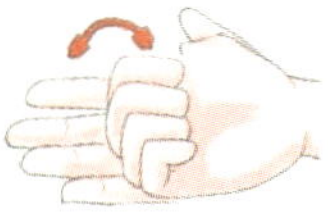

握拳活动

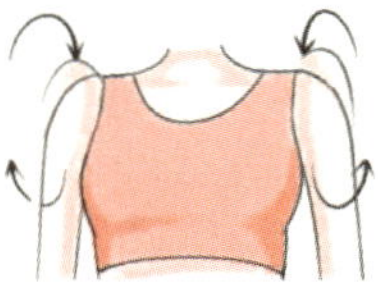

肩部活动

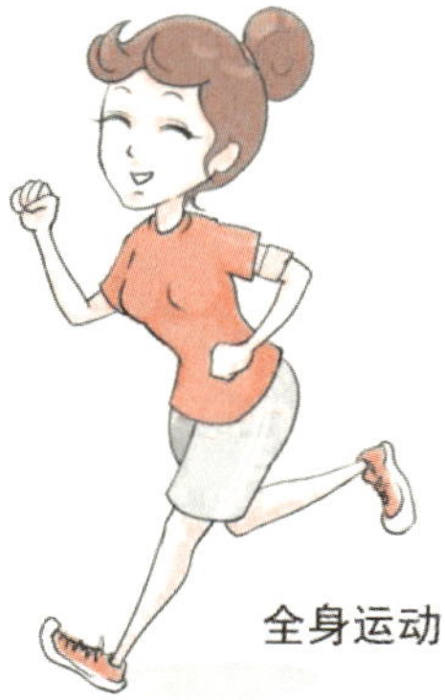

全身运动

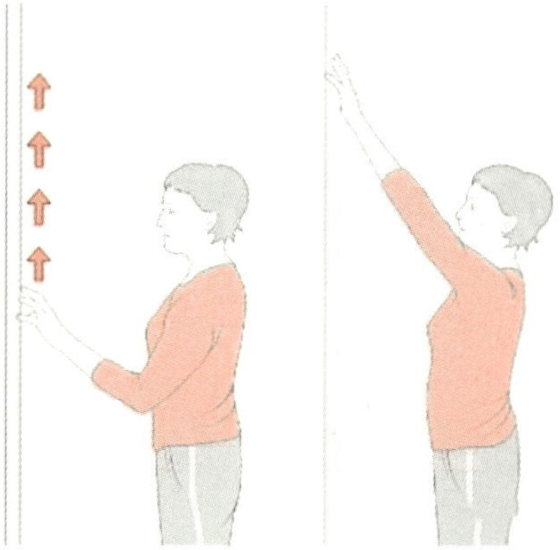

8 在日常生活中应该怎样保护患肢

（1）保护皮肤：保持患侧皮肤清洁；避免患侧肢体有创性的操作，如抽血、输液等；洗涤时戴宽松手套，避免长时间接触有刺激性的洗涤液；避免蚊虫叮咬。

（2）避免光热损伤：避免热敷及高温淋浴，避免长时间泡澡或桑拿等高温度环境；避免强光照射。

（3）避免患侧肢体近端受压：避免紧身衣、测量血压、患侧卧位；衣着、佩戴首饰或手表时一定要宽松。

（4）避免突然负重：术后2～4周内避免上肢负重，一般不超过500 g；4周后，需循序渐进地进行抗阻力训练，避免突然用力过猛或突然负重。

（5）坚持运动锻炼：在专业医师指导下循序渐进的功能锻炼、有氧运动及抗阻训练均可不同程度增加肌肉力量及肌肉泵作用，对淋巴水肿的预防与治疗有积极作用。

（6）保证睡眠质量，注意睡姿：良好的睡眠能够帮助患者放松心情，兴奋迷走神经，激活淋巴系统，预防并改善淋巴水肿。平卧位时患侧肢体尽量垫高，手臂呈一直线，手掌高度要超过心脏平面；健侧卧位时患肢放于体侧或枕头垫高超过心脏水平。

（7）淋巴水肿预防教育：患者应尽早关注淋巴水肿风险并早期识别淋巴水肿，不要忽视轻微的手指、手背、上肢的肿胀，对于高危患者进行早期干预。鼓励尽快恢复手臂功能；乘坐飞机、长途旅行或是处于高海拔地区时穿戴预防性弹力袖套；在医师指导下进行适当的体育锻炼，避免过度疲劳。

9 弹力袖套怎么选

佩戴弹力袖套是乳腺癌患者腋下淋巴清扫术后预防淋巴水肿措施中必不可少的一项。弹力袖套的原理是增加组织内的压力，促使淋巴重新分布和引流，还可以通过皮肤向肢体施加压力，促进淋巴回流，防止淋巴液在体内堆积。

根据制造方法的不同，压力袖套可分为2类：一为圆筒编织，二为平面针织。圆筒编织是一边旋转一边编织，相当于机织毛衣，最后呈现的是一个圆筒且没有接缝，袖套中每行都是相同数字的圈数。无缝圆筒的弹力袖套更加轻薄

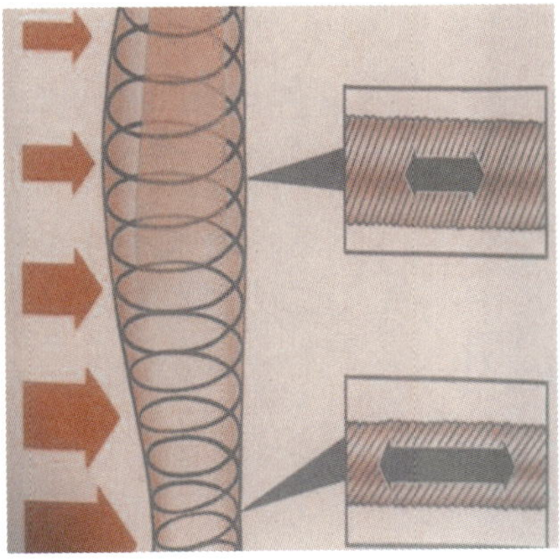

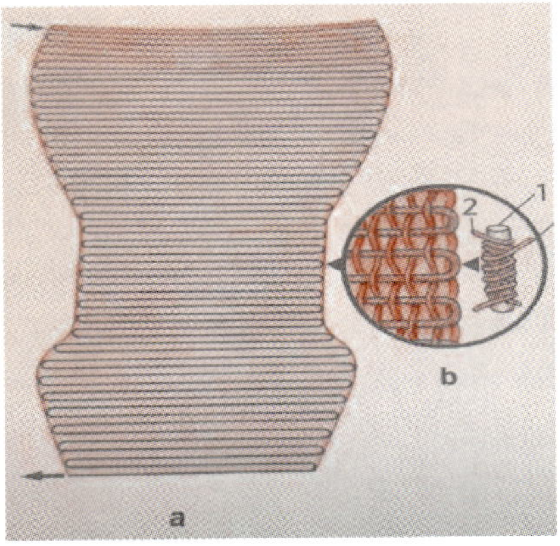

美观，相对于平面针织更加吸引人，但比较容易损耗。而平面针织是按照编织模式一行一行编织的，它几乎不受形状和尺寸的限制，能更好地适应人体结构尺寸。这种平面针织品特别适用于定制品，相当于手织毛衣，耐久度高，但比较厚，舒适感相对于圆筒编织来说较差，花费较高。目前，用来穿着于上肢的弹力袖套大多是平面针织的产品。

弹力袖套的压力等级按国际常用标准（引用于德国RAL，GZ压力等级）可分为四级，不同程度的水肿选择的压力等级不同，作用也不一样：

一级压力织物：18 ～ 21 mmHg（2.0 ～ 2.8 kPa），压力较小，主要用于术后预防淋巴水肿的发生。

二级压力织物：23 ～ 32 mmHg（3.1 ～ 4.3 kPa），压力适中，主要用于Ⅰ期可逆性淋巴水肿。

三级压力织物：34 ～ 46 mmHg（4.5 ～ 6.1 kPa），压力较强，主要用于Ⅱ、Ⅲ期不可逆性淋巴水肿，患肢维度明显好转后，用以日常压力巩固维护。

四级压力织物：＞49 mmHg（＞6.5 kPa）压力很强，主要用于晚期纤维化严重淋巴水肿。

除去弹力袖套的压力等级不同，长度和款式也不一样，包括无手弹力袖套、带手和指头的弹力袖套、带肩翼和胸罩扣的无手弹力袖套、带肩翼的套索系领和手的弹力袖套，可参考下图了解。

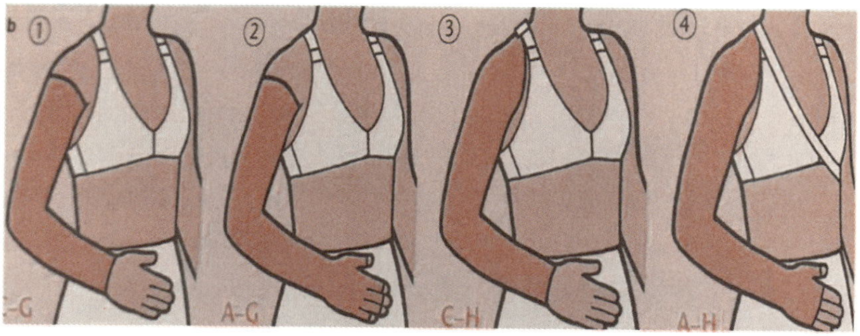

患者可以先自行测量上臂水肿的程度，测量方式如下：

（1）弯曲上臂，在双上肢肘窝中心处各画一横线。

（2）以此线为中点，向上臂及前臂5 cm、10 cm处各画一横线，以此4条线（肘上5 cm、肘上10 cm、肘下5 cm、肘下10 cm）作为测量臂围的固定位置。

（3）最后比较双上肢臂围差。

至于具体如何判定自己的淋巴水肿阶段以及适合什么样等级的压力织物，还是需要患者在就医后，通过专业人员评估患者当下的身体状况来指导判断弹力袖套的码数、款式、压力级别从而给予相应选款建议。

10 乳腺癌术后怎样合理地运动呢

除了上述提到的术后上肢功能锻炼外，乳腺癌患者术后2～3个月以后就可以循序渐进开展日常体育活动，运动强度由低到高，运动形式可以多样化，比如可以有氧运动结合抗阻运动（如慢跑结合深蹲），最关键的是长期坚持。根据《中国抗癌协会乳腺癌诊治指南与规范（2024版）》建议：

（1）乳腺癌患者在诊断后避免静坐不动的生活方式，尽快恢复以前的日常体力活动。

（2）对于18～64岁的成年人，每周坚持至少150 min的中等强度运动（大致是每周5次，每次30 min），或者75分钟的高强度的有氧运动。

（3）力量性的训练（比如深蹲、引体向上、俯卧撑、卧推、跳高等）每周至少2次。建议每次锻炼以10 min为一个间隔，最好每天都锻炼。

（4）超过65周岁的老年人应尽量按照以上指南进行锻炼，如果患有使行动受限的慢性疾病，则根据医师指导适当调整运动时间与运动强度，但应避免长时间处于不运动状态。

那么，什么是中等强度运动和高等强度运动呢？

中等强度运动可以运动期间可以讲话，但不能唱歌为标准，包括在平地或者轻度倾斜的地面骑自行车、松土和修剪树木等园艺工作、快走、跳舞、游泳等。

高强度运动可以运动期间只能说几个简单的字为标准，包括有氧运动舞蹈，骑车速度超过16 km/h、快速跳舞、骑车上山、跳绳等，竞走、慢跑和快跑、快速游泳。

对于乳腺癌患者而言，中医传统功法——八段锦十分适合在日常生活中进行练习。八段锦是一套完整的以中医基本理论为基础的气功功法，作为传统的有氧兼具力量成分的中等强度运动，能起到疏肝理气、活血通经兼调理脾胃等功效。此外，练习八段锦时无需器械，不受场地与气候限制，简单易学，作用显著。研究表明，经常练习八段锦能够调理身体代谢功能，加速热量的消耗，促进脂肪的分解代谢，改善肝脏脂质堆积。练习时要求心率微微加快、全身微微汗出，每次持续运动30 min左右，每周运动不少于150 min。运动过程中，我们应该避免用力过猛、强度过大等情况，并注意保护患肢。

另外，对改良根治术者，建议散步、慢跑等运动时，患肢适度抬高，避免长时间下垂患肢或手臂，否则可能诱发或加重患肢水肿。术后应尽可能避免打羽毛球、高尔夫球、网球等运动，因为他们往往需要上臂用力较大，不利于患肢恢复甚至诱发或加重水肿。

11 乳腺癌术后患者应如何保持良好的心态

乳腺癌术后患者应该保持良好的心态，尽量不要把自己当患者看待，争取尽快回到原来的生活、工作和朋友圈子去，继续正常地工作，把目标转移到自己喜欢的事情上。要学会控制自己的情绪，以积极乐观的态度去面对，这样才会更有利于术后的康复。复查指标正常就应放宽心。对精神科也不用排斥，如果不能自我调整心态，及时与精神科医生沟通，及时解决问题更有利于保持良好的心态，帮助术后恢复。

12 乳腺癌术后患者可以染发吗

建议乳腺癌患者要尽量少接触可能带来伤害的化学物质；染发剂的质量、成分良莠不齐，不可一概而论可做或不可做；建议尽量少染发，如果实在有需要，要搞清楚成分，起码要选择没有明确的会给身体带来伤害的物质，或者选择信誉度较高的染发剂品牌；染发前可要做贴肤试验，降低过敏风险；有的患者尝试以纯天然的色素（花草等）调配相应的颜色来染发，或许可取；染发的节律不可过频，比如1年不超过2次；染完头发后，要多清洗几次，不要让染发剂残留在头发上；洗头时，小心别用手指抓破头皮，以免引起中毒；有疮疖、皮肤溃疡和对染发过敏的人，不宜染发。

第十一节

乳腺癌术后中医药治疗

1 乳腺癌术后要不要吃中药

乳腺癌在古籍中有“乳岩”“乳癖”“乳石痈”“妒乳”“奶岩”“石榴翻花发”“石奶”等命名。中医认为，正气亏虚，脏腑功能失调是乳癌发病的根本原因，手术创伤更能耗气伤血，加重正气亏虚。乳腺癌手术后服用中药能够调理机体阴阳平衡。乳腺癌术后可能会产生患侧上肢淋巴水肿、皮瓣坏死、术后焦虑等一系列并发症。术后化疗则会引起恶心呕吐、产生心脏毒性等一系列不良反应。服用中药可以通过益气温阳、活血利水等方法减轻患肢水肿程度，改善患肢活动功能；可以改善患者抑郁、焦虑症状，提高生活质量及预后；也可以改善患者的胃肠功能紊乱，减轻恶心、呕吐、腹胀的症状；可以防治化疗所致的心脏毒性；减轻化疗引起的脱发等症状，大量研究证实，中医药与靶向化疗药物的联合应用有很好的减毒增效作用。

中医药治疗乳腺癌术后状态具有两大优势：一能整体调治，既考虑局部，又采取扶正固本的治法，可以改善患者的全身状况。二是个体化治疗，因人因病辨证施治。中医中药在乳腺癌术后的作用已被业界认可，在减轻症状、控制病情发展、提高患者生存质量、延长生存期、有效地控制复发转移等方面有一定的优势。

2 乳腺癌术后什么时候开始吃中药

一般来说，乳腺癌术后患者胃肠道功能恢复，饮食正常后就可以开始服用中药。中医药的治疗可以贯穿整个乳腺癌治疗周期，不同时期中药辅助治疗具有不同的效果。

围手术期中药干预可以有助于患者快速缓解疲劳、虚弱、食欲不振等症状，促进术后恢复正气；放化疗期中药则主要扶正为主，益气补血的中药可以有效改善化放疗引起的骨髓抑制，并且针对消化道恶心呕吐、大便不调等副反应均有较好的改善作用；辅助阶段及晚期患者中药治疗则兼顾扶正、祛邪，兼顾疏肝、调脾、温肾，抗肿瘤的同时，改善生活质量。

3 乳腺癌术后吃的中药全都是抗肿瘤中药组成的吗

中医药在治疗乳腺癌术后放、化疗的减毒增效以及抗复发转移等方面越来越显示出它的优势，已成为乳腺癌治疗的重要手段。

乳腺癌术后中医药治疗其实是辨证论治和辨病论治相结合，而不是一味地罗列抗肿瘤中药来构成处方，虽然会根据病情加用一些含有抗肿瘤作用的中药，比如白花蛇舌草、七叶一枝花、蛇六谷等，这些中药在现代药理发现具有抗肿瘤作用，但是由于乳腺癌术后患者大多正气不足、气血亏虚，因此健脾养胃、补养先天的中药仍然是术后方剂的很大组成部分，比如黄芪、党参、白术、茯苓等。

4 专家开的中药方可以一直吃吗

中医认为天人合一，需要因时、因地、因人制宜，及时调整处方，而且服用中药需要根据自身状况进行调整，若长时间服用一个方子，也不利于术后的康复。在乳腺癌治疗的不同阶段，方剂的组成也会有相应的变化，具体一个方子吃多久，建议咨询诊治医生。需要强调的是，吃中药一定要到正规医院，尤其不要听信虚假广告宣传，受个别医院、诊所的蛊惑，大量购买所谓的抗癌中药，也不要一味地选择民间偏方等，以求奇效。

5 乳腺癌术后中药应该吃多久

通常，肿瘤患者术后2～3年是复发、转移的高峰期，如果能坚持服用

2～3年中药，患者的生存率和生存质量都会得到相应的改善，一般建议服药5年。根据患者个体的手术情况、病灶大小及身体状态等因素，会有不同的适合服药时间，具体服药多久建议咨询专科医生。

6 喝中药会伤肝吗

一般来说，喝中药不会造成肝损伤。中国大陆首个药物性肝损伤相关不良报告也显示，中草药不是药物性肝损伤的主要原因。首先，绝大部分中药只要合理配伍使用是不会造成肝损伤的；其次，抛开剂量谈毒性是不理智的，对于目前已确认可能会造成肝损伤的中药，例如何首乌等，在国家食品药品监督管理部门的规定剂量内合理使用也是安全的。对于药物性肝损伤我们应该重视，但不需要过分夸大其风险。

那么，如何避免药物性肝损伤呢？

（1）请到正规医院配中药，谨遵医嘱用药，切勿自行服用中药或各类来源及成分不明的补品。

（2）请在医生的指导下定期复查肝肾功能。

7 中药如何煎药

首先，对于煎药器皿的选择，李时珍在《本草纲目》中提到“凡煎药，忌铜铁器”。铜、铁、铝等金属器具可能会与中药产生化学反应，降低疗效甚至产生毒副作用。建议用砂锅、紫砂药壶等煎药，它们导热均匀且不易发生化学反应。

其次，在煎煮中药前需要先将中药饮片浸泡20～30 min，但不用清洗中药饮片，以免有效成分流失。加水量以盖过药面2～5 cm为宜。一般煎煮中药以2遍为宜，第一遍先用大火煮沸，再用小火慢煮30～40 min，第二遍煎煮时间应比第一遍时间略缩短，煎煮完成后将2遍煎煮的药液混合均匀再分成2份，早晚服用。

最后，有许多中药会有特殊煎法，凡是标注了先煎、后下、另煎、包煎等特殊要求的中药饮片，需要按医嘱煎煮。先煎一般用于矿物质和贝壳类药材，煮沸20 ～ 30 min后再投入其他浸泡好的药物同煎；后下一般用于气味芳香的药物，在其余药物煎煮完成前5 ～ 10 min加入同煎；另煎一般用于人参等名贵药材，需要单独煎煮，将其药液兑入其他中药汤药中；包煎一般用于细小种子或花粉等药材，要用纱布包好，再浸泡煎煮。

8 颗粒剂和传统汤药疗效一样吗

汤药是中药最传统、常见的剂型，但是传统汤药在煎煮过程中操作较复杂，需要注意特殊药物的特殊煎法、水量及火候等，一般患者在家庭煎煮时，只能保留40% ～ 70%的有效成分，会大大降低中药汤剂的临床疗效。

颗粒剂是将单味中药饮片按照标准炮制规范，经现代制药工艺提取、分离、浓缩、干燥、制粒、封装而成的一种具有统一剂量、统一质量标准的可用于直接配方的颗粒性中药，保留原中药饮片的性味、归经、功效，相较于传统汤药有剂量准确、高效安全的优势。有学者认为颗粒剂忽视了传统中药饮片在煎煮过程中发生的一系列物理化学反应，可能会降低临床疗效。亦有临床观察证实中药颗粒剂的疗效与传统汤药基本一致。

颗粒剂与传统汤剂各有优缺点。传统汤药价格低，只要煎煮得当，能很好地保证疗效，对于煎药有一定了解、比较熟练且有空余时间的患者可以选择传统汤剂；颗粒剂便于携带，储存、冲泡更方便，但价格高，可能会给患者造成较高的经济负担，建议追求便利性且没有经济负担的患者选择。

9 除了喝中药，有没有其他的中医治疗手段可以促进乳癌术后康复

（1）推拿按摩：对于乳腺癌术后上肢淋巴水肿的患者，可以以拇指揉按法由远端向近端操作于上肢手三阴经、手三阳经循行部位，以揉法或滚法操作于肩关节上面、后面及肩胛骨区域，配合点按肩前、肩髃、肩井、肩贞、天宗、曲池、外关、内关、少海等穴。可以疏通经络、活血散瘀，调节局部的气血运行，使闭塞的淋巴管再通，缓解水肿。

（2）运动康复：乳腺癌术后内分泌治疗的患者常有脂肪性肝病导致的肝功

能异常，八段锦有疏肝理气、活血通经兼调脾胃的作用，多篇研究证实八段锦可以促进脂肪分解代谢，改善肝脏脂肪堆积。八段锦也是中等强度的有氧运动，既能乳癌术后运动康复，也能控制患者体重、调节脂代谢。

第十二节 乳腺癌术后饮食

1 乳腺癌饮食原则有哪些

乳腺癌术后患者会很重视饮食调摄，但常常过往矫正，或迷恋保健品，尤其是传说有抗癌作用的保健品。其实，乳腺癌患者只需在正常饮食的基础上略加注意即可，不需刻意。

（1）饮食多样，营养均衡：平衡膳食是癌症患者术后增强免疫力、保持健康的好办法。平衡膳食具体是指多样化、不偏食、不严酷忌食、荤素搭配、粗细搭配。

（2）适量的糖类摄入：减少糖类，尤其是植物类糖类的摄入，可能与降低乳腺癌死亡风险有关。乳腺癌患者可以用全谷类或杂粮饭代替白米饭，多吃新鲜蔬菜、水果、全谷类和豆类食物。

（3）低脂饮食：有研究表明，坚持低脂饮食的绝经后乳腺癌患者比没有低脂饮食的绝经后乳腺癌患者病死风险降低。超重或肥胖也会对患者的预后产生不利影响。那么如何做到低脂饮食呢？可以在烹调时多用蒸、煮、炖，尽量少吃油炸、煎、烤、烟熏等食物。多吃蔬果、奶类、全谷、大豆；适量吃鱼、禽、蛋、瘦肉，多摄入优质蛋白质。

（4）合理忌口：雌激素与乳腺癌的发生、发展都密切相关，因此，乳腺癌患者对于含有雌激素或类似雌激素结构的食物需要合理忌口，例如蜂王浆、雪蛤、羊胎素，它们都含有雌激素，且不能为乳腺癌患者提供优质的营养成分，不建议食用。

2 化疗期间要不要忌口

俗话说，病从口入，所以人们在生病后会从饮食方面来查找原因和调治疾病，即开始食补配合忌口，一定程度上是有道理的，但是万事皆有度有法，忌口也一样，过分严格的忌口不免矫枉过正。一般来说，肿瘤患者对常见的食物都不需要忌口。

在化疗期间，患者易出现恶心、呕吐、食欲下降等不良反应，不当的饮食会增强患者化疗期间的不适。化疗期间饮食的总原则是：高热量、高蛋白质、高维生素、适量膳食纤维、清淡易消化、饮食卫生。高热量是指米饭、面条等淀粉含量高的食物；高蛋白质是牛奶、鱼、虾、大豆等优质蛋白质。另外，化疗期间不要吃辛辣刺激的食物，不要饮酒，以免加强胃肠道的不良反应。

能不能吃海鲜，这恐怕是关于乳腺癌术后饮食，医生被问得最多的一个问题。有患者甚至懊恼，患乳腺癌是因为以前海鲜吃多了！民间常有人说："乳腺癌患者不宜进食海鲜，海鲜有发物作用。"此说纯系无稽之谈，毫无科学依据。海产品含蛋白质比较多，对于人体来说是"异体蛋白质"，一些过敏体质的人肠黏膜毛细血管通透性较高，或者对海产品蛋白质消化不够彻底，使这些异体蛋白质直接吸收，引发过敏反应，发生皮肤瘙痒等症状。但这并不会引起乳腺癌的加重，更不可能诱发癌症。乳癌患者除非本身对海产品过敏，否则，是可以适当进食海产品的。

3 乳腺癌术后可以吃保健品吗

不幸罹患乳癌后，很多家庭会不惜大价钱购买各种保健品，希望患者尽可能地延长生命，但是保健品也是双刃剑，能不能吃，可以吃什么，最好先咨询医生。一般不建议大量食用保健品。迄今还不能确定市面上常见保健品对乳腺癌患者恢复是否有益，有些保健品不仅可能会影响抗癌药的作用，还有可能使疾病恶化，有研究表明，补充抗氧化剂、维生素B_{12}、含铁保健品会使乳腺癌患者复发及死亡风险提升。因此，对于保健品，不建议服用，或在询问诊治医生后，遵医嘱服用。

4 乳腺癌术后需要额外补充营养吗

很多乳腺癌患者认为自己生了大病，体质很虚要进补，然后鸽子、海参、虫草、人参等相继来之。营养过剩，造成肥胖对乳腺癌的发生、发展都有不利影响。因此，乳腺癌患者保证营养摄入的多样性，满足机体需要即可，不必额外补充营养。另外，肥胖还可能造成心血管疾病、肝功能异常等。经常看到化疗期间患者因吃得太多太好，下次来化疗时肝功能异常需要延期化疗的。总之，要做到补充营养适量适度。

5 乳腺癌患者能吃豆制品吗

中医乳腺科医生常会被问“医生，我（乳腺良、恶性疾病都有），能吃豆制品吗？听说豆制品和乳腺癌有关”。有时医生按捺不住问“为什么你觉得豆制品和乳腺癌有关？”往往患者会答：因为听说豆制品含有雌激素，雌激素过高会得乳腺癌。网上搜索豆制品、乳腺癌，竟然是“女子喝豆浆30年，生乳腺癌”的新闻。报道称，女性常年喝豆浆会导致乳腺癌。很多女同胞，尤其是乳腺癌患者从此谈豆色变。

由于部分乳腺癌的发病原因与雌激素过高有一定关系，很多女同胞认为食用豆制品会提高体内雌激素水平，进而产生乳腺癌。这种说法，没有科学依据。

大豆中有一种很像雌激素的物质，叫大豆异黄酮，很多人将植物雌激素和我们人体的雌激素混为一谈。植物雌激素是植物化学物质，与人体雌激素分子结构相似。植物雌激素具有可以和人体内的雌激素受体 α 或雌激素受体 β 相结合，产生与雌激素类似的作用。大豆中所含的异黄酮可通过反式作用优先结合雌激素受体 β，使雌激素受体的结构发生改变，发挥“选择性雌激素受体调节剂”的作用。

另外，大豆中的植物雌激素非常少，而且植物雌激素的生物活性只有药物雌激素的0.1%，所以并不会造成体内雌激素过多。那么，是否就可以无限量地饮用了呢？虽然喝豆浆不会导致体内雌激素增多，但是我们也不可以因为喜欢就当白开水来喝。为什么呢？原因并不单一。豆浆是由含蛋白质很高的大豆打磨而成，过多食用虽然不会造成雌激素过量，但会摄入过多的蛋白质，因此会产生一些有毒物质，如胺、氮等，加重肝肾负担，损害身体健康。

目前的研究认为，适量摄入豆制品对女性乳腺癌发病风险及乳腺癌患者的预后没有不良影响，反而食用大豆制品可能与降低乳腺癌复发和死亡风险有关，甚至对绝经后乳腺癌患者具有保护作用。

如果你喜欢大豆食品，无论你是否患有乳腺癌或者存在此风险，在你的饮食中都可以合理摄入豆制品，根据中国居民膳食指南的建议：每人每天摄入10 ～ 25 g大豆或相当量的豆制品，可建议乳腺癌患者适当食用大豆及其制品。

6 乳腺癌患者能吃鸡和鸡蛋吗

“医生，都说鸡是用激素催熟的，我们乳腺癌患者能吃吗?”，乳腺科医生常常被问这样的问题。答案是能吃，鸡和鸡蛋都有丰富的蛋白质，鸡肉蛋白质中富含必需氨基酸，是很好的优质蛋白质来源，鸡肉中脂肪含量也不高，是红肉的最佳替代品之一。对于激素催熟这个问题，其实给鸡用激素会增加它的心血管和肝脏负担，导致死亡，增加饲养成本。目前养鸡场都是通过培育技术和营养技术使鸡快速生长，因此，正常的鸡肉是没有问题的。正规市场上售卖的鸡都可以放心食用，目前也没有研究表明食用鸡肉会影响体内雌激素水平。

那么，如何食用鸡肉才是正确的呢? 鸡肉的脂肪含量主要在鸡皮上，因此要少吃鸡皮；烹饪鸡肉时尽量选择低脂的烹饪方式，如蒸、煮、炖等；可以吃鸡肉、鸡蛋，但也需要适量饮食。患者如还是不放心，则可以在购买食用前询问来源。

7 乳腺癌的饮食宜忌

（1）宜：和普通人的饮食一样，乳腺癌患者饮食需有节制、有规律，不可过饥过饱。乳腺癌患者可多食用水果蔬菜、五谷杂粮、优质蛋白质。水果中尤其是富含维生素的水果，例如苹果、柑橘、猕猴桃等；蔬菜中可以多食用卷心菜、大白菜、大蒜、洋葱、豆腐等；多吃鱼、瘦肉、蛋类、去皮的禽肉、低脂和无脂的奶制品、坚果和豆类来补充优质蛋白质。研究表明，摄入低脂奶制品或增加奶制品的摄入频率、摄入大豆食品，可降低女性乳腺癌的死亡和复发风险。

（2）忌：建议乳腺癌患者不要吃激素类的女性保健品，如雪蛤、羊胎素、胎盘、花粉、蜂王浆等；少吃高热量、高脂肪食品，比如油炸食品，黄油、奶酪等；少吃腌制食品；不要吸烟、喝酒；减少辛辣刺激的食物；也要限制红肉和加工肉、含糖饮料、高加工食品和精制食品的摄入。

8 乳腺癌患者如何辨症选食

中医认为手术作为侵入性治疗手段，多耗伤人体气血津液，因此乳腺癌患者术后最常见气阴两虚、气血两虚的证型，多易出现疲倦乏力、食欲不振、失眠烦热、腰膝酸软等症状，此阶段宜食益气养阴养血的食品，如银耳、大枣、黑芝麻等，多吃瘦肉、牛奶和蛋类。小米大枣粥、莲藕小米粥也可作为食疗方食用。

化疗期间患者易产生一系列胃肠道方面的不良反应，例如，恶心呕吐等，多为脾胃虚弱，宜食用促进消化、健脾开胃、补益气血的食物，如萝卜、香菇、陈皮、菠菜、桂圆、粳米、白扁豆、黑木耳、向日葵子等。如果恶心、呕吐的症状比较明显，可以选择和胃止呕的食物，如姜汤。若出现骨髓抑制适量多食高蛋白质食物，特别是优质的动物蛋白质，比如泥鳅、海参等。

许多学者认为，放射线属于中医外邪中的热毒邪气，易耗气伤阴，因此，放疗期间可以食用生津养阴、清凉甘润的食品，如雪梨汁、绿豆汤、冬瓜汤、西瓜、橙子、荸荠、芦根、枇杷果、乌梅、莲藕、香蕉、橄榄等。

第十三节 乳腺癌患者的生育问题

在中国，乳腺癌的发病呈现年轻化的趋势，发病时间比西方国家早10～15年，很多年轻乳腺癌患者在治疗时或其后面临着生育问题。目前国内许多医生不建议年轻乳腺癌患者尝试怀孕，原因是在这个问题上仍缺乏恰当的信息和知识。许多年轻乳腺癌女性在乳腺癌诊断或治疗之后，当她们仍有生育的需求，往往陷入不知所指的迷茫境地，孕产对母体乳腺及胎儿的影响最受关注。

1 什么是妊娠期乳腺癌

妊娠时或妊娠结束后1年内诊断的乳腺癌，妊娠期乳腺癌是妊娠阶段最常见的恶性肿瘤，占所有乳腺癌发病率的0.2%～3.8%，其中半数诊断于哺乳期。怀孕后胎盘分泌大量雌激素和孕激素，乳腺腺管开始发育增大，出现充血肿胀和腺体密度增加，这种生理变化使B超对于肿块的检出率降低，此外，妊娠期女性影像学检查手段的单一也使得孕期乳腺癌更不易被发觉，常常导致疾病进展至晚期时才发现。

2 妊娠期乳腺癌先治疗还是先生宝宝

妊娠期乳腺癌的治疗很大程度上取决于孕周和患者的选择。

（1）孕早期（怀孕前3个月）：应考虑终止妊娠，随后进行规范的乳腺癌治疗。一般来说，年轻乳腺癌恶性程度较高，具有较强的侵袭性，腋窝淋巴结转移率高，雌激素受体阴性率高，对于内分泌治疗不敏感，由于孕期乳腺癌患者激素波动，疾病进展也较快。此外，由于孕早期是胚胎着床、胎儿器官发育的关键时期，此时若进行化疗等抗肿瘤治疗，有极高的致畸率。因此，国内外权威指南均不推荐在孕早期进行抗肿瘤治疗。

（2）孕中期（怀孕中间的3个月）：在充分考虑医疗安全的前提下，还需要结合患者的个人意愿。需要乳腺肿瘤科医生和产科/生殖科医生之间充分沟通。如果患者继续妊娠的意愿极其强烈，在孕14～28周选择手术切除乳腺的肿瘤病灶是最安全的，手术后可以选择对胎儿影响小的化疗药物。化疗完成后若患者需要继续放疗、内分泌治疗，则需待胎儿分娩后进行。

（3）孕晚期（孕期后3个月）：此时胎儿发育相对成熟，即使提前终止妊娠，胎儿也有较高的成活率。如果确诊乳腺癌的时间离正常分娩较短（例如只有2～3周），可以考虑继续妊娠，待胎儿正常分娩后再治疗乳腺癌；如果离分娩还有段时间（例如2～3个月），而此时肿瘤又快速进展，可以考虑妊娠到32周后再终止妊娠，在这段时期妊娠能最大程度减少对胎儿的影响。

3 妊娠对早期乳腺癌患者的预后有影响吗

对于早期乳腺癌患者而言，只要治疗结束后还未绝经，那么都是可以怀孕生育的。过去大家认为，怀孕以后体内的雌激素、孕激素水平升高，增多的激素会导致残留的乳腺癌细胞再度生长，增加乳腺癌复发和转移的风险。但是，目前并没有明确的证据提示早期乳腺癌治疗后妊娠会增加复发转移风险或者是对生育的孩子存在健康的隐患，甚至越来越多的医学研究认为，妊娠对预后有改善作用，虽然这个结果可能受“快乐妈妈效应”等因素的影响，当了母亲以后，患者的心情、生活状态变得更积极，提高了全身的免疫功能。

许多学者对此展开了一系列的回顾性调查。比如，Azim等对乳腺癌诊断后妊娠相关的14篇文献进行了荟萃分析，包括了乳腺癌诊断后发生妊娠的1 244个实验组及18 145个对照组，发现乳腺癌诊断后经历妊娠的患者，其死亡风险降低了41%。

肿瘤学权威杂志《临床肿瘤杂志》报道了长期观察随访的结果：对于雌激素受体是阳性或者阴性乳腺癌患者来说，怀孕均不会影响她们的生存率，且对于雌激素受体阴性的乳腺癌患者来说，怀孕还可以改善她们的总生存率。

关于具体机制，目前并没有相对权威的报道对其进行了明确的分析，一些文献提出了可能的几种解释。

（1）胎儿的抗原也出现在肿瘤的表面，妊娠起到了一种类似“疫苗”的作用。

（2）高水平的雌激素，反而能够使ER、PR阳性的肿瘤细胞发生凋亡。

（3）分娩之后哺乳是继续保持较低雌激素水平的方法，这类患者的预后甚至更好。

（4）有观点认为，妊娠的过程能够抑制干细胞的活跃程度，促进其向正常分化，在一定程度上抑制致癌因素对细胞的不良刺激。

具体的机制虽然暂不明确，但是几乎所有的研究都证实，治疗后再生育的乳腺癌患者远期生存率都优于同龄不生育者，至少不会有负面的影响。因此，乳腺癌患者生育，不会增加复发风险。

4 对于未生育的乳腺癌患者如何保存其生育能力

罹患乳腺癌不代表失去为人母的权利。指南认为生育力保护咨询与建议应当从病理学确诊乳腺癌时开展。医患双方应尽早沟通保存生育力的问题，乳腺癌的治疗，尤其是化疗、内分泌治疗期间以及治疗的不良反应会影响育龄期乳腺癌患者生育功能的康复。所以临床医生应综合考虑患者年龄、社会经济情况、思想状态、家庭情况、肿瘤类型及分期，雌激素受体状态等多方面因素，合理制定生育力保存方案。

在辅助治疗期间，对于有生育需求的女性，酌情考虑使用低卵巢毒性化疗药物。此外，促性腺激素释放激素类似物（如戈舍瑞林、亮丙瑞林）作为乳腺癌患者保护卵巢功能的长期用药安全性已得到证实。化疗期间也可使用促性腺激素释放激素类似物以防止卵巢早衰，但能否提高受孕率尚待证实。

胚胎冷冻和卵母细胞冷冻是目前成熟的生育力保存方法，适合治疗前等待期＞2周的患者。胚胎冷冻可用于已婚、家庭稳定的女性，而卵母细胞冷冻适用于未婚女性。青春期前或需要立即接受性腺毒性治疗的乳腺癌患者可考虑卵巢组织冷冻保存。

5 乳腺癌患者术后怀孕时机如何选择

患者往往担心化疗、放疗等治疗方法的毒副作用，我身体里这么多“毒素”，会不会给胎儿留下不良影响呢？换句话说，就是何时是乳腺癌患者最佳的生育时机。

2024年中国抗癌协会乳腺癌诊治指南与规范中对生育时机有明确规定：

（1）乳腺原位癌患者手术和放疗结束后。

（2）淋巴结阴性的乳腺浸润性癌患者手术后2年。

（3）淋巴结阳性的乳腺浸润性癌患者手术后5年。

（4）需要辅助内分泌治疗的患者，在受孕前3个月停止内分泌治疗（如戈舍瑞林、亮丙瑞林、TAM等），直至生育后哺乳结束，再继续内分泌治疗。

6 乳腺癌治疗后再生育的相对禁忌证有哪些

虽然乳腺癌患者可以生育已经成为一个共识，但有些特殊情况的乳腺癌患者想要尝试生育还是需要谨慎的：

（1）晚期或高复发风险的乳腺癌患者，在妊娠期间病情可能进一步恶化，不适合生育。

（2）尽管采取了保存生育能力的措施，但在治疗结束后仍发生了卵巢功能衰竭，丧失了生育的条件。

（3）携带*BRCA1/2*易感基因的患者，患乳腺癌及卵巢癌的风险分别为40%～65%、11%～40%，而每一次妊娠将*BRCA1/2*基因遗传给下一代的风险达50%。为了下一代的健康，这部分患者可选择进行*BRCA*遗传易感基因检测，根据检测结果谨慎选择是否生育。

7 乳腺癌患者产后能哺乳吗

这个问题需要分2个方面讲，首先乳腺癌患者产后哺乳对孩子安全吗？当乳腺癌患者治疗方案中存在化疗、内分泌治疗和靶向治疗等全身治疗时，是禁止哺乳的，因为许多细胞毒性（尤其是烷化剂）可以排泄到母乳中，从而影响婴儿的健康。而正在接受放疗的患者进行母乳喂养，患者更易发生乳腺炎的风险，乳腺炎的发生也会给后续治疗带来新的影响。若治疗已经结束，是否可以哺乳应由乳腺专科医师根据实际治疗情况进行谨慎判断，假如乳汁存疑，可以每日用吸奶器吸出乳汁并丢弃。当专科医生认为已结束的治疗不会影响到婴儿时，就可以正常进行母乳喂养了。需要注意的是，对于接受保乳手术的患者来说，患侧乳房仍具有哺乳功能，但在手术及放疗以后多数患者患侧乳房乳汁分泌量会显著的减少。

那乳腺癌患者产后哺乳对妈妈本身有影响吗？这个问题换句话说就是，哺乳带来的激素波动会促进乳腺癌复发吗？对于这个问题，目前并没有证据表明哺乳会增加乳腺癌复发的风险。目前能确定的是母乳喂养可以降低女性患乳腺癌的风险，但哺乳对确诊乳腺癌患者的预后影响仍需进一步探索。

第八章

既非炎症又非肿瘤的乳房疾病

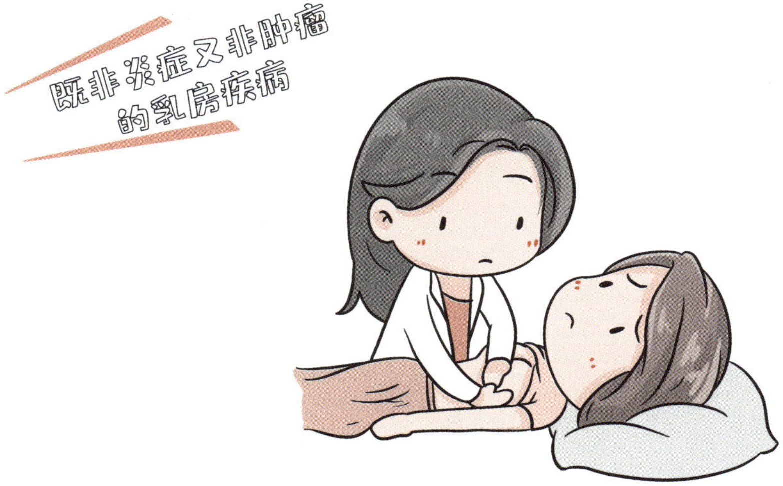

第一节 乳腺增生病

经常听到身边女性朋友的担忧：我有“乳腺增生”，我也有！怎么办？这个病严重吗？增生久了是不是就会变成癌啊？各大医院乳腺专科门诊中，以乳腺增生病患者为多。“如雷贯耳”的乳腺增生病到底是个什么病？

1 乳腺增生、乳腺增生病分别是什么

乳腺是性激素的靶器官，乳腺增生是指育龄期妇女，乳腺实质的上皮成分、小叶间质内的脂肪、结缔组织受内分泌环境的影响，随内分泌的周期性改变而有所改变。

乳腺增生病是一种常见的既非肿瘤、又非炎症性的良性病变，多见于25～45岁的女性。是女性最常见的乳房疾病，其发病率占乳腺疾病的70%～80%。乳腺增生病是乳腺良性疾病中最常见的一组综合征，其实质是乳腺间质和腺体出现不同程度的增生和/或复旧不全。打个不太恰当的比方，好比你在人气餐厅前排队，乳腺增生病就好比那个非要插队的，会让你心情不爽。也就是说，乳腺增生病大多是良性病变，不必惊慌。

近年来，由于乳腺超声和钼靶的广泛应用，女性接受乳腺检查的人数逐年增多，有越来越多的良性病变被检出。这些良性病变中又以乳腺增生性病变最为常见，所以在超声和乳腺钼靶检查报告中，以及门诊病历中经常出现“乳腺增生”这一病理检查才能诊断的病名，以致造成过度诊断和治疗，再加上社会上不恰当的夸大宣传——“乳腺增生”是乳腺癌前病变，也给广大妇女造成困扰。因此，正确认识乳腺增生病，显得重要而迫切。

2 乳腺增生病的诱因有哪些

乳腺增生病的发生与俗话说的“内分泌失调”有关。这里的失调主要指的是性激素，人体内雌、孕激素、黄体素等性激素含量、比例失调，可导致乳腺增生过度。所以任何可能影响体内性激素的因素，均可能增加乳腺增生病发生的风险。下面几方面可能为患乳腺增生病的诱因：

（1）相关疾病：如卵巢发育不健全、月经不调、甲状腺疾病及肝功能障碍等。

（2）精神心理因素：情绪不稳定、精神内耗、紧张、焦虑等不良精神因素容易形成乳腺增生病。

（3）不良生活习惯：经常熬夜、睡眠不足等也是诱因，而且这些不良因素还会加重已有的乳腺增生病的症状。

（4）人为因素：女性高龄未育、性生活失调、人工流产、夫妻不和、不哺乳等原因，造成乳腺不能有正常的、周期性的生理活动。佩戴过紧的胸罩或穿过紧的内衣等等。

（5）饮食结构不合理：如长期高脂肪、高热量饮食导致肥胖，饮酒和吸烟等不良生活习惯会诱发乳腺病。

3 乳腺增生病的临床表现有哪些

乳腺增生病的临床常表现主要是乳房疼痛和乳房肿块，个别还会有乳头溢液。

（1）乳房疼痛：表现为单侧或双侧乳房胀痛或触痛，严重者可牵及胁肋部、腋窝或者肩背，常在月经前加重，经行后缓解，也常因情绪变化、劳累、天气变化而加重。必须注意的是，这种周期性的乳痛虽是本病的典型表现，但也有一些乳腺增生患者不伴有这一典型症状。

（2）乳房肿块：常为多发，单侧或双侧，以外上象限多见；肿块大小不等，质地韧，触之疼痛，有颗粒感，可推动。大小、质地可随月经呈周期性变化，月经前期肿块增大、质地较硬，月经后肿块缩小、质韧而不硬。

（3）乳头溢液：部分患者有乳头溢液，溢液多为清亮、无色或浆液性。若发现溢液为血性，需要重视，应及时去医院诊治。

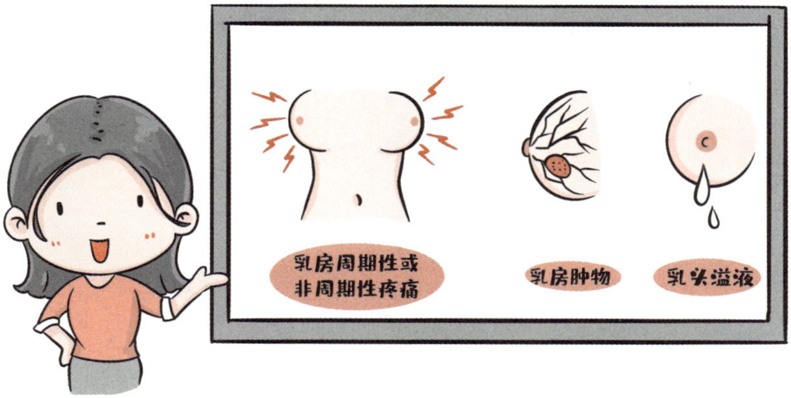

4 乳腺增生病，选用什么检查方法

一般来说，超声是乳腺增生筛查的首选方法，因其便捷、经济、无创、无痛等优点成为临床上较常用的检查手段，适合于乳腺腺体丰富、年龄小于40岁患者，超声B超对腺体的穿透力和分辨率更佳。

中年女性，乳房内腺体退化，以脂肪组织居多，适合在超声检查基础上，再联合钼靶X线检查，以排查早期癌和微小癌。在超声、钼靶检查不能明确诊断时，可选择MRI检查。若经上述检查发现可疑的不良结节、肿块，须进行病理组织学检查明确诊断。具体情况需根据专科医生意见。

5 乳腺增生病怎么治疗？需要手术吗

乳腺增生病是乳腺的良性病变，大部分不需治疗。如果伴有轻微疼痛，可以舒畅心情、调整生活方式；若疼痛持续，影响生活，可考虑接受药物治疗，比如在医生指导下选择一些中成药，或者开具中药汤剂治疗。

作为一种良性病变，单纯的乳腺增生病本不需要外科手术治疗。手术治疗主要是为了避免误诊、漏诊的乳腺癌。当乳腺增生病伴有以下情况时，建议患者到正规医疗机构就诊，接受外科干预：

（1）乳腺增生病变局限在单侧乳房的某一象限，特别是在乳房的外上象限；肿块体积较大、质地较硬，经保守治疗效果不明显者。

（2）年龄＞35岁，具有母系乳癌家族史，且乳房肿块呈结节状，经各种治疗未见明显缩小者、原有的乳房肿块在短时间内迅速增大者。

（3）原有的乳腺增生病在观察治疗过程中，近期症状及体征有所加重，钼靶等影像学检查及针吸细胞学检查结果与前次检查相比，病变有进展，提示有恶变可能者。

（4）乳腺增生病患者经针吸细胞学检查或活检证实乳腺上皮细胞增生活跃，甚至开始有异型性改变者。

6 乳腺增生病会癌变吗

江湖中流传着这样的观点：得了乳腺增生病，就意味着更容易患上乳腺癌。其实这种说法并不完全准确。乳腺增生病的癌变风险，与病理分型有关。乳腺增生病的病理类型包括乳腺腺病和乳腺囊性增生病。

单纯的乳腺腺病大多与乳腺癌没有直接关系，大家不必对此过于恐慌。尽管两者的发生可能都与压力过大、雌激素紊乱有关，但是根据统计学显示，二者并不存在必然的联系，演变成癌症的概率很小。可注意调整自己的情绪，舒缓压力，再配合一些治疗，一般不会威胁人体健康。

乳腺囊性增生有一定癌变风险，它也是乳腺增生病的病理类型之一，在组织学表现为小乳管高度扩张而形成囊肿，乳管上皮细胞增生，多数中、小乳管可发生乳头状瘤，由于本病不但上皮增生，尚有囊肿形成，所以被称为“囊性乳腺增生病”，有一定的癌变率，为3%～4%。

近期出现乳腺增生结节增大、变硬、不随月经周期而变化者，应特别注意，需要到专科医院就诊。

7 非典型性增生是乳腺癌的前兆

非典型性增生（atypical hyperp lasialesion，AHL）细胞呈现不同程度异形和极性排列紊乱，与原位癌相似。但尚有肌上皮细胞存在，无坏死，无典型的筛状结构等恶性特征性改变。只有通过病理检查才能确诊。20世纪末提出的“多阶段发展模式”假说认为，乳腺正常上皮向恶性转化，经历一个从正常上皮到单纯性增生，到非典型性增生，到原位癌，再到浸润癌的谱带式渐进性连续过程。乳腺非典型增生患者与同期同年龄非此病患者相比，患乳腺癌的危险性增加4～5倍，而单纯增生的癌变率仅0.1%。非典型增生作为癌前病变，在某些致病因素的持续作用下，可以从量变发生质变，进而转化为恶性肿瘤，而在相反情况下，则能够长期稳定甚至发生可逆性变化，恢复至正常状态。可见，癌前病变并非全部转化为癌，只是发展成为癌的可能性较大，是有条件的，因此对癌前病变即乳腺非典型增生阶段采取干预治疗，可以有效减少乳腺癌的发生率。

8 情绪和乳腺增生病有关系吗

情绪往往受到社会环境、自然环境、人际关系、生活条件等多种因素的影响，这些因素引发的精神压力均可能影响人体的内环境。乳腺门诊中，经常听到很多这样的诉说：最近心情不太好，总想发火，晚上思来想去的，睡不着，这个月乳房胀痛得很厉害，或是：我的乳腺增生要是癌变了怎么办，好害怕，担心得饭都吃不下。

乳腺增生病的致病因素是多方面的，除生物因素外，抑郁、焦虑等精神因素是导致乳腺增生病的重要原因，乳腺增生病本身又可作为负性生活事件导致患者发生应激反应，出现抑郁、焦虑等负性情绪，进而加重病情，形成恶性循环。不良心理情绪，如担心乳腺增生病转归成乳腺癌等，都会影响乳腺增生病的康复。有研究观察了乳腺增生女性患者675例，结果发现焦虑状态检出率为85.9%，抑郁状态检出率为81.63%。另外，乳腺增生病的疼痛等症状，会影响患者的神经系统功能，加重焦虑情绪，进而产生恐惧、猜疑等心理反应，大大增加了心理负担，严重影响了治疗效果。

情绪是一个人对外界人、事、物的态度和感受，反映了自己内心的愿望和需求，常见的情绪包括喜悦、愤怒、悲伤、恐惧。当情绪出现时，不需要紧张，要知道这是“人之常情”，每一种情绪都有它的意义和作用，我们需要注意避免的是那些不适当的、过激的情绪反应。学会理解自己的情绪、调节情绪，保持良好的心理状态，是乳房健康的必需品。

9 子宫肌瘤跟乳腺增生病有没有关系

子宫肌瘤于生育年龄高发，青春期前少见，绝经后逐渐萎缩或消退，在高雌激素状态下可以导致肌瘤的迅速生长，因此被认为是激素敏感的良性肿瘤。子宫和乳腺均为下丘脑—垂体—卵巢轴的靶器官，且随着卵巢激素的周期性变化，子宫内膜和乳腺均发生同步变化。在卵巢过度或不平衡的刺激下，子宫平滑肌细胞或乳腺上皮细胞过度增生而形成肿块，于是形成了子宫肌瘤或乳腺增生。相关研究结果显示，子宫肌瘤与乳腺增生病的发病相关，两者存在一定的关联性。

10 胸小的女生也检查出乳腺增生病，这是怎么回事

有人说，胸部丰满的女性更容易患乳腺增生病，胸小的女性的乳房不会“增生”？实际上，乳腺增生病与乳房的大小没有关系，而与体内的激素水平有关，即使胸小的女性，体内激素分泌只要出现异常，同样会引起乳腺增生病。

11 不能用有钢圈的胸罩吗

乳房上分布着丰富的血管、淋巴管及神经，对乳腺起着新陈代谢的作用。如果胸罩过小尤其是下围的钢圈又硬又紧的话，就会影响血液循环和供给，造成乳房缺血、痉挛，压迫乳房中的淋巴结。选择胸罩最重要的是大小合适、材质环保健康，钢圈只要舒适，可以使用。

12 精油按摩可以治疗乳腺增生病吗

很多美容院宣称精油按摩乳房可以疏通经络，治疗乳腺增生病。按摩治疗不尽可靠，按摩方法不当，可能会加重病情。对于健康的女性来说，正确的乳

房按摩有助于乳房部位的血液循环，但这并不是说乳房保健是万能的，更不能认为乳房按摩就能治病。

有些美容师说乳腺增生病可以不吃药、不手术，只需要通过专业按摩师进行精油按摩即可减小，甚至消除肿块。

精油是从植物的花、叶、茎、根或果实中提炼萃取的挥发性芳香物质，这些高挥发物质，可由鼻腔黏膜组织吸收进入身体，将讯息直接送到脑部，通过大脑的边缘系统，调节情绪和身体的生理功能。从专科医生的角度看，偶尔使用精油不会对身体造成直接危害，但反对长期大剂量使用。如果美容机构打着“精油按摩治疗乳腺增生病”的招牌，则一定是夸大其词。患有乳腺增生病的女性，应该选择专科医生进行咨询和治疗，切勿盲目相信一些机构的广告词，避免延误病情，危害健康。

13 哺乳能“带掉”乳腺增生病吗

哺乳、累积哺乳时间是乳腺增生病的保护因素，可能原因是产后长期哺乳可推迟排卵和月经周期的建立，使乳腺细胞的成熟期较长，从而降低哺乳者患乳腺疾病的风险性。但是情绪、压力、饮食等其他因素也会影响体内激素环境，所以哺乳不能绝对改善乳腺增生病。

14 避孕药会引起乳腺增生吗

首先，口服避孕药的主要成分就是性激素。乳腺受性激素影响明显，雌激素可促进乳腺细胞增生，孕激素既能协助雌激素促进乳腺增生，又能抑制乳腺组织有丝分裂，促进增生的乳腺组织向复旧转化。所以，当雌孕激素比例失调，雌激素水平过高，而孕激素不足时，雌激素失去制约，乳腺不断受到刺激，处于持续增生的过程，还导致进入增殖期的细胞复旧障碍。

短效避孕药由雌、孕激素组成，且含量不高，且两者比例和人体生理情况接近，对乳腺影响不大。紧急避孕药主要成分为孕激素，口服1次所摄入的激素量，与连续多日服用短效避孕药的量相当，孕激素含量较大。

还有大众称呼的“药环”，商品名叫“曼月乐”，全名叫“左炔诺孕酮宫内缓释系统”，就是带有药物的环。这个环上带有孕激素——左炔诺孕酮。同时，环上有一个缓释系统，每天能够缓慢地释放药物，环上的药物可以释放5年左右。

避孕药是否引起乳腺增生病尚待明确。已有流行病学研究发现，口服避孕药的应用可能提高了乳腺癌、宫颈癌的患病风险。但也有研究显示，随着避孕药的时间增加，乳腺囊性增生病、纤维腺瘤等良性肿块发生率降低。所以，这一问题目前还存在争议，有待进一步研究。

因此，选择避孕方法时应充分了解利弊，在医生的指导下根据自己的健康状况选择适宜的避孕方法。

15 乳腺增生病，可以吃蜂蜜、蜂花粉、蜂王浆吗

蜂蜜、蜂花粉、蜂王浆等蜂产品一直颇受人们喜爱，而很多人担忧：这些蜂产品含有激素，会导致乳腺增生病。

蜂蜜主要含有糖类（75.6 g/100 g）和水（22.0 g/100 g），占据了大约97.6%的重量，再加上少量的脂肪和蛋白质，占到约99%的重量。由于产地、品种不同，蜂蜜的成分存在一定的差异。在蜂蜜和蜂花粉中，并没有检测到动物性激素的报道。花粉中确实含有植物激素成分，但这些成分和动物体内的激素差别很大。植物激素不会对人体产生激素样作用。蜂王浆是蜜蜂供给蜂王和3日龄内幼虫食用的物质，长时间吃蜂王浆的蜂王成熟期短、寿命长，还有很强的生殖能力，这不禁会让人联想，这是不是性激素的作用？给人吃了也会“催熟”吗？其实，这种想法也是多虑了。蜂王浆“催熟”蜜蜂的成分并不是性激素，而是一种名叫“Royalactin”的活性蛋白质。人们口服蜂王浆的时候，这种蛋白质会被消化，无法保持活性，因此，不必担心它会对人体产生影响。那么，性激素呢？经检测发现，蜂王浆中确实存在微量的性激素，但它的含量实在太低，不足以对人体生理造成影响。

那么，是否可以多吃这些蜂产品？ WHO将蜂蜜列入“游离糖”的范畴。游离糖包括由生产商、厨师或消费者在食品中添加的单糖（葡萄糖）和双糖（蔗糖、果糖）以及天然存在于蜂蜜、糖浆、果汁和浓缩果汁中的糖分。“游离糖”非健康食品。

因此，有乳腺增生病，可以适量服用蜂产品，但是也不建议过量。

16 什么是乳腺结节

乳腺结节是个宽泛的概念，可以是良性的，也可以是恶性的。一般指不能扪及肿块，但超声检查发现的小低回声病灶或乳腺X线检查发现的小致密影，一般小于1 cm，多数是乳腺组织导管和乳小叶在结构上的退行性病变及进行性结缔组织的生长。BI-RADS分类属2类或3类，称为增生结节，以区别可扪及的乳腺肿块。除了增生结节，还可能是乳腺纤维腺瘤、导管内乳头状瘤、积乳囊肿、脂肪坏死等良性病变。但是，不是说小于1 cm就一定不会是恶性，要结合B超、钼靶甚至MRI及活检来评判其良恶性。

如果体检发现结节，可以去专科就诊。由医生根据专业的知识、辅助检查来评判结节可能是哪一种疾病及处理结节的方式。

17 乳腺结节会消掉吗

这是门诊中关于乳腺结节被问频率最高的问题。这要看结节的性质，如果是增生结节，即因乳腺导管和乳小叶的增生及复旧不全而引起的，有可能消退，方式可能如下：轻松愉悦的心情、合理的作息及饮食、适当的锻炼、适当的药物的帮助。如果是乳腺纤维瘤、导管内乳头状瘤、脂肪坏死、积乳（稠厚，如老酸奶）等，一般短期内不会消失，甚至还会增大；如是乳腺癌，则会增大。

18 乳腺结节会癌变吗

一般情况下乳腺结节的癌变率不大，大多数以增生结节为主，可以门诊随访，3～6月无特殊变化，可以认为良性机会大。当然，积极一点可以做细针穿刺，进行病理检查以明确诊断。

19 乳腺结节需要活检吗

根据目前的研究，这类病变大多数是良性的，只有1% ～ 2%可能是早期乳腺癌或原位癌。对于影像学检查发现的BI-RADS分类为2级的乳腺结节，应每年定期检查一次；BI-RADS分类为3级乳腺结节，则3 ～ 6个月后复查，随访检查过程中如升为4级则进行活检。但对于非常焦虑的患者，或年龄大于50岁，或临床需要（如乳腺癌家族史或*BRCA*基因突变携带者）也可按相关指南，对超声评估为3类的患者进行活检，以避免延迟诊断。

20 乳腺结节需要手术吗

一般不需要手术，门诊定期随访，如果在随访过程中增大，可以考虑手术。结节超过1 cm以上，可以考虑手术，但是也要综合考虑，怀疑有问题的，即使是5 mm也要考虑手术。如果临床考虑到良性的概率比较大，也可以放宽到2 cm以上再手术。综合判断要结合临床检查、B超、钼靶甚至MRI的检查结果。

21 乳腺有结节，可以怀孕吗

一般体检发现小于1 cm的结节，同时未发现有恶性征象，怀孕无影响。但是如果肿块较大，同时医师怀疑有问题的，最好在孕前解决掉。否则，孕期处理比较麻烦。

22 "散结茶"消结节靠谱吗

我们经常可以看到各种网络平台的一些宣传，"某某散结茶，一喝就消除"，喝这种茶真的能让乳房结节消失吗？

我们先来看一下散结茶里都有啥，网络上流传的配方有很多，比较常见的成分是夏枯草、蒲公英、玫瑰花、陈皮、栀子、茯苓、山楂等中草药。这些中药配合在一起可发挥化痰散结、行气化瘀的作用。散结茶能发挥怎样的效果，与乳房结节的性质和大小有关。对于月经前明显、经行后缓解的乳腺增生性结节、乳房疼痛，散结茶可在一定程度上缓解症状；但对于一些较大的实性、囊实性的结节作用有限。每个人的体质不同，有寒、有热，结节形成的病因有痰湿、有瘀血，在治疗时需要辨证施治、对症用药、因人而异。比如，散结茶中不乏有一些性味寒凉的草药，并不适合所有人，脾胃寒凉、气血虚弱的人就不宜使用。

中草药也是药，还是要通过正规的医疗机构获得，并且建议在医生的指导下使用。发现结节要及时就医，判断结节性质，不要迷信网络偏方，以免延误病情。

23 运动可以改善乳腺增生吗

已有研究显示，增加运动次数会降低乳腺增生的发生率。适当、规律的运动可以帮助消耗体内多余的脂肪，避免肥胖和体内过多雌激素的产生，进而预防或缓解乳腺增生。运动还可以促进新陈代谢，改善心肺功能，使全身气血通畅，调节身心，一定程度上改善负面情绪和精神紧张状态，进而改善乳腺增生症状和降低发病率。

24 针灸、耳穴治疗对乳腺增生病有效吗

针灸治疗乳腺增生病的文献记载始见于明清。采用辨证论治，根据不同证型选择相关的经穴，是一种简单、经济、方便、无不良反应的治疗方法，临床单纯运用针刺治疗乳腺增生病的报道比较少，用药物或其他方法相结合的方式较常见。一般来说，综合治疗的疗效优于单一疗法的疗效。

“十二经脉上络于耳”，耳和经络、五脏六腑之间有着密切的联系。耳穴贴压法一般采用王不留行籽、磁珠、药丸等置于耳穴之上，外贴白色、肤色或脱敏医用胶布，通过患者自行按压刺激耳穴发挥治疗作用。

25 乳腺增生病可以推拿吗

推拿疗法主要通过不同穴位或功能区的按摩，结合特殊的手法，以达到疏通经络气血的效果。专业的推拿可以缓解乳房疼痛等症状，但社会上很多美容保健机构宣扬推拿按摩可以消除乳房肿块，夸大了推拿的作用。乳腺增生病患者可以在专科医生的建议下，选择合适的乳房保健方法。

26 乳腺增生病可以做理疗吗

除了最为传统的药物外治疗法和针灸推拿疗法之外，现在还有很多传统理论与科技仪器和技术相结合的疗法，如磁疗法、红外线电离辐射疗法、中药离子导入疗法等。

电磁疗法的基本原理是利用电磁信息场恢复病态组织的电磁平衡、酸碱平衡和代谢功能平衡，从而治愈疾病。红外光照射可使局部毛细血管扩张，加快血液循环和药物吸收，改善局部的营养供应，以达到治疗的目的。中药离子导入治疗主要通过扩张的小动脉和毛细血管，改善局部血液循环，促进药物的局部吸收，增加药物在患处的浓度，起到良好的局部治疗作用，故此为一种良好的局部外治疗法。

理疗作为乳房保健的方法，不能绝对改善乳腺增生病，可以在专科医生的指导下选择使用。

27 有没有外用药治疗乳腺增生病

药物敷贴是中医外科治疗乳腺增生病中最常用的一种方法，因其便捷、有效、无痛苦而为广大患者所接受。文献中亦有关于古代用药外敷治疗乳癖的记载，如《张氏医通》记载用鲫鱼膏外敷治乳癖。另外，中药敷贴不仅用法简单，而且携带方便，患者可自行换药。所敷药物常见的有巴布剂、膏药、油膏、箍围药、掺药、酊剂等，起到局部通络止痛、消肿散结、活血祛瘀的作用。

第二节 乳痛症

1 乳痛症是什么

乳痛症（mastalgia）即乳房疼痛症，它既是一种症状，也可以是一个诊断。作为症状，大家都能理解，乳房疼痛是30～50岁女性因乳腺病就诊的常见症状。作为诊断，其实是为了突出其临床特异性，以症状命名的诊断，不涉及组织学、病理学层面。

乳痛症的发病率很高，约70%的女性在生活中有过乳房疼痛，大约有10%的人认为，生活中一半的时间有乳痛经历；有些人自觉乳房痛，或触到乳腺有些增厚，特别是经前更为明显；经期过后，症状就能自行消退，这些是生理性改变。单纯乳房疼痛，经过检查没有发现明确异常，诊断为乳痛症，目前多数学者认为内分泌失衡是乳痛症的病因之一。

2 乳痛症是不是说明体内激素水平不正常

很多年轻女性听到医生解释乳痛症和内分泌失衡有关，担忧地问："是不是我的激素水平不正常？"

周期性乳痛症患者的症状往往在月经前1周加重，而随月经来潮后减轻或消失，表明乳痛与激素的周期性变化密切相关。有些学者发现，周期性乳痛症患者存在雌激素水平升高，孕激素水平低或雌孕激素比例失调等情况。但是许多研究检测了乳痛症患者的雌激素、孕激素、催乳素、黄体生成素、卵泡刺激素、LHRH水平，与正常对照组差异无统计学意义。

到目前为止，没有证据支持乳痛症患者有激素水平或激素受体数目的异常，故大多数学者认为乳痛可能是患者的乳腺组织在月经前对正常水平激素的高敏感性所致的异常反应。因此，乳痛症并不能说明体内激素水平一定不正常。

3 如何诊断乳痛症

乳痛症患者多因担心自己是否患乳腺癌或症状无法耐受而就诊。乳痛症的诊断主要以排除恶性病变为目的。乳腺专科医生首先会详细询问病史，包括乳痛的部位、性质、持续时间、与月经周期的关系、激素使用史（避孕药、激素替代疗法）、孕产史等。

其次，医生会进行体检，包括视诊和触诊。为了辨别疼痛是来自乳房还是深面的肋骨，医生可让患者侧卧位，乳腺组织从胸壁下垂，用手指尖按压受累的肋骨时能产生疼痛感，常常提示患者疼痛的来源。大多数乳痛症患者可伴有乳腺局部增厚或弥漫性结节，属于乳腺的良性改变，可行乳腺B超检查。如果触诊发现有明确的局限性包块，尤其当患者年龄＞40岁，则需做乳房钼靶摄片、超声、活检，以排除乳腺癌。绝经后的单侧局限性的非周期性乳痛患者更应警惕排除乳腺癌。

4 乳痛症需要治疗吗

临床上乳痛症，只有少数需要处理。患者常常因为担心自己乳房疼痛与乳腺癌有关或者乳痛影响工作和生活而就诊，大部分患者经医师检查诊断解释后，其乳痛可不必治疗，以调节身心为主，通过调整生活习惯、放松心情，症状即可改善。

但是部分中、重度的乳痛症患者若每月疼痛时间持续大于7天，反复发作超过6个月，或乳痛严重影响患者的日常生活，就该考虑使用药物进行治疗，包括西药治疗和中药治疗。

另外，乳痛症患者还需改变生活习惯，戒烟、戒酒、减少咖啡因摄入、佩戴运动内衣或者舒适内衣、低脂清淡饮食可以减轻乳腺疼痛。

第三节 乳腺囊肿

1 什么是乳腺囊肿

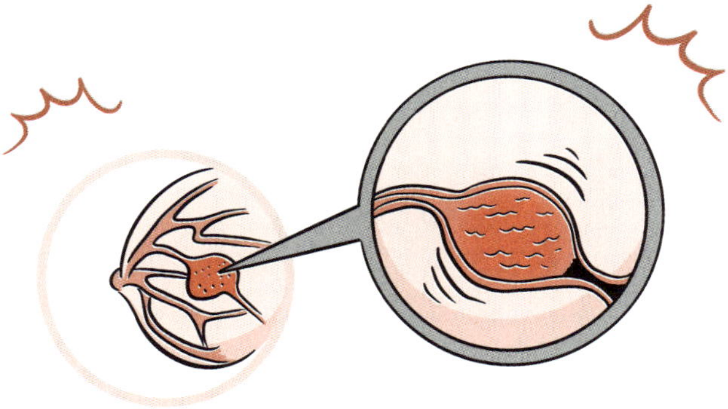

乳腺囊肿是常见的乳腺疾病，大部分为良性病变，以单纯性囊肿和积乳囊肿最常见。

单纯性囊肿主要是雌激素水平升高，孕酮水平下降，使乳腺导管上皮增生，乳管伸长、迂曲、折叠，管壁因血运障碍受损、坏死，上皮细胞大量脱落，堵塞管腔，进而形成囊肿。

积乳囊肿，又称“乳汁淤积症”，多发于哺乳期，是由于乳汁在乳管内聚积而致。本病的发生与哺乳方式不当、先天性乳管发育不良、机械性或生理性牵拉有关。各种原因导致的乳汁淤积，在哺乳期形成了乳腺导管扩张，导管可在乳汁的持续压力下破裂，溢出的乳汁被周围组织包裹而形成积乳囊肿。

随着超声显像技术在我国的普遍开展和应用，越来越多的乳腺囊性病灶被发现，B超下提示无回声，后方回声增强。超声证实的囊肿可以仅做观察，复杂或不典型的囊肿应该明确诊断，包含实性内容物的囊性肿块需进行活检。如果囊腔液为血性或同一囊肿短时间内反复发作多次，需要外科切除。

2 单纯性乳腺囊肿怎样治疗

治疗方法包括药物治疗、穿刺注药、微波治疗、手术等。一般来说，采用口服药物虽可使乳腺囊肿缩小，但难以达到根治效果，甚至复发。手术治疗虽可取得较好疗效，但因部分乳腺囊肿较小或位置较深等而难以触及，最终导致手术创面扩大，且难以准确定位，极易出现病灶遗漏等情况，最终影响患者预后。目前应用较广泛的方法是超声引导下无水乙醇硬化治疗，该治疗方法微创，疗效肯定，费用低廉，患者易接受。其主要原理为：无水乙醇能使囊壁上皮细胞脱水，蛋白凝固变性而失去分泌功能，不再产生囊液。同时，囊壁出现无菌性炎症后发生粘连、纤维化使囊腔闭合。

3 积乳囊肿如何治疗

积乳囊肿，多形成于哺乳期，这里的乳汁是哺乳期乳腺小叶分泌而成，哺乳结束乳汁不再产生。超声引导抽吸淤积乳汁后，囊液不再产生，因此，无需无水乙醇固化囊壁，使用此方法囊腔虽不能完全消失，但囊肿无张力，患者不能触及，局部亦无感觉，可视为治愈。积乳囊肿的治疗要等到哺乳结束，除非囊肿合并感染。积乳囊肿治疗后若再次妊娠，囊肿可复发。

与其他乳腺疾病相比，积乳囊肿治疗的临床报道减少。没有感染的积乳囊肿，随着哺乳期结束，50%的囊肿可逐渐缩小至消失，这个过程需要2 ～ 6个月。大于3 cm的囊肿，回乳后可能有所回缩，但可能不会完全消失，或需穿刺抽吸或手术的干预。

第九章

乳房部其他疾病

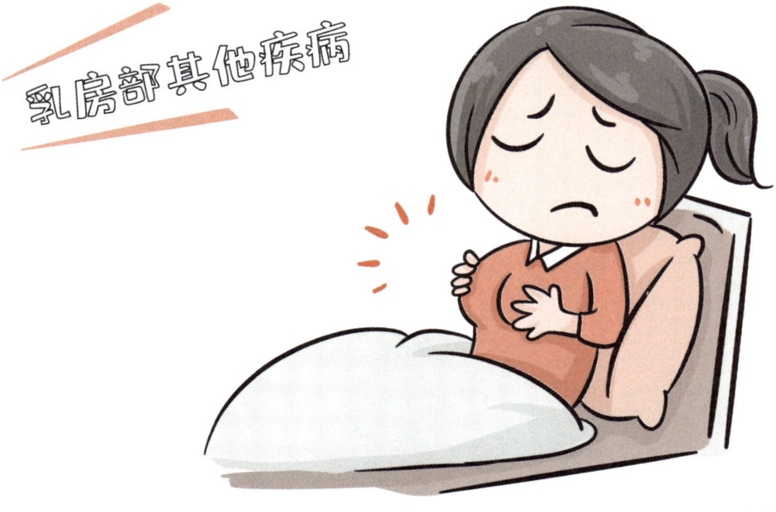

第一节 乳房湿疹

1 什么是乳房湿疹

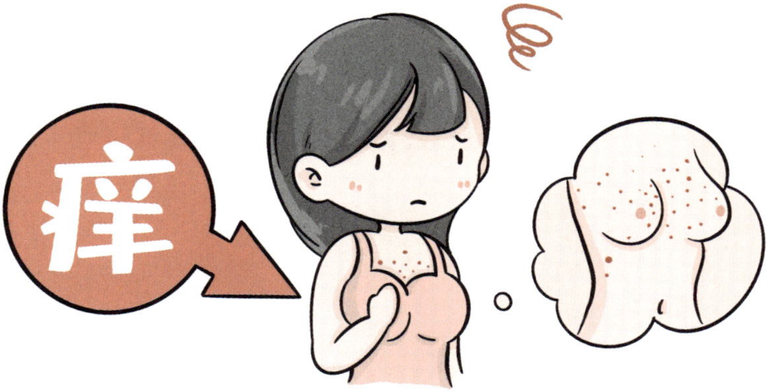

乳房湿疹是一种发生在乳房部的变态反应性疾病。乳房部可见粟米大小的丘疹、丘疱疹、水疱，基底潮红，边界比较清楚，常伴有渗液、糜烂，可出现少量鳞屑或结痂，并可伴有皲裂。可单侧或对称发病，瘙痒明显，发生皲裂处可出现疼痛。仅发生于乳头部位者，为乳头湿疹。男女都可发生，但以哺乳期妇女最为多见。

2 为什么会得乳房湿疹

乳房湿疹的发病原因很复杂，现代医学认为，这是一种由复杂的内外因素引起的过敏性炎症性皮肤病，属Ⅳ型变态反应，主要是T细胞介导的免疫损伤。病情受患者健康状况、精神因素、环境等影响，如精神紧张、失眠、劳累、情感变化等都可使湿疹的病变加重和痒感加剧。

3 乳房湿疹怎么治疗

目前主要采用抗过敏疗法，包括抗组胺药、皮质类固醇激素治疗湿疹，配合镇静药、液氮冷冻、光疗法、激光疗法、放射疗法、生物共振治疗及干扰素等以增强抗过敏药物的疗效。

4 乳房湿疹，有没有外用方法

治疗方面首先应去除一切可疑致病因素，避免各种外因刺激如热水烫洗、用力搔抓及过劳、精神紧张，避免进食辛辣食物，保持皮肤清洁。急性湿疹无渗出时可用炉甘石洗剂，有渗出时，局部可用2% ～ 4% 硼酸液冷湿敷，或用中药马齿苋冷湿敷后外用30% 氧化锌油。亚急性湿疹少量渗出可不用湿敷，外用氧化锌油，干燥后再用皮质类固醇激素霜剂或软膏外涂；慢性湿疹可直接外用皮质类固醇激素类软膏。合并感染时可用利凡诺或清热解毒类中药煎剂湿敷，氧化锌或百多邦外涂。

5 乳房湿疹的注意事项有哪些

主要是注意乳房卫生和保护，用温水清洗乳头；避免搔抓，以防感染；夏天不宜戴涤纶或海绵衬的胸罩；不要在乳房部位喷香水或使用刺激性润肤露；饮食方面注意避免易致敏和刺激性食物，如鱼、虾、浓茶、咖啡、酒类等；哺乳期妇女要勤换内衣，养成良好的哺乳习惯，注意婴儿的口腔卫生。

6 哺乳期乳房湿疹怎么办

哺乳期间，乳房皮肤丘疹、疼痛剧烈，婴儿吮吸时加剧，瘙痒难耐，十分影响日常生活和哺乳。不必惊慌，乳房湿疹与个人体质、孕期饮食、精神因素、哺乳期卫生有关。养成良好的哺乳习惯，注意婴儿口腔卫生。哺乳后清洗乳头和乳晕周围皮肤，保持清洁干燥。避免各种不良刺激，如剧烈搔抓、热水洗烫和肥皂洗擦等，忌食鱼、虾、螃蟹等海鲜类食物及辣椒、大蒜、酒等辛辣刺激性食物。

如果乳头有破损，先让宝宝吸吮没有破损或破损较轻一侧的乳头，宝宝进食了一定量的奶汁后，再吸吮另一侧乳头时用力相对减小，从而能够减轻疼痛。

哺乳前可先挤出少许奶汁，涂抹湿润破损的乳头，然后再让宝宝吮吸，也能减轻疼痛。如果乳头破损严重，应暂停让婴儿吮吸，但必须定时排空乳汁，以防因乳汁淤积引起急性乳腺炎。乳房下皱襞湿疹，可以继续哺乳。

7 听说还有湿疹样癌，是乳房湿疹长期不好引起的吗

有极少部分女性乳房皮肤出现丘疹、渗出，自认为是湿疹，自行涂抹常用的抗湿疹软膏，皮损的部位丝毫也没有好转，而且变得越来越严重了。去医院皮肤科就诊，后转至乳腺科，医生怀疑得乳房湿疹样癌。

乳房湿疹样癌（又名Paget病）是以乳头和乳晕部出现湿疹样改变为主要临床表现的特殊类型乳房癌，临床少见。湿疹样癌皮损初为乳头或乳晕处出现小片状鳞屑红斑，少许渗出，周边浸润，逐渐扩大，超出乳晕，随后出现结痂和溃疡，类似湿疹皮损，疼痛并兼，但境界清楚，病变进展缓慢。病变向深部扩展时，乳晕下方可触及肿块，乳头内陷、破坏甚至消失，可继发汗腺癌，晚期可有腋窝淋巴结肿大。根据临床表现及皮损组织病理学检查可以确诊本病。

乳房部有湿疹样表现时，我们不必过分害怕，湿疹样癌毕竟很少见。如果发现乳房部湿疹，建议正规医院皮肤科和乳腺科就诊。

第二节

乳房部带状疱疹

1 带状疱疹也会长在乳房上

60多岁的李大妈这几天感到右侧乳房疼，刚开始没当回事，后来又从胸部疼到了背部，该不会乳房上长了什么吧？

乳腺科医生详细体检和检查后，诊断为“带状疱疹”。“什么？带状疱疹不都在腰上吗？”“那不一定，带状疱疹可出现在很多部位。”

带状疱疹是由水痘—带状疱疹病毒引起的，局部神经受累累及其支配的皮肤、黏膜，并伴随明显神经痛为主要表现的急性疱疹性病毒性疾病，常侵犯身体抵抗力下降者、老年人或久病体虚者。全身抵抗力下降，遇到身体劳累、感冒等情况，容易发病。发病总是沿神经走向、呈条带状，大家常把这种病称作“串腰龙”“蛇串疮”，这是因为侵犯胸腰部位的带状疱疹占发病率的60%以上。实际上，带状疱疹病毒还可侵犯头、面、耳及上下肢等部位。

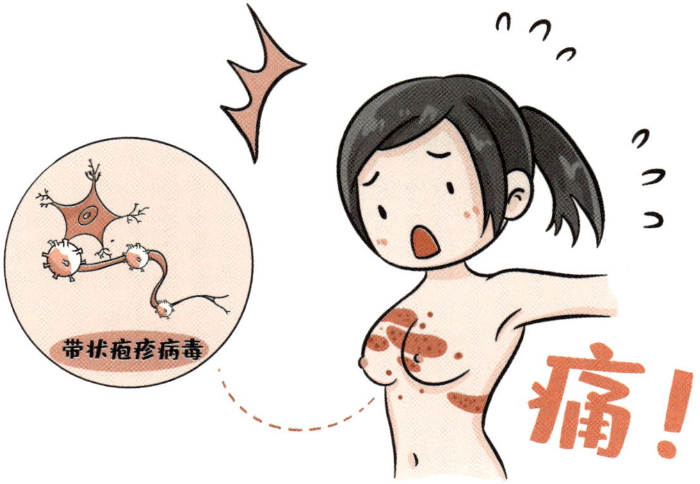

王大妈的带状疱疹正好长在了乳房部位，以为乳房疼就是乳房上的疾病，这其实是个误区。疱疹如果在前胸初起，几天后可能会放射到背部疼痛，患处刚开始是红色的斑疹、丘疹，不治疗就会形成疱疹，累累如串珠，疼痛难忍。

2 带状疱疹的疼痛和乳腺增生病的疼痛怎么鉴别

带状疱疹的特点是皮肤有水疱和明显的疼痛，但临床中常常会遇到一些病例，皮疹出现很晚，或者胸部及背部呈针扎样疼痛而不出现皮疹，此时易与乳腺增生病的疼痛相混淆。

乳腺增生病和带状疱疹疾病均可发生在女性，均可见胸部疼痛，有的伴腋下及背部疼痛。带状疱疹的疼痛常沿肋间神经分布，条带状，单侧，不超过胸骨中线；乳腺增生病的疼痛，多为双侧，常与月经周期有关。

3 乳房部带状疱疹怎么治疗

主要有全身和局部疗法，原则为抗病毒、营养神经、消炎、止痛、保护局部，防止继发感染、缩短病程等。

中医药治疗乳房部带状疱疹具有独特的优势。中医学认为，带状疱疹多因情志内伤，肝失疏泄，郁而化火；或脾失健运，肝脾不和，气滞湿郁，化火成毒，湿热火毒外溢皮肤所致。中医从整体出发，采用辨病与辨证相结合的治疗。中药、针灸、拔罐，作用各有奇妙。在治疗上根据发病的不同时期辨证治疗，具有良好的疗效。具体请至专科咨询。

4 得了乳房部带状疱疹有什么注意事项

得了乳房部带状疱疹大可不必惊慌。此时，应适当休息，避免摩擦患处，并保持患处清洁、干燥。饮食清淡，多吃新鲜蔬菜、水果，切忌食用辛辣刺激、肥腻之品，必要时可服用板蓝根冲剂、抗病毒口服液等。保持心情舒畅。如果疱疹合并有感染情况，应及时应用抗生素。

第三节

乳房部血管性疾病

1 什么是乳房部血管性疾病

1863年，学者Virchow将血管性疾病称之为“血管瘤”，并将其分为毛细血管瘤、海绵状血管瘤、蔓状血管瘤，一直沿用100余年。1982年，Mulliken教授依据病灶的组织学特征和生物学行为，将血管性疾病分为婴幼儿血管瘤和血管畸形，为现代血管性疾病分类奠定了基础。现代血管性疾病主要分为2类：血管肿瘤和血管畸形。笼统的“血管瘤”概念不在学术讨论和交流中继续使用。血管肿瘤包括婴幼儿血管瘤、先天性血管瘤、卡波西样血管内皮瘤、丛状血管瘤等。其中婴幼儿血管瘤最为常见；血管畸形分为先天性血管发育畸形，包括毛细血管畸形、静脉畸形、动静脉畸形等。乳腺婴幼儿血管瘤通常出生后数天至数周出现，增生数月，1岁左右稳定。随后进入长达数年的消退期，血管瘤可完全消退或残留为纤维脂肪组织。

乳房静脉畸形是乳房区先天性血管畸形，但并不一定出生时即发现。一般为单发，也可为多发。主要见于乳腺皮肤或皮下，肿物软，皮肤略隆起，皮色正常或青紫色。大多为先天性，生长缓慢。根据其发病特点、临床表现、辅助检查等，诊断不难。

2 乳房部血管性疾病采用什么方法检查

超声作为乳腺疾病的首选检查方法，以其简便、快速、价廉的特点得到普遍的临床应用。

乳房婴幼儿血管瘤超声特点：增生期，超声表现为低回声、高回声或混合回声区，回声尚均匀，呈圆形、椭圆形或分叶状，一般边界清晰，彩色多普勒显示血流信号非常丰富，频谱检测可见动脉谱，阻力指数偏低，亦可测及静脉频谱。消退期病灶逐渐转化为纤维脂肪组织，根据病灶消退程度表现逐渐变化，超声表现为病灶内回声不均匀，可见纤维及脂肪组织回声，边界不清，彩色多普勒显示血供一般。

乳房静脉畸形超声表现为边界不清的混合回声区，形态不规则，内见数个直径不等的无回声管腔，可压缩管腔内血流信号频谱多普勒显示为静脉血流，有时可探测到病灶内有静脉石，表现为强回声斑伴后方声影。肿块内有强回声光点，彩色能量图有纡曲的管状血流信号，可与囊性肿块区别。肿块周围无低回声晕，后壁及后方回声明显增强，也与纤维腺瘤不同。单以彩色血流信号和血流速度及阻力指数难以与乳腺癌鉴别，结合二维声像图鉴别不难。

3 乳房部血管性疾病如何治疗

如果确诊为乳房部血管性疾病，建议至专科就诊。较小的、处于稳定期或消退期的婴幼儿血管瘤可以等待观察；浅表型增生期婴幼儿血管瘤可采用普萘洛尔软膏局涂或激光治疗；深在型增生期婴幼儿血管瘤可采用普萘洛尔口服、激素口服、激素瘤内注射治疗；多发性婴幼儿血管瘤、重症婴幼儿血管瘤或生长迅速的婴幼儿血管瘤首选口服普萘洛尔治疗，手术治疗一般不作为早期血管瘤的首选治疗方案。增生期血管瘤需按照循序渐进的原则进行治疗，避免过度治疗。经保守治疗或激光治疗后仍有较大残存病变者，可在消退期行手术治疗。手术治疗目的是切除或修整残存病变、瘢痕、畸形、色素沉着、脂肪堆积等，进一步改善外形和功能。

如诊断为静脉畸形，硬化治疗是该病目前首选的治疗方法。本病预后良好。

第四节 乳房结核

1 乳房也会得结核吗

我们常听说肺结核，乳房结核的确比较少见，有文献统计占乳腺疾病的1% ～ 4%。乳房结核，是乳房部的一种慢性特异性感染性疾病。乳房结核可以分为原发性和继发性两种，其中临床上以继发性乳房结核多见。继发性乳房结核多是邻近结核病灶如胸壁结核、胸膜腔结核和腋窝淋巴结结核直接蔓延或者经淋巴管逆行转移而形成，其中以淋巴管逆行转移多见。哺乳期妇女乳腺组织淋巴循环丰富，大量乳汁淤积，同时婴儿吸吮造成乳头损伤，也易逆行造成感染。

2 乳房结核有哪些临床表现

在乳房结核的早期，患者的乳房里会出现界限不清楚的硬块、不痛或者有轻微的疼痛。硬块逐渐增大，并与皮肤粘连。乳房表面可有一些水肿、轻度发红和触痛等慢性炎症的现象。早期的硬块，很难与乳腺癌区别。乳房结核继续发展，可形成结核性脓肿。乳房结核性脓肿形成缓慢，它的周围没有明显的红、肿、热、痛等现象。乳房结核性脓肿经过一定时间，表面的皮肤就会发生坏死、破溃，形成很不新鲜的伤口，经常向外排出干酪样脓液。结核性脓肿，也可向内破溃，形成多个小洞，互相通连。这对乳腺组织破坏很大，伤口小洞经常流水流脓，常年不愈。对乳腺肿块患者，如发现有切口不愈合或延期愈合者，排除其他因素，行病理检查，查结核抗体和结核菌素试验，一旦确诊，应立即抗结核治疗

乳房结核多发生在 20 ～ 40 岁的妇女，妊娠期和哺乳期发病率较高。其发

展缓慢，病程较长，最长的可达10年以上。因此，乳房结核应注意早期发现，有结核病史和妊娠期的妇女应经常检查乳房。有包块应及时至医院就诊，一旦发现乳房结核，应在医生指导下进行使用抗结核治疗，直到痊愈为止。

3 怎样确诊乳房结核

对于病程长、进展缓慢、乳房肿块有炎症表现，常规抗生素抗感染治疗无效，若部分患者出现溃疡或瘘管，并且脓腔与乳管相通，有脓性乳头溢液者，应常规进行穿刺。先做普通镜检，没有发现细菌，再做抗酸染色检查。若发现抗酸杆菌，对诊断具有肯定意义。

第十章

男性乳房问题

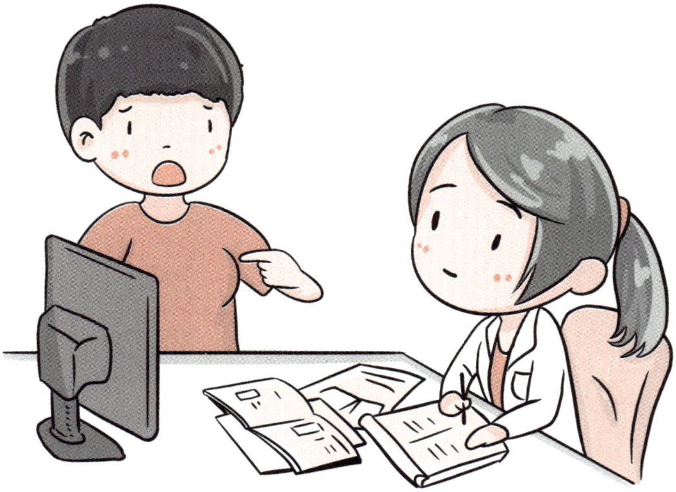

第一节

男性乳房发育症

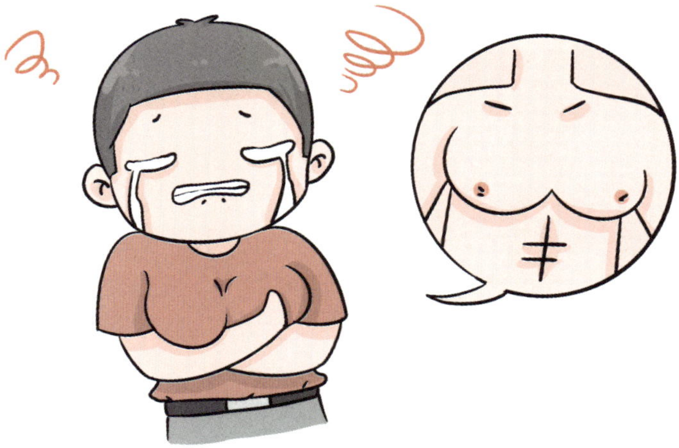

1 男性的乳房会发育吗

很多人认为隆起于胸壁的才叫乳房，而男性的胸壁多无明显隆起，常常被忽略。其实，男性也有乳房，只不过乳头、乳晕、乳腺组织不发达而已。一般来说，男性的乳腺，应该一生都在休眠中度过才是。但其实它们很不安分，一直都在等待发育的机会。男性无论婴儿、儿童、青少年还是老年，有可能因为各种原因而产生男性乳房发育。

2 什么是男性乳房发育症

男性乳房发育症（gynecomastia，GYN）又称男性乳腺增生症或男子女性型乳房，指男性乳房组织异常发育、乳腺结缔组织异常增殖的一种临床病症。

通常表现为乳房无痛性、进行性增大或乳晕区域出现乳房触痛性肿块，是男性最常见的乳房疾病。

3 青春期男孩双侧乳房突起，这是怎么回事

在第七季的《实习医生格蕾》中有这样一个病例：一个13岁男孩患有男性乳房发育症，面对同学的嘲笑，十分苦恼，因此要求做缩乳手术。青春期男孩，乳房明显隆起于胸壁，可能是男性乳房异常发育症。男性乳房发育症不但给患者造成了生理上的痛苦，还增加了心理上的负担，产生自卑的情绪。

男子体内也有少量雌激素，当体内雄激素减少或雌孕激素增多，打破男性体内激素该有的平衡时就可能出现男性乳房异常发育。这时，体内的雌激素可能绝对或相对较多，等到发育后期往往会自行消退，不必匆忙考虑进行治疗。另外，肥胖、食物中反季节果蔬、儿童保健品等也可能影响青春期男性乳房发育。如果青春期后仍不消失，而且确实影响外观，可以考虑手术整形。

4 男性乳房发育症一般有哪些症状

可见男性单侧或双侧乳腺呈女性样发育，乳晕下可触及盘状、质地较硬、韧、边缘清楚的肿块，直径多为2～3 cm，有一定的活动性，与皮肤无粘连。少数患者有胀痛或轻度压痛，极少数患者还可能有乳头溢液。偶见肿块不在乳腺中央，而在某一象限，以外上象限多见。这时要引起重视，建议及时专科就诊。病理性男性乳房发育症的患者中，若为激素灭活障碍的肝病患者，多伴有肝掌等表现。

5 男性乳房发育症的发病原因是什么

目前比较公认的观点为男性乳房发育可能和体内性激素水平的异常、药物的作用、环境因素等有关。按病因可分为生理性、病理性、特发性和药物性4种，其中以生理性最为多见。

6 什么是生理性男性乳房发育症

引起男性乳房发育的原因，最常见的就是生理性因素。生理性男性乳房发育症多发生于新生儿期、发育期和中年后期（老年期）3个阶段。新生儿期男性乳房发育症表现为新生男婴儿乳房稍微隆起，甚至泌乳，可能受母体雌激素影响所致。一般1周后可消失，偶见持续数月甚至数年，如持续时间过长，需警惕内分泌及遗传性疾病。发育期男性乳房发育症多见于10～17岁男孩，表现为乳房结节与胀痛，乳房发育可能与生长激素、性激素及肾上腺激素对乳腺的刺激有关，大多随年龄的增长，于发育后期（17岁前）消退，晚者可在20岁前自行消退。中年后期男性乳房发育症多在50岁以后出现，可能与体内雄激素水平的全面下降有关。

7 什么是病理性男性乳房发育症

病理性男性乳房发育症的发病机制目前尚不清楚，多数学者认为其与体内雌、雄激素比例失调而导致雌激素水平绝对或相对过高，以及乳腺组织对雌激素的敏感程度增加有关。该病多见于睾丸功能不全或减退者、激素灭活障碍的肝病患者以及使用雌激素治疗的前列腺疾病患者；还可见于垂体前叶功能减低，下丘脑、垂体或松果体肿瘤，甲状腺功能亢进或减退，慢性营养不良，长期服用某些药物及某些肿瘤患者。

8 什么是特发性男性乳房发育症

特发性男性乳房发育症多见于青春前期（6～8岁），是由于乳腺组织对正常浓度的雌激素敏感程度增加所致。特发性乳房肥大只是乳腺体积增大，状如青春期少女乳房，其乳头、乳晕发育良好，不伴有生殖器官及其他器官发育异常及相关的病变。

9 什么是药物性男性乳房发育症

很多药物可导致男性乳房发育症，除了雌激素及其类似物、绒毛膜促性腺激素、雄激素拮抗剂等以外，部分药物亦有报道可能引起男性乳房发育。有些是因为抑制了雄激素的产生，有一些本身就有类似雌激素的生理作用，可导致雌激素/雄激素比例升高，产生乳房发育的不良反应，但具体作用机制尚不完全明确。一般来说，这些药物在医生的指导下使用还是比较安全的。一旦出现男性乳房发育的征象，及时停药，大多数患者都可自愈。

还有一种情况引起的男性乳房发育正呈逐渐增加的趋势，那就是饮食和生活环境等外部因素。如食量太大、运动量过少、营养过剩等造成的肥胖，很多人以为脂肪细胞只是一种讨人厌的、储存脂肪用的容器，殊不知脂肪细胞也是人体内分泌系统的重要组成部分。脂肪细胞中的芳香化酶会让人体内的雄激素转化为雌激素，使肥胖的男孩出现乳房发育的征象。另外，食物中反季节蔬菜、水果以及儿童保健品，也可能含有性激素或类似性激素的物质，易造成男童体内激素紊乱，使得乳房异常发育。

10 如何及早发现男性乳房发育症

男性乳房发育症特征性的表现就是胸部明显变大。有一个简单易行的自查方法，可以帮助及早发现是否患有乳房异常发育症：手叉腰向下用力，在胸大肌收缩变紧的时候用另一只手摸胸部，如果有比较明显的、突出的、能够移动的质软组织的话，可能是出现了男性乳房的发育。男性常会忽略乳房的定期自我检查，如果您为成年男性，短期内发现经常穿的衣服胸口部分有些紧了，或者穿比较紧身的衣服胸部似乎有些突出了，应该仔细分析一下。如果不是近期有高强度的胸肌锻炼的话，建议及时至医院就诊，排除男性乳房发育症。如果家长发现处于青春期的男孩的乳房比同龄人的大，不要过分紧张，因为在青春期有30% ～ 50%男孩会出现这样的情况，其中50% ～ 60%的孩子会在1 ～ 2年后自然消退。告诉孩子这是正常现象，避免他们有过多的心理负担。当然，首先建议到医院排除其他疾病。

11 如何判断男性乳房发育严不严重

国际上通常采用Simon和Rohrich 2种分类标准，临床上作为外科医生确定手术治疗男性乳房发育症的相应术式的重要依据，其中以Simon分类更为常用。

Simon分类：Ⅰ类轻度乳房增大，没有多余皮肤；ⅡA类中等程度乳房增大，没有多余皮肤；ⅡB类中等程度乳房增大，伴有多余皮肤；Ⅲ类重度乳房增大，伴明显多余皮肤，类似于下垂的女性乳房。

Rohrich分类：Ⅰ类轻度肥大没有下垂（＜250 g），A腺体为主，B纤维为主；Ⅱ类中度肥大没有下垂（250～500 g），A腺体为主，B纤维为主；Ⅲ类重度肥大伴轻度下垂（＞500 g），腺体或纤维；Ⅳ类重度肥大伴重度下垂（Ⅱ类或Ⅲ类）腺体或纤维。

12 男性乳房发育症该如何治疗

首先应该针对病因进行治疗。一般情况下，多数患者都有明显的发病因素，对有具体发病因素的患者，在去除原发病后症状会逐渐消退。由其他疾病引起的男性乳房发育症，原发病得以积极治疗后，常可自愈，如乳房发育是由于口服某些药物引起的，应在咨询相关医生后停服有关药物或改服其他药物，多可自行恢复。具体请至专科咨询。

13 男性乳房发育症可以保守治疗吗

对于已经存在了多年的男性乳房发育，目前没有特效的药物能够让乳腺组织萎缩甚至消失。但对于比较初期的男性乳房发育症，伴有乳房疼痛或触痛，给予一定的药物干预，不仅可以缓解症状，还可促进已发育乳房的消退，达到比较理想的效果，常用药物有以下几种：

（1）雄激素制剂：睾酮对有睾丸功能减退的患者有良好的疗效，然而补充睾酮可能在腺外芳香化酶作用下转化为雌激素，从而进一步加重男性乳腺增生。

（2）三苯氧胺（tamoxifen，他莫昔芬）：为雌激素受体拮抗剂。

（3）克罗米芬（clomiphene）：为抗雌激素药物，可减轻中年人的乳房发育，但本身可导致乳房发育，不良反应较大。

（4）丹那唑（danazo1）：为抗绒毛膜促性腺激素药，可减轻疼痛和乳房发育的程度，但有水肿、恶心、脂溢性皮炎、体重增加等不良反应。

（5）双氢睾酮庚烷盐：直接作用于靶细胞，不受芳香化酶的作用，疗效较好。

（6）中医药治疗，如金黄膏外敷，六味地黄丸口服等，逍遥散加味治疗、小金丸联合甲基睾丸素等。

此外，体育锻炼可减少乳房内的脂肪组织，对于青春期肥胖所引起的乳房发育是有用的，对于减少乳腺组织是无效的。由于内分泌等疾病引起的男性乳房发育，药物治疗的目的是针对病因的治疗，而不是已经发育了的乳房。因此，对于大多数患者来说，手术才是解决问题的最终办法。

14 男性乳房发育症保守疗法效果欠佳时，该怎么办

如果经一段时间药物治疗、运动等无效，或是乳房发育多年而成为患者极为烦恼的精神负担时，或异常发育的乳房较大，或疑有癌变等，则需通过外科手术切除增生肥大的乳房腺体组织。

手术指征及手术时机的选择：

（1）处于青春期末期或已过青春期仍有乳房发育的男性，乳房直径大于4 cm，长期不能消退者。

（2）乳房肥大明显，严重影响美观者或造成心理影响者。

（3）长期乳房疼痛，用药物正规治疗仍旧无效者。

（4）乳房内肿块不能排除恶变者。

15 手术治疗男性乳房发育症，会复发吗

雌激素的靶器官是乳腺组织，通过手术切除，已经切除了绝大部分乳腺组织，仅保留了乳晕下方少量的薄层乳腺以保证乳头乳晕的血供。即使再次发生

激素水平的变化，残留的少量乳腺组织也难以发生明显的发育。就像是在播种时，少量的种子长势再好，也难有好的产量。因此，男性乳腺切除以后，极少发生复发的情况。但如果为乳房部的恶性肿瘤则是另外的情况。

16 中医怎么认识男性乳房发育症

男性乳房发育症属中医“乳疬”范畴。中医认为，“女子乳头属肝，乳房属胃”，“男子乳头属肝，乳房属肾”。“乳疬”的发病与肝、肾的关系最为密切，肝肾功能失调可引起男子乳房发育症。在治疗上采取辨病与辨证相结合，采用疏肝解郁、补肾养肝（治本）之法，并对病理产物气、血、痰、瘀等通过活血化瘀、理气通络、化痰软坚进行治疗（治标），取得一定的疗效。

17 男性乳房发育症，中医有哪些方法

（1）中药汤剂内服：中医根据患者的具体情况辨证论治，合理选方用药。对于因肝气郁结引起的男性乳房发育，治疗从疏肝理气着手，佐以化痰散瘀，方选逍遥瓜蒌散等。针对肾阳虚衰型，治疗从温补肾阳着手，佐以化痰散瘀，方选右归饮等加减。针对气滞血瘀型，治疗以活血化瘀、散结行气为主。方选逍遥散和桃红四物汤等加减。

（2）中药成药内服：种类较多，例如小金丸、乳癖消、乳癖散结、逍遥散、川楝理气片等，临床医生会根据临床辨证合理选用。

（3）贴敷外治：如芒硝、冰片以及各大医院院内制剂等贴敷肿块，方便安全。

（4）针灸治疗：辨证取穴如足三里、三阴交、太冲等，建议在专业医师处就诊。

18 男性乳房发育症患者，生活中该注意什么

“怒则气上、思则气结”，男性乳房发育患者当修身养性，保持心情舒畅，

加强体育锻炼。饮食当为富含营养而易消化的食物，少食肥腻、寒冷及刺激性食品；少食反季节果蔬，少食生长周期短的动物蛋白质，不吃儿童保健品，避免可能导致体内雌激素与雄激素比例失调的食物及药物。过于肥胖者，尽量通过运动“痛改前肥”，少食快餐。

第二节

男性乳腺癌

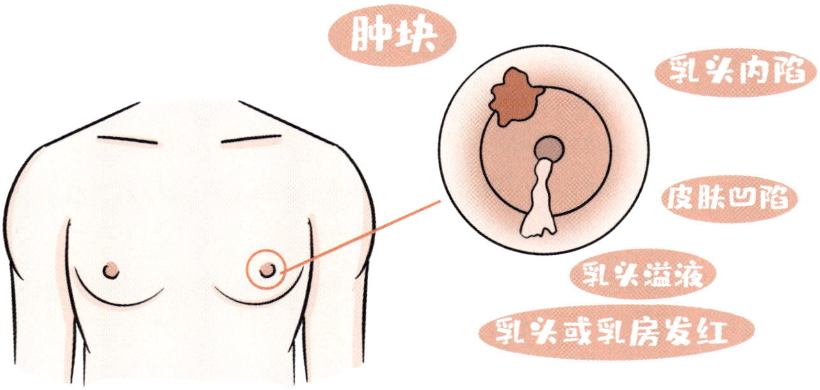

1 男性也会得乳腺癌吗

乳腺癌，顾名思义，是发生在乳房部的恶性肿瘤。既然男女都有乳腺，那么乳腺癌也就不是某一种性别的专利了。众多男性认为乳房只不过是胸前两粒可以完全忽略的“小豆子”，既然它们不会像女性的乳房一样发育长大，那么理所当然也就不会产生那么多问题。正是因为这种心理，男性乳腺癌患者很少早期及时看病，而且男性的乳腺组织较薄弱，癌细胞很容易四周扩散，侵犯乳房的皮肤和胸壁的肌肉组织，所以在就诊时大多已经处于疾病中晚期，治疗效果欠佳。

男性乳腺癌相对罕见，在所有乳腺癌中所占比例小于1%，且在男性癌症中所占比例不到1%。男性乳腺癌比女性乳腺癌更具危险性。不同于女性的发病年龄，男性乳腺癌发病的中位年龄为65 ～ 67岁，比女性乳腺癌晚10年左右。

2 男性乳腺癌的发病原因有哪些

对于男性乳腺癌的病因目前仍未完全明了，比较公认的观点是雌激素与雄激素平衡异常，还与一些会对激素水平产生影响的先天性或后天性疾病有关。

（1）激素水平：雌激素与雄激素平衡异常（雄激素缺乏、雌激素分泌过多）是已知的危险因素。一些激素相关性疾病，如睾丸功能减退、先天性腹股沟疝、睾丸切除术、睾丸炎、隐睾等均可增加发病风险。

（2）基因突变与遗传因素：基因突变也是已知的致病因素，其中*BRCA1*和*BRCA2*基因是乳腺癌易感基因。在男性乳腺癌患者中，*BRCA2*基因有较高突变率，为4%～14%；而*BRCA1*仅有4%发生突变，相对较低。含有*BRCA1*和*BRCA2*突变基因的男性患者发展为乳腺癌的风险分别为1%～6%、7%。并且有*BRCA2*基因突变的患者发病年纪轻，预后较差。值得一提的是，*BRCA1*及*BRCA2*可以遗传给后代。两者为常染色体显性遗传，这种基因传给下一代，无论是男性还是女性概率均为50%。除BRCA基因外，MBC中较为显著的基因突变有：*PIK3CA*、*GATA3*、*FLG*和*PLEC*等。

（3）其他：还有其他一些因素，如反复的放射线暴露（尤其是年轻男性）、长期处于高温工作环境、Klinefelter's综合征（该病可使男性乳腺癌患病率风险增加50倍）、饮酒、肝病、肥胖、乳房肥大、乳房创伤史等。

3 当男性乳房出现哪些症状时，应该引起警惕呢

（1）无痛性肿块：肿块一般位于乳晕后方，正好是男性乳腺组织集中的地方，肿块生长比较快，肿块边界常常不清晰。尤其是质地较硬，边界不清，表面不光滑，活动度差的肿块，更应该提高警惕性。

（2）乳房部皮肤改变：男性乳腺癌患者肿块与胸部皮肤或胸肌有粘连现象，乳房皮肤局部凹陷或呈“橘皮征”，乳头内陷。这很有可能是肿瘤侵犯了乳腺内的韧带，使其缩短从而使乳房表面出现凹陷；或是侵犯到乳头附近的乳管，让乳管缩短，结果将乳头拉向癌肿一侧。

（3）乳头异常：20%的男性乳腺癌患者有乳头内陷、结痂和回缩现象。

（4）乳头溢液：乳头溢液发生在男性乳腺癌患者身上不易引起重视。

（5）淋巴结：很多初诊的男性乳腺癌患者都可以检测到腋下淋巴结的存在。

4 如何诊断男性乳腺癌

与女性乳腺癌一样，男性乳腺癌诊断通常依据临床评估、乳腺 X 线摄影和（或）超声检查、病理活检等。组织病理学检查对恶性疾病的诊断最为明确。

5 男性乳腺癌的预后怎么样

与女性相比，男性乳腺癌患者的预后较差，这很可能是因为男性乳腺癌诊断时患者年龄较大，临床病理分期较晚所致，也有学者认为这与生物学差异有关。男性乳腺癌的预后因素和女性相似，主要与肿瘤分级、肿瘤大小、脉管癌栓、切缘、受体状态、腋窝淋巴结转移状况等有关。早发现、早治疗对于改善预后是至关重要的，所以，无论男女，定期去医院做乳腺检查才是最重要的。

6 如何预防男性乳腺癌

乳腺癌因为病因不明，所以仍不能有的放矢地预防。早期发现、早期治疗是改善生存、提高预后的重要方法，所以男性定期体检也很重要。对于男性来说，自我检查还是比较重要的。因为男性的乳腺并没有太多的“阻碍”，当男性的乳房出现小的异物时，是很容易被觉察的。所以相对于女性来说，只要平时多注意，男性的乳房发生病变时更容易早期发现问题，一旦自己发觉乳房有问题，请至专科医生处就诊。生活方式的注意事项以及其他内容，请参加本书第六章。

第十一章

乳房整形常见问题

1 我国乳房重建手术开展情况

根据2023年乳腺癌重建手术领域的最新数据，我国乳房重建规模越来越大，87.3%的受访医院已经开展重建手术，全乳切除术后重建比例为10.7%。同时，乳房重建的技术越来越丰富。更多患者愿意接受植入物相关的乳房重建，自体乳房重建能力的培训也在逐步提高，有更多的中心掌握了游离皮瓣显微外科重建技术。此外，乳房重建的相关前瞻性随机对照研究也在不断推进中，将为国内外乳房重建术诊治提供重要的循证学依据。

2 乳房重建的手术方式有哪些

乳房重建手术是指在不违反肿瘤根治原则、不延误辅助治疗的前提下，在进行全乳切除术后，为患者“再造”一个乳房。

根据乳房重建的材料，乳房重建可分为自体组织重建、假体乳房重建及自体组织与假体联合乳房重建。自体组织重建是使用患者自身组织，如背部、腹部的组织做成皮瓣、脂肪等造成新的乳房，自体组织重建术后患者乳房的外观会更自然，易于塑性。但由于手术操作复杂、创伤大，更易产生瘢痕。假体乳房重建是运用人造材料作为填充物对切除后的乳房进行填充，由于不需要进行自体组织的迁移手术，所以手术损伤更小、术后恢复更快。随着科学技术的发展和快速康复理念的进展，目前临床上更多的医生和患者选择假体乳房重建。

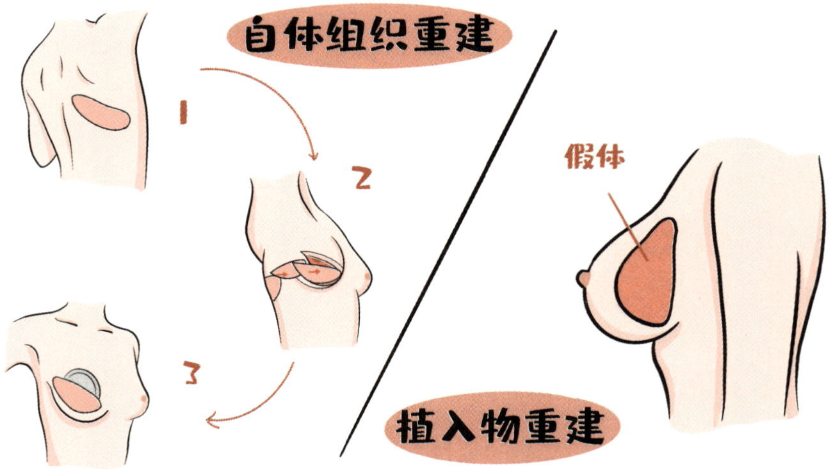

3 乳房重建的时机如何选择

根据重建的时机，乳房重建可以分为即刻（一期）重建、延期（二期）重建及分期即刻乳房重建3类。

（1）即刻（一期）重建：在全乳切除的同时，通过一次麻醉过程完成乳房重建。主要适用于完全治愈可能性极大的早期乳腺癌。这种方式的优点是可以保留乳房原有的重要解剖结构；减少住院时间；手术次数少；患者不会经历失去乳房的痛。缺点是可能对放疗存在影响，且选择性较高。

（2）延期（二期）重建：在全乳切除术后间隔一段时间再进行乳房重建。适用于手术切除后需要化疗、放疗等治疗，确认无复发症及远处转移的患者。二期重建的最佳手术时间需要根据患者的病情而定。这种方式的优点是患者意愿明确、手术后皮瓣并发症少；缺点是需要进行多次手术，存在乳房缺失等心理负面影响。

（3）分期即刻乳房重建：在乳房全切术后植入扩张器，根据术后病理结果和辅助治疗等情况，择期选择乳房假体或自体组织重建。这种方式的优点是乳房重建的决策更灵活，可以保留更多皮肤，提高美观度；缺点是需要多次手术。

乳房重建的时机选择取决于很多因素，包括医护团队的能力，以及患者的意愿、身体状况和肿瘤治疗方案。

4 乳房重建用到的植入物安全吗？人体不会排异吗

假体重建需要用到2种植入物，一个是假体，另一个是生物补片。目前乳房重建植入的主流假体材料是硅凝胶，里面是硅凝胶，外面是硅胶壳。假体一旦植入，在理想状态下，可以终身使用，因为假体老化的速度非常慢。而且硅凝胶的大小型号选择较多，和患者对侧乳房适配度较高。但是当假体破裂，出现局部感染，或者出现包膜挛缩、假体上移，则需要进行二次手术修复或者取出假体采用自体组织移植。

生物补片是一张网络状的新型生物材料，使用时包裹在假体外侧，将假体与皮肤进行隔离，并起到皮肤支撑的作用。就好比用补片给假体穿了件外套，使假体能舒服地放置在人体内。

这2种材质是目前欧美国家和我国使用最多的乳房重建材料，安全性已得到证实。大型临床研究证明，乳房重建患者与单纯切除不重建的患者比较，局部复发率、远处转移及生存率都无明显差异。

包裹着生物补片的假体组织相对来说相容性较好，排异反应对于大多数患者来说是不存在的，但是这些毕竟是异物，有些患者可能会出现无菌性炎症、红肿、组织水肿等症状。此时，通过局部抗无菌炎症处理和减压处理或者一些抗过敏药物，都能起到较好的作用，减轻排异反应。

第十二章

乳房保健常见问题

1 乳房需要按摩疏通吗

经常有患者来询问："按摩乳房可以预防乳腺癌吗？听说乳房按摩能治疗乳腺增生？"其实，乳房按摩并不能治疗乳腺增生和乳腺癌，在绝大多数情况下，乳房不需要按摩疏通，不当的乳房按摩会对女性产生伤害，加重相关乳腺疾病的病情。哺乳期妇女堵奶时，正确的乳房按摩可以调节乳汁分泌，疏通乳腺导管，减少乳汁堆积，避免乳腺炎的发生，但错误的按摩疏通手法可能会诱发感染。因此，乳房按摩需要在专科医生的指导下进行。

乳房按摩并不是明确禁止的，但需要注意的是在乳房按摩前，要先去医院进行一系列检查，健康的乳房才能进行乳房按摩，适当的、轻柔的乳房按摩可以减少月经前后乳房的胀痛感，起到舒缓的作用。

2 绝经后乳房仍然坚挺是不正常吗

绝经后的乳房会出现松弛、下垂的表现，这是由于绝经前后卵巢功能开始退化，体内雌孕激素减少，乳房内的腺体出现萎缩。绝经前后体内的激素水平会发生剧烈的波动，雌激素水平呈现断崖式的下降，激素的变化会直接影响乳腺癌的风险。因此，我国女性乳腺癌的高发年龄段是在绝经期前后。绝经后乳房依然坚挺可能与多种因素有关，不能说是不正常的。但是由于绝经后乳腺癌风险增加，对于绝经前后的女性来说，都需要做好定期的乳腺筛查，可以及时发现早期无症状乳腺癌，提高生存治疗和预后。

3 内衣该穿还是不该穿

内衣有固定乳房和减震的作用，在运动时选择一件合适的运动内衣可以增加缓冲，保护乳房，对于哺乳期妇女和乳房较大的女性穿内衣能更好地承托乳房、保护乳房、减轻背部负担。上述几种情况建议穿内衣，能够更好地保护乳房。内衣没有该穿和不该穿这一说，如果觉得穿内衣十分不适也不需要勉强，为了乳房健康，要选择大小合适的内衣，勤换、勤洗。

许多患者对内衣存在一些误区，比如“穿有钢圈的内衣会导致乳腺癌”“内衣能预防乳房下垂”，这些观点都是错误的，有研究表明，内衣是否有钢圈、每日穿戴内衣的时间、内衣的大小等等均与乳腺癌发病无关；随着年龄的增长，乳房下垂是不可避免的，内衣只能起到支撑的作用，并不能预防下垂。

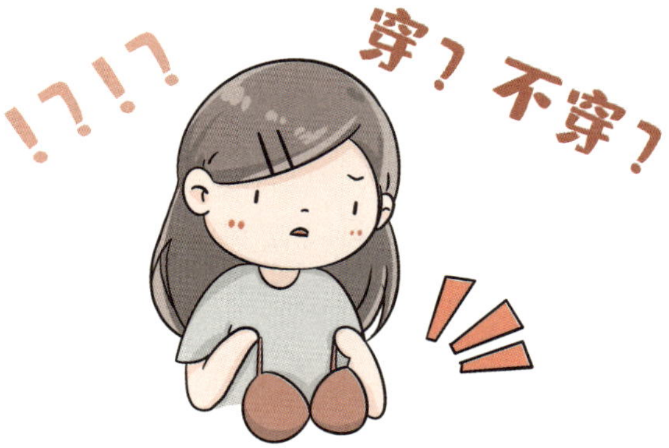

4 丰胸贴、丰胸仪安全吗

一般来说，丰胸贴、丰胸仪这类产品都不建议使用。为了达到丰胸、美胸的效果，此类产品中很有可能添加了雌激素。雌激素通过皮肤可以被人体吸收，从而使乳腺腺泡充盈而达到使乳房变大的作用。但这会影响体内激素水平，引起内分泌紊乱，对身体健康产生不利影响，易导致一系列乳腺疾病，长时间高水平的雌激素刺激也会使罹患乳腺癌的风险增加。

附　录

中医专家有话说

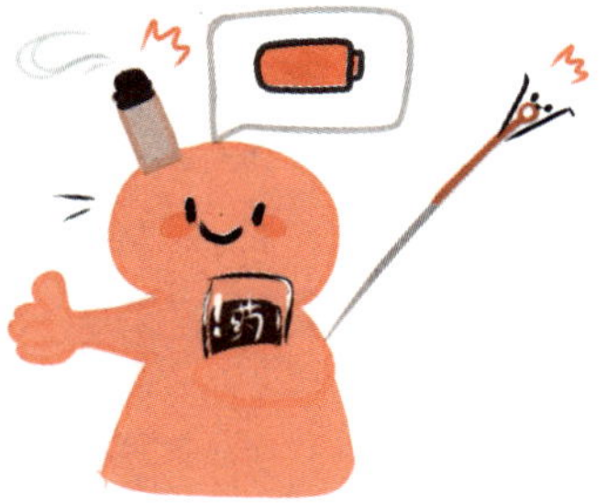

乳腺癌

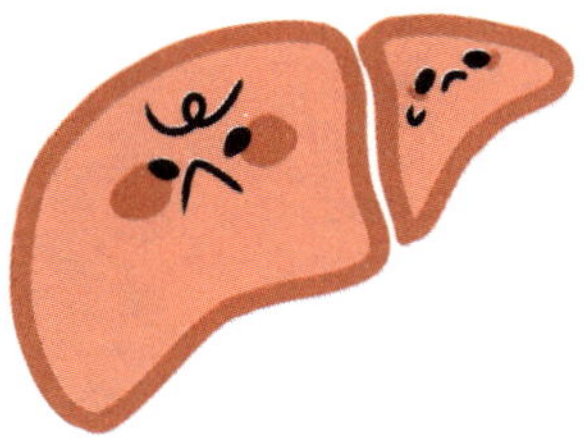

乳腺增生

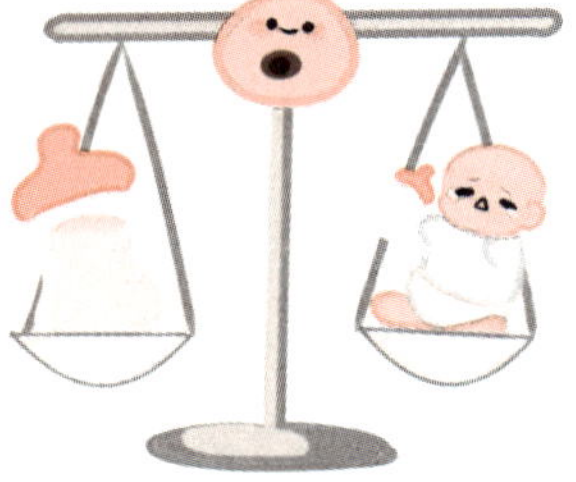

急性乳腺炎

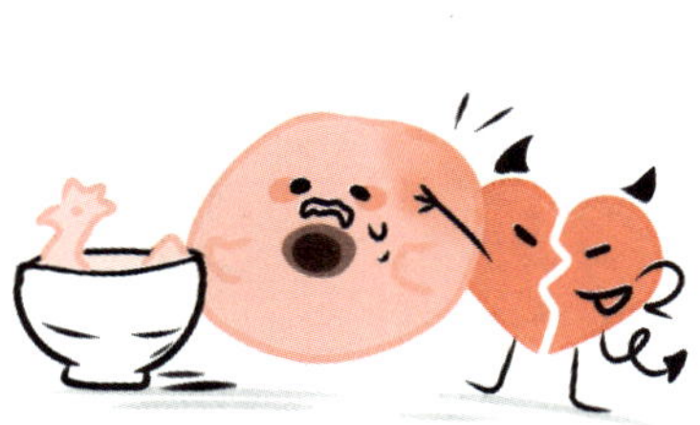

浆细胞性乳腺炎

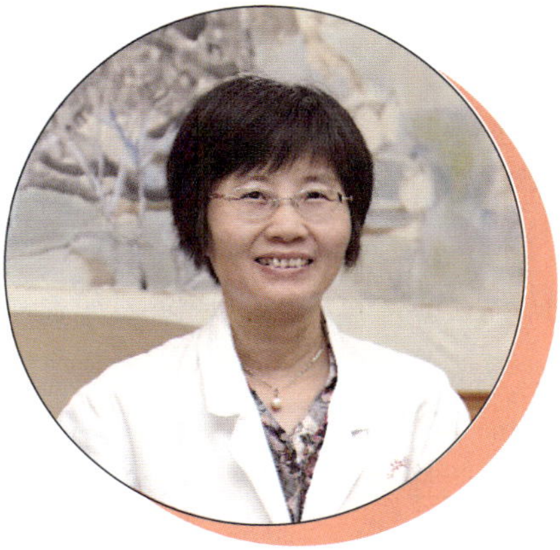

陈红风，女，1964年2月生，中共党员。上海中医药大学附属龙华医院，二级教授，主任医师，博士生导师。上海中医药大学中医外科学学术带头人，上海市名中医，第七批全国老中医药专家学术经验继承工作指导老师。全国优秀中医临床人才，全国先进工作者。现任上海市中医药学会乳腺病分会主任委员、中华中医药学会乳腺病分会副主任委员、教育部高等学校中医学类专业教学指导委员会《中医外科学》课程联盟理事长。

牵头制订中华中医药学会粉刺性乳痈临床诊疗指南。主持国家、省部及课题30余项，发表论文150余篇。获国家科学技术进步奖二等奖、上海市科学技术进步奖二等奖、中华中医药学会科学技术奖一等奖、上海市高等教育优秀教学成果二等奖等。担任全国性教材主编12部，副主编8部。

1. 病后何以焕新生？——陈红风教授的乳腺癌“调护四策”

乳腺癌已成为女性最常见的恶性肿瘤，随着乳腺癌筛查和治疗手段的不断进步，患者的生存周期得到了大幅提升，但也给带来了一系列的健康问题。临床中大部分是乳腺癌手术后患者，往往伴随很多不适症状，如癌因性疲乏 睡眠障碍、内分泌治疗不良反应等，我们就上述问题和患者关心的“忌口”问题一一作出解答。

（1）癌因性疲乏

乳腺癌患者术后的生活质量可能并不十分理想，如与疾病相伴随的疼痛、伤口粘连以及忍受着化疗带来的恶心、脱发，甚至担心疾病的复发等，致使她们存在较为严重的心理负担。在诸多不适中，一种持续的、主观的且无法通过休息而得到缓解的疲劳却严重影响了患者的生活质量。患者长期紧张和痛苦而产生的一系列主观感觉，如虚弱、活动无耐力、疲劳、不能集中注意力、动力或兴趣减少、嗜睡、全身衰退等。与一般疲乏相比，癌因性疲乏的程度更重、发病更快，对身体热量的消耗更大，持续的时间更长，且不能通过睡觉和休息来缓解。

癌因性疲乏归属中医学的“虚劳”范畴，也就是多种病因导致机体气血亏损，阴阳失调，脏腑功能减退，久而不复，发为虚劳。中医药治疗乳腺癌癌因性疲乏的优势不仅局限于内服方药，还有诸多中医外治法，如针刺、灸法、按摩等方法，不良反应小，效果显著。

（2）睡眠障碍

睡眠障碍是乳腺癌患者最常见的问题，主要表现为：入睡问题、夜间苏醒、早醒、总睡眠时间少、总睡眠质量差、白天情绪和状态差，常与内分泌治疗、化疗、手术后、负面情绪（焦虑、抑郁）、年龄及家庭因素等相关。

失眠是最常见的睡眠障碍，国内外许多研究报告称，60% 左右的乳腺癌患者有失眠症状，是正常人的3倍。人的一生有1/3的时间在睡眠中度过，睡眠是维持人体正常生理功能极其重要的生命活动，对精神、情感、机体免疫和细胞生长与修复等都有重要的作用。长期的低质量睡眠不仅对患者的恢复有一定的影响，而且其工作能力和生活质量也会有所下降。

乳腺癌术后伴失眠往往与焦虑、抑郁等情绪因素相互影响，内心的压力导致患者睡眠质量不高。除了通过望、闻、问、切等辨证论治，内服中药、中医非药物治疗和中医功法也有肯定的效果，如针灸推拿、耳穴贴压、穴位贴敷、太极拳、八段锦、五禽戏等，均能发挥疏通经脉、调和阴阳等作用，减轻乳腺癌患者术后伴失眠症状。乳腺癌患者可以运用冥想放松训练和正念认知干预等心理调整方法，调整情绪、行为和重构认知，减轻失眠症状。乳腺癌患者还可以根据自身情况，发展一些兴趣爱好，如书法、绘画、音乐、适量运动等，移情易性，让紧张的精神状态松弛下来，找回生命的“能量”，也有助于减轻术后失眠症状。

（3）内分泌治疗伴随症状

在乳腺癌患者中，激素受体阳性者高达70%，内分泌药物治疗成为其规范化治疗的重要一环，大约75%激素受体阳性乳腺癌患者需要服用5～10年的内分泌治疗药物，以防止复发和转移。乳腺癌内分泌治疗是通过影响雌激素的分泌或转化，阻断激素依赖型乳腺肿瘤生长的途径，主要包括卵巢功能抑制剂（如戈舍瑞林等）、选择性雌激素受体调节剂（如三苯氧胺、托瑞米芬等）、芳香化酶抑制剂（如来曲唑、阿那曲唑、依西美坦等）。不同类型的内分泌治疗药物的不良反应不尽相同，一般可以引起潮热、盗汗、阴道干燥，关节僵硬疼痛、肝功能异常等。这些伴随症状出现的原因都与雌激素水平受到影响相关。其不良反应严重影响了患者的生活质量，致使药物服用的依从性降低。从雌激素的产生和生理作用来看，当属中医“天癸”部分，即影响人体生长、发育和生殖的一种精微物质。

乳腺癌患者接受内分泌治疗后，因药物的作用使“天癸”的受到抑制，并逐渐耗竭，扰乱了肾-天癸-冲任-胞宫生殖轴的平衡状态，使阴阳、气血、营卫之间失去协调，出现类似更年期症状。中医药从整体出发，辨证施治，可有效缓解内分泌治疗期间常见的不适症状。

（4）术后“忌口”

乳腺癌患者术后最关心的就是“忌口”——哪些不能吃。乳腺癌术后患者十分重视饮食管理，但却常常矫枉过正，或迷恋保健品。其实，乳腺癌术后患者只需在正常饮食的基础上略加注意即可，不需刻意。一般来说，乳腺癌术后患者，我们会遵循“二不吃、三少吃”，具体如下：不吃女性保健品，如胎盘、花粉、蜂王浆等；不吸烟、不喝酒；少吃可能用添加激素的人工合成饲料喂养的家禽（鸡）、水产品（基围虾）等；少吃高脂肪食品，比如油炸食品，黄油、奶酪等；少吃腌制食品。食物不是洪水猛兽，忌口也不是绝对不吃，比如有术后超过3年，复查无异常的患者问：过节时，想喝一点红酒可以吗？我们认为适量是可以的，因为愉悦的情绪也有助于身心健康。

以前我们往往“谈癌色变”，但现在医学技术进步日新月异，乳腺癌的临床疗效得到很大的提升，经过规范的综合治疗，很多患者是长期生存。中医药也已成为乳腺癌综合治疗的方式之一，发挥重要的作用。通过中医药辨证论治，“对症下药”，减轻术后常见不适症状。

乳腺癌是生理—心理—社会共同影响的一种疾病，规范的治疗，积极的心态，健康的生活方式都有利于术后康复。疾病是一种善意的提醒，提醒我们用更正确的方式对待我们的身心。希望乳腺癌患者能够正确认识疾病，认识自己，善待自己，以健康的状态迎接新的生活。

上海中医药大学附属龙华医院中医乳腺科　陈红风

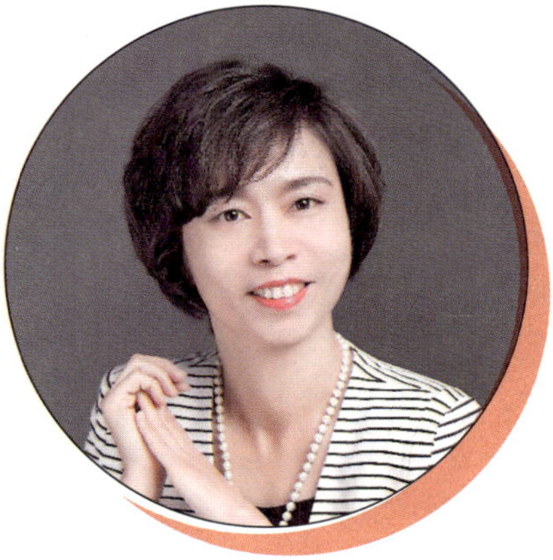

张董晓 北京中医医院乳腺科主任，教授，博士研究生导师。中国中医药研究促进会乳腺病分会主任委员，北京市中医药学会外科专委会主任委员。青年岐黄学者，全国中医药创新骨干人才，北京市百千万人才，北京市高层次创新创业人才支持计划领军人才，北京市卫生局215高层次人才学科骨干，北京市科技新星。荣获北京市三八红旗奖章。

从事乳腺疾病的临床、教学及科研工作，在中西医结合治疗乳腺疾病方面具有一定建树，开展系列科学研究，主持国家自然科学基金、国家中医药管理局等多项国家级、省部级课题。荣获中国中西医结合学会科学技术二等奖及中华中医药学会科技进步二等奖。发表SCI及中文核心期刊论文160篇，主编并参编专著10部。

2. 乳癖调治之道——张董晓教授解读乳腺增生的“理·健·调”三法

乳腺增生，在中医学中被称为“乳癖”，是一种常见的非肿瘤性增生性疾病，主要发生在中青年女性群体。患者常常会感到乳房部位出现结块，并伴随乳房胀痛、触痛等不适症状。从中医学角度来看，乳腺增生的发生并非单纯与外部环境或生活方式相关，更多的是与情志、脏腑功能失调、气血不畅等内在因素息息相关。

（1）病因病机

① 肝郁脾虚

肝郁脾虚是乳腺增生症发生的一个重要病因。肝气郁结，气机阻滞，导致气滞血瘀，乳房气血不畅；同时，忧思过度伤脾，脾虚则水湿不能运化，湿气凝滞，进而形成痰湿，痰湿凝聚乳房，最终形成结块。这说明情志不舒对乳腺健康的影响非常大，长期的精神压力或情绪波动，会导致气滞血瘀，从而促进乳腺增生。

② 冲任失调

除了肝、脾二脏的功能失调外，冲任二脉的失调也是乳腺增生的重要病因。冲脉和任脉直接影响乳房的健康，生育、流产等因素常常导致冲任失调，进而使肾精不足，气血运行不畅，乳腺发生结块。中医认为，乳腺增生的根本原因在于肾虚，而肝气郁结只是表象。正如《圣济总录》所述：“妇人以冲任为本，若失于将理，冲任不和则气壅不散，结聚乳间。”这强调了肾虚和冲任失调在乳腺增生中的根本作用。

（2）治疗方法

① 内治法

中医治疗乳腺增生强调调理脏腑功能，疏通气血，恢复脏腑的正常运作，也就是根据肝郁、脾虚、肾虚等脏腑的具体病变和失调进行调节，而不是单纯依靠活血化瘀的治疗。中医的治疗思路可以总结为“理—健—调”三字理论：

理：疏肝理气。肝气郁结是乳腺增生的重要病理因素之一。肝主疏泄，当肝气不畅时，会导致气机阻滞，血液循环受阻，乳腺气血瘀滞，形成结块。治疗时，首先要疏肝解郁，促进气的流通，解除气滞，从而疏通乳腺经络，解除郁结，气通结自散。

健：健脾和胃。脾胃是后天之本，脾虚会导致水湿运化失常，湿气内生并凝聚在乳腺，形成乳腺部位痰湿结块。中医治疗时，通过健脾益气，帮助脾胃运化水湿，化痰散结，增强中焦脏腑的运化功能，从而减少乳腺增生的发生。

调：调理冲任。肾虚是乳腺增生的根本原因之一，肾精不足导致冲任失调，冲脉为气血之海，主气血流动，一旦冲任失调，气血无法正常运行，乳房经络阻滞，久而久之便形成乳腺增生。特别是在更年期或月经不调的女性中，肾阴亏虚，冲任失调，气血凝滞，往往会导致乳房结节加重。冲脉和任脉的畅通对于乳腺的健康至关重要。治疗时，要调理冲任，养血活血，疏通经脉，促进乳腺结节的逐渐消散。

② 外治法

除了内治，中医还通过外治法进行辅助治疗。外治法包括乳腺贴敷、热敷等方式，通过促进局部血液循环、活血化瘀，帮助缓解乳腺增生的症状。例如，消化膏是一种常用的外治药物，具有温阳散寒、活血化瘀、化痰软坚的作用。消化膏的主要成分包括肉桂、炮姜、红花、白芥子、半夏、麻黄等，这些药物能温经通络，促进气血流通，帮助化解乳腺结块。

将这些药物做成粉剂后，直接贴敷于患处，可以有效地帮助缓解乳腺胀痛和硬块。此外，针灸和耳穴等治疗方法通过调节经络、疏通气血，也能起到辅助治疗的作用。

（3）治疗原则：标本兼治，扶正祛邪

中医治疗乳癖强调“标本兼治”。即从整体上调理脏腑功能，辨证施治，针对患者的具体病情调整治疗方案。治疗过程中，不建议过度使用攻消类药物，以免损伤正气。中医注重扶正固本，调理气血，恢复脏腑功能，使患者的整体气血达到平衡，进而促进乳腺增生的康复。

此外，乳腺增生的发生不仅与身体因素相关，情绪、压力、生活习惯等外部因素也可能加重病情。因此，患者在治疗的同时，要保持良好的情绪状态，减少压力，改善生活方式，从而为治疗提供有利的支持，帮助长期康复。

北京中医医院乳腺科　张董晓

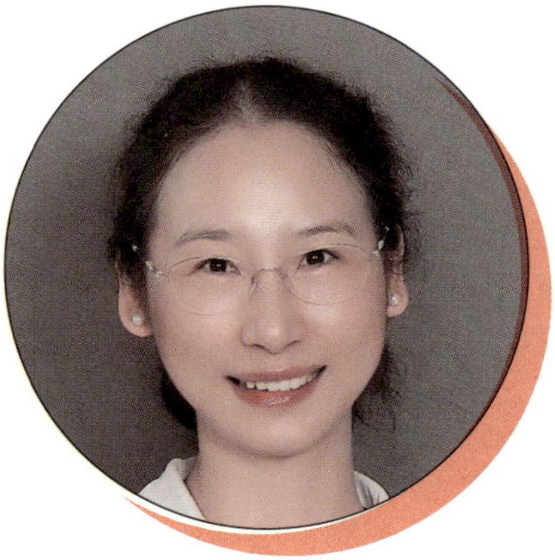

叶媚娜，女，1978年3月出生，中国共产党党员，上海中医药大学附属龙华医院，中医乳腺科主任、主任医师。上海中医药大学金牌教师。师从上海市名中医陈红风教授，从事乳腺专科工作23年，专注于乳腺良恶性疾病的中医药诊治。熟练开展各类乳腺手术，在临床实践中不断总结提高慢性复杂性乳腺炎的手术技巧，逐步形成了自己的手术治疗理念和方法体系。在临床工作中擅于将中医理念融入手术和各种外治法中，注重局部治疗和整体治疗的协调，始终秉持“立足中医之根，融合西医之术”的宗旨，取各家之长治疗各种乳腺良恶性疾病，临证诊治注重内外合治，充分发挥中医外科的传统优势，对乳腺科优势病种的中医综合治疗尤有心得。年门诊人次超10 000人次。

3. 防患于未“炎”——叶媚娜教授谈哺乳期急性乳腺炎的全周期预防

急性乳腺炎是好发于妊娠期和哺乳期女性的乳房急性化脓性炎症，相当于中医的“乳痈”，民间多有“奶结”之称。临床上绝大多数急性乳腺炎发生在哺乳期，那么，产后的妈妈们怎么做才能避免“奶结”的发生呢？

预防“奶结”的发生，准备工作得从孕期就开始，这是防止急性乳腺炎发生的第一步。准妈妈们在妊娠晚期的时候可以常用温水清洗乳头，或用75%乙醇（酒精）轻轻擦拭乳头，从而使乳头乳晕部的皮肤变得更坚韧，尤其是初次生产的新手妈妈，乳头部的皮肤非常娇嫩，没有提前的“锻炼”，很容易在孩子吮吸后出现皮肤破损皲裂，由于乳头部的末梢神经非常丰富，乳头部皮肤破损带来的是“刀割样”的疼痛，其剧烈程度，是很多妈妈放弃哺乳的一大原因。

生产之后，要尽快让宝宝吮吸乳头，刺激乳汁的分泌，这就是所谓的“抢奶”。对于哺乳期的妈妈们来说，保持乳头乳晕局部清洁是防止急性乳腺炎发生的第二步，通常用温开水清洗乳头即可，不要经常用肥皂或者沐浴露清洗乳头，乳晕部的小凸起叫蒙哥马利腺，它会分泌一些油脂类物质以利润滑和保护乳头乳晕部的皮肤，尤其是哺乳期的皮肤，局部经常受乳汁浸渍，过度清洗去除了这些保护层，乳头部的皮肤就容易皲裂瘙痒。同时，也要注意婴儿的口腔卫生，要定时清洁。

防止急性乳腺炎发生的第三步就是要养成良好的哺乳习惯。尽量定时哺乳，一般2～3小时哺乳一次，每次哺乳前可以进行热敷按摩，以促进乳汁顺利排出。哺乳时尽量排空乳汁，以防乳汁淤积乳房，引发乳腺炎。哺乳时要注意单侧单次哺乳时间尽量不要超过15分钟，可以交替哺乳，给乳头部皮肤一定的休息缓冲时间。如果哺乳结束有少量乳汁残留，也不用过于焦虑。乳汁是不可能完全排空的，只要哺乳结束后乳房比较松软就可以了。有的妈妈因为畏惧乳汁淤积，用吸奶器频繁吸乳或者手动排乳，结果越排越多，这也是不可取的。哺乳的时候要让婴儿对乳头乳晕有充分的衔接包裹，才能有效吮吸，也不容易损伤乳头。哺乳结束时不要硬拽乳头，而是先轻触婴儿脸颊或者下巴，待婴儿松口后再轻轻拔出乳头。不要让婴儿养成含乳而睡的习惯。

防止急性乳腺炎发生的第四步就是要养成良好的饮食习惯。产后不要多早服用催乳汤水，而是在产后1周后，待产妇因妊娠受到影响的脾胃功能得以恢复后，根据婴儿的食量和妈妈的哺乳量，适当进食催乳汤水，以保证供需平衡为度，够吃就行，不必过度催乳。要知道，乳汁是妈妈的水谷精微所化，乳汁过多，消耗的是妈妈的营养，所以适度即可。乳汁过多则容易导致乳汁淤积，正是导致急性乳腺炎发生的关键病机。当然，一些辛辣刺激、酸涩收敛、肥腻的食物也要尽量避免使用，以免影响乳汁的分泌和排出。

对于有乳头凹陷的妈妈来说，要及时纠正乳头凹陷，防止因乳头内陷、乳汁不畅导致乳腺炎反复发作。对于已有乳汁排出不畅的妈妈们，可每天乳房热敷按摩20分钟，以促进乳汁顺利排出。如乳头破损，可用蛋黄油、西瓜霜或锡类散等涂抹乳头，哺乳前用温水洗净。可以使用乳罩，乳房用乳罩托起，可减轻牵拉引起的疼痛。对于吸奶器的使用，乳汁排出通畅时用吸奶器来减少工作量是可以的。但是如果出现乳头乳晕部结块甚至局部水肿，乳汁排出不畅时，就尽量避免使用吸奶器。改用手法排乳，或者试试让婴儿先吮吸不通的乳房，婴儿的吮吸是最好的“吸奶器”。当然，还有很重要的一条，就是要保持心情舒畅，肝气郁结可是会影响到乳汁的分泌和排出。

如果以上预防措施都做了，还是出现了乳房结块疼痛，甚至伴有发热，那么，不要犹豫，尽快到乳腺专科门诊就诊，及时治疗才能尽快痊愈，急性乳腺炎的早期治疗非常重要，一定不能延误最佳治疗时机！

上海中医药大学附属龙华医院中医乳腺科　叶媚娜

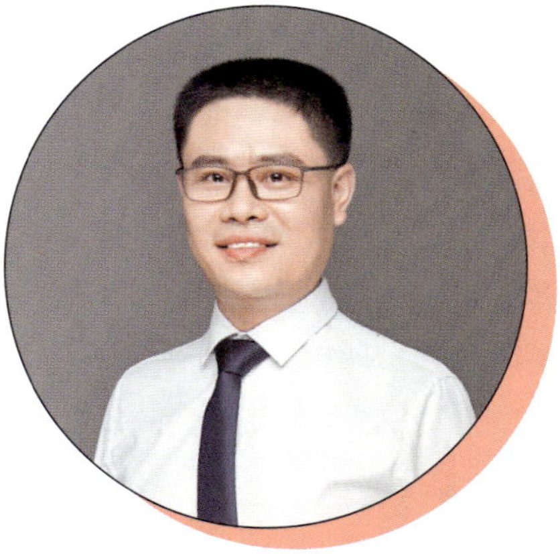

程亦勤，主任医师、硕士生导师。全国第三批名老中医学术继承班学员，师承上海市名中医唐汉钧教授，海派顾氏外科第五代传人。从事中医外科临床、教学、科研工作近30年，2001起专攻乳腺疾病及相关临床研究，尤擅长慢性复杂性乳腺炎（浆细胞、肉芽肿性乳腺炎）、乳腺癌术后并发症的中医内治、外治及手术治疗；并善于乳腺良、恶性肿瘤的手术及综合治疗。

全国名中医唐汉钧工作室负责人。担任中华中医药学会乳腺病分会委员、上海市中医药学会中医乳腺病分会常务委员、上海中西医结合学会乳腺病分会委员、上海市中医药学会外科分会委员。副主编中医外科学辅助教材2部，参编卫生部“十一五”规划研究生教材等著作十余部，主持及参与国家自然科学基金、国家十一五/十二五支撑项目等课题8项，获国家教育部科学技术进步奖二等奖、中华中医药学会科学技术奖一等奖等荣誉7项。作为第一发明人获得专利1项，获共同专利2项。

4. 从“粉刺性乳痈”说开去——程亦勤教授答疑浆细胞性乳腺炎的中西医之辨

浆细胞性乳腺炎多发于青壮年女性，因病程漫长、容易造成乳房外形改变以及反复发作等临床表现，给广大患者带来身心痛苦。又因坎坷的中西医治疗过程，也带给患者们诸多困惑和焦虑。在此以答疑解惑的方式，谈谈中西医在病因、诊断、治疗上的不同和预防调护方面的注意点。

来就诊的患者常常询问“医生，我得的是浆细胞性乳腺炎还是肉芽肿性乳腺炎？”其实关于“浆细胞性乳腺炎”和“肉芽肿性乳腺炎”的提法只是遵循西医学从微观角度探究并认识疾病而给出的诊断，两者都是依据病理学的分类方法在显微镜下观察到的疾病微观的象。而肉芽肿和浆细胞又不是同一层面的，前者是组织学层面的象，后者是细胞学层面的象，浆细胞往往包含在肉芽肿中，浆细胞相较于肉芽肿来说是更微观的，所以这2种说法并不对立，它们都不是本病的因，都是果。所以对于患者来说也没必要纠结在这2种诊断上。

那么，中医又是如何来认识本病的呢？中医外科学在顾伯华教授的带领下从20世纪50～60年代开始探索本病，至20世纪80年代，顾伯华和其学生陆德铭教授从中医宏观视角，结合取象比类的方法将本病命名为粉刺性乳痈。中医学对于疾病的命名相较于西医学来说注重于从人体宏观角度进行归纳，这种命名方法也符合中医的辨证施治及遣方用药的规律。将“粉刺性乳痈”之名拆分开来看，“痈”代表具有红肿热痛、范围较大、初起皮肤光软无脓头且容易化脓的感染性疾病；“乳”则提示了发病部位；“粉刺性”代表类似“粉刺”一样具有类脂质样物分泌（或白或黄）、容易反复发作的慢性迁延的临床表现。本病发生于非哺乳期，与发生于哺乳期的急性乳腺炎（中医称之为乳痈）区分开来了。为何要将粉刺性乳痈和古籍中早就记载的“乳痈”病区分开来呢？其一，这2种疾病发病原因不同，粉刺性乳痈因乳腺导管内类脂质样分泌物堵塞而引发，乳痈因乳腺导管内乳汁积聚而引发。其二，2种疾病临床表现明显不同，粉刺性乳痈病程长、进展慢、易反复，多数是多脓肿、蜂窝状表现，高热等全身急性热症轻且少见；乳痈则病程短进展快、大多是单发大脓肿，高热等全身急性热症重且多见。其三，2种疾病中医的治则治法都有明显不同。

患者还常常困惑于浆细胞性乳腺炎和肉芽肿性乳腺炎的治疗上有何不同。从中医外科学的视角来看，这2种西医病名都归于粉刺性乳痈的诊断范畴内，所以治疗方案是趋同的，只是发病的阶段不同，可表现出不同的证候，故具体治法和用药上是有差异的。从西医诊治的角度看，得找到病因，有些医家认为两者都与细菌感染所致，治疗选择相应抗生素为主。但目前还处在病原菌探索研究中，因而2种疾病并没有明显差异的抗生素选择。有些医家认为肉芽肿性乳腺炎更倾向于非细菌性的自身免疫性炎症，应选择糖皮质激素治疗。但目前西医临床治疗上往往采取抗生素加糖皮质激素联合应用，并无明显不同。打个比方，感冒（西医病名是上呼吸道感染）是一个很常见的疾病，中医治疗总则是疏表，若见鼻涕色黄、咽部热痛、苔黄等热象，辨为风热证处方拟疏风清热；若见鼻流清涕、喷嚏、苔白等寒象，辨为风寒证处方拟疏风散寒。西医则依据血常规或咽拭培养结果，若考虑细菌引起，则选择抗生素治疗；若考虑病毒引起，则选择抗病毒治疗。所以中医遣方用药时关注点并不在于细菌还是病毒，而处方中许多解表中草药都同时具有抑制细菌和病毒的作用。本病在手术治疗的选择上，中西医均依据内治疗效结果来判定。西医更主张炎症控制后的病灶切除缝合术，但往往达不到预期；中医则更灵活主张脓肿期切开引流或扩创术，红肿消退遗留结块久不消散且局限者方可考虑病灶切除缝合术。

患者都非常关心如何能预防本病的问题。这里就从粉刺性乳痈这个病名展开聊聊，《黄帝内经》中就记载“高粱厚味，足生大丁”，“丁”就是指疔疮，“大丁”就好比痈这一类范围较大感染性化脓性疾病，高粱厚味一般指非常油腻、甜腻的精细或味道浓厚的一类食物（如奶油甜食、坚果类、浓厚的鱼汤、海鲜等），古人就告诉我们这类食物摄入过多容易引发感染性疾病。中医学认为，女性乳房部位的疾病与肝经、胃经关系最为密切。而情绪的急躁、子时不入睡、忧思郁怒都会导致肝气郁结、肝火犯胃，高粱厚味亦加重脾胃负担、运化失司，可引起乳房部位出现结块肿痛。粉刺想必大部分人都得过，如何会出现粉刺呢？是不是近日辛辣、牛羊肉、生猛海鲜、烧烤等吃多了，或连续几日开夜车睡眠不足容易得呀，那么，这些不良生活及饮食习惯都容易引起或加重本病的发生发展。所以只要平素少发脾气、少食上述这些高粱厚味之品、按时睡眠。当然，还应当避免乳房部撞击、在月经前乳房有明显胀满感时穿过于紧身的胸衣等外力因素。只要能做到这些，那患本病的风险会大大降低，即使得病后也容易早痊愈。

上海中医药大学附属龙华医院中医乳腺科　程亦勤